Die Montignac Diät

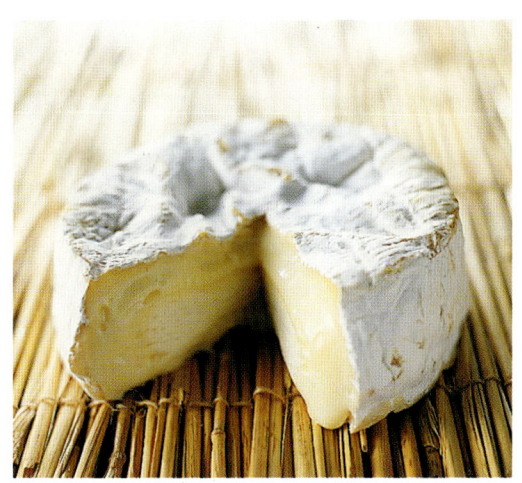

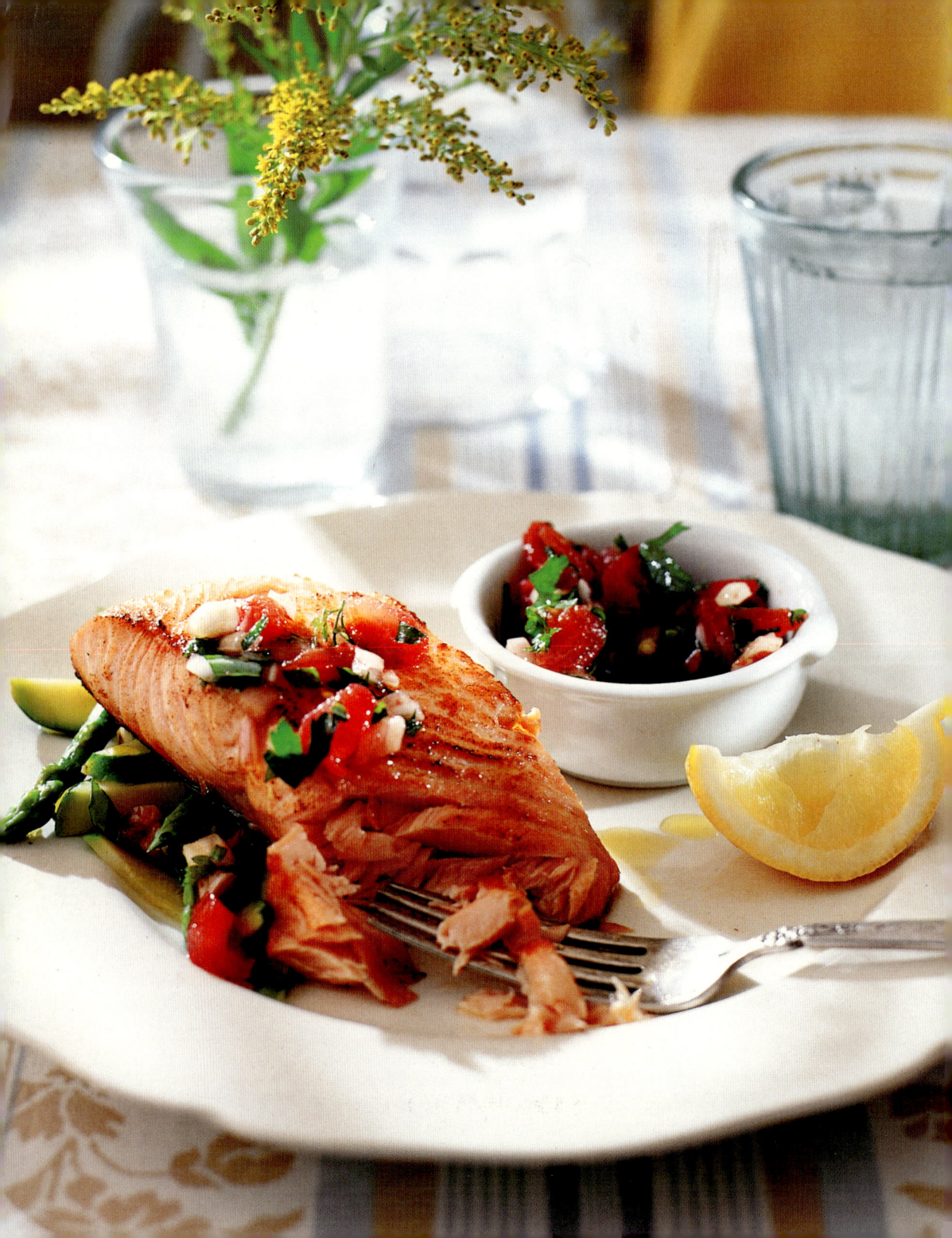

Die Montignac Diät

Michel Montignac

Abnehmen für Genießer

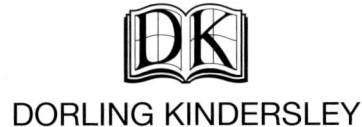

DORLING KINDERSLEY

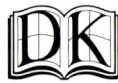

LONDON, NEW YORK, MELBOURNE, MÜNCHEN
UND DELHI

Projektbetreuung Shannon Beatty
Gestaltung Jo Grey
Lektorat Jennifer Jones
Bildbetreuung Sara Robin
Cheflektorat Stephanie Farrow, Penny Warren
Chefbildlektorat Marianne Markham
Projektkoordination Gillian Roberts
Art Director Carole Ash
Programmleitung Mary-Clare Jerram
DTP-Design Sonia Charbonnier
Herstellung Elizabeth Warman
Fotos Kate Whitaker

Für die deutsche Ausgabe:
Programmleitung Monika Schlitzer
Projektbetreuung Kerstin Uhl
Herstellungsleitung Dorothee Whittaker
Herstellung Petra Schneider

Bibliografische Information Der Deutschen Bibliothek
Die Deutsche Bibliothek verzeichnet diese Publikation in der
Deutschen Nationalbibliografie; detaillierte bibliografische Daten
sind im Internet über http://dnb.ddb.de abrufbar.

Titel der englischen Originalausgabe:
The Montignac Diet

Übersetzung Dörte Fuchs, Jutta Orth
Redaktion Anja Ashauer-Schupp, Susanne Janschitz
Satz Beate Fellner

ISBN 978-3-8310-1641-9

Colour reproduction by GRB, Italy
Printed and bound in China by Leo Paper Products

Besuchen Sie uns im Internet
www.dorlingkindersley.de

Hinweis
Die Informationen und Ratschläge in diesem Buch sind von den Autoren und
vom Verlag sorgfältig erwogen und geprüft, dennoch kann eine Garantie nicht
übernommen werden. Eine Haftung der Autoren bzw. des Verlags und seiner
Beauftragten für Personen-, Sach- und Vermögensschäden ist ausgeschlossen.

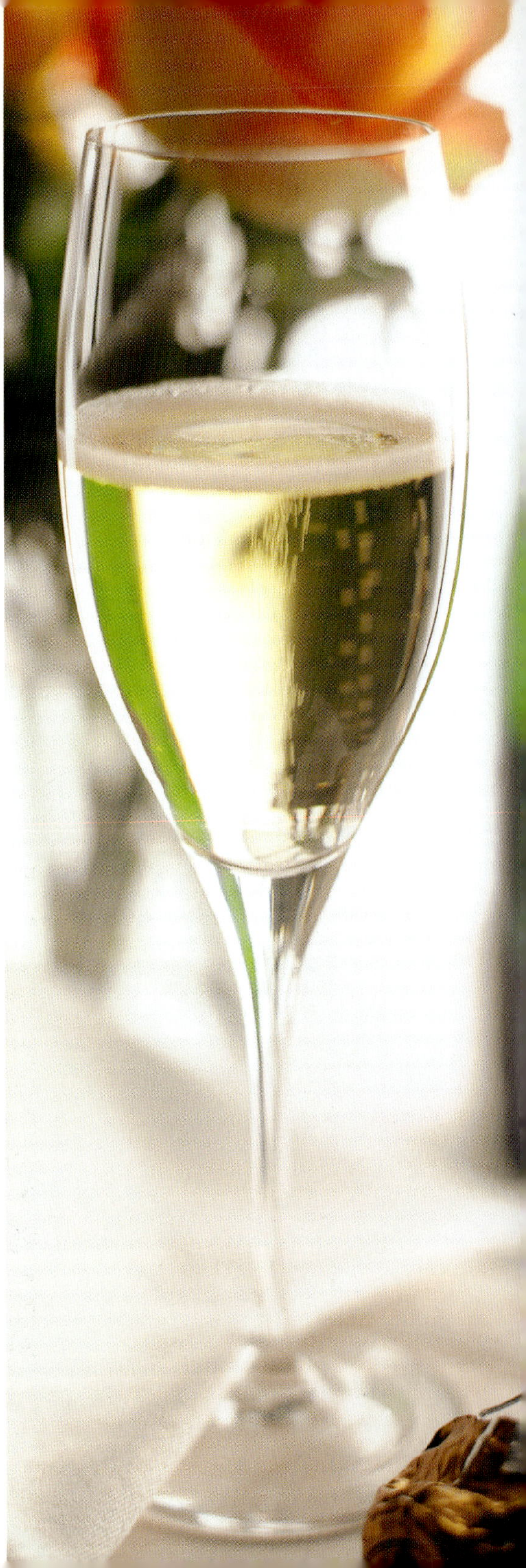

Inhalt

Vorwort

Vor 20 Jahren, als ich mein erstes Diätbuch publizierte, war Schlanksein in erster Linie eine Frage der Ästhetik. Erst 1997, nachdem die Weltgesundheitsorganisation WHO in einem alarmierenden Bericht darauf aufmerksam gemacht hatte, dass Fettleibigkeit ein Gesundheitsrisiko darstellt und weltweit bereits epidemische Ausmaße erreicht hat, wurde die Gewichtskontrolle zu einem Thema bei Gesundheitsfragen.

Ernährungswissenschaftler und »Diätpäpste« hatten sich dieses Problems bereits lange vor der Jahrtausendwende angenommen. 50 Jahre lang versuchten sie, uns Schuldgefühle einzureden, indem sie suggerierten, wer an Übergewicht leide, esse zu viel (zu viele Kalorien), insbesondere zu viel Fett, und treibe zu wenig Sport. Neuere epidemiologische Studien behaupten genau das Gegenteil: Aus ihnen geht hervor, dass die Bevölkerung der westlichen Hemisphäre seit 1960 ihre tägliche Kalorienzufuhr (vor allem in Form von Fett) durchschnittlich um 25 bis 35 Prozent reduziert hat, die Fettleibigkeit im gleichen Zeitraum paradoxerweise aber um beachtliche 400 Prozent zugenommen hat.

Hunderte von wissenschaftlichen Studien aus den letzten 25 Jahren zeigen, dass die eigentliche Ursache für Übergewicht Hormone, nicht Kalorien sind. Hyperinsulinismus lautet der Fachbegriff dafür – eine chronisch erhöhte Ausschüttung des Stoffwechselhormons Insulin. Dieses letzte Stadium einer Kettenreaktion wird durch bestimmte Nahrungsmittel, vor allem hochglykämische Kohlenhydratlieferanten, ausgelöst.

In den letzten Jahrzehnten hat sich unsere Ernährungsweise stark gewandelt. Neue, verarbeitete Lebensmittel sind zu einem

Rechts: Bei dieser Diät können Sie Käse essen und Wein trinken und nehmen trotzdem ab.

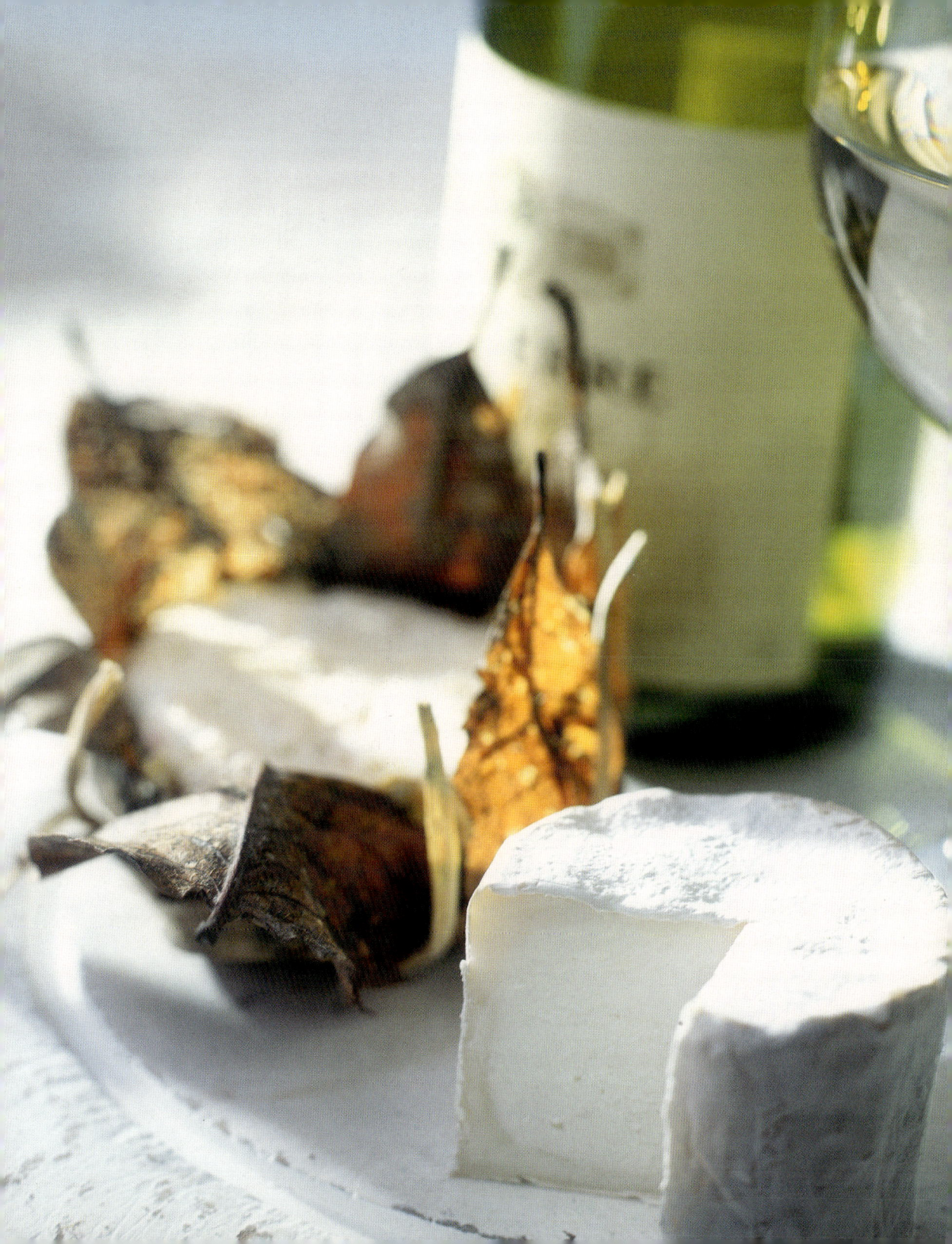

grundlegenden Bestandteil des Alltags geworden. Im Zuge dieser Entwicklung hat sich auch die Qualität der Nahrungsmittel verändert.

Die meisten Nahrungsmittel, die wir heutzutage zu uns nehmen, stimulieren den Stoffwechsel zur Fettspeicherung und gefährden die normalen Energieverbrennungsprozesse. Ich habe daher auf der Grundlage zahlreicher wissenschaftlicher Studien ein Ernährungsmodell entwickelt, das den Körper zur Energieverbrennung statt zur Fettspeicherung anregen soll.

Obwohl es auf alle Nahrungsbestandteile anzuwenden ist, sollten wir im Gedächtnis behalten, dass das Entscheidende dabei die Kohlenhydrate sind.

Unglücklicherweise sind gewisse Behauptungen über Kohlenhydrate noch immer weit verbreitet. So hat sich beispielsweise erwiesen, dass es für die Annahme, es gebe »langsam« und »schnell« resorbierbare Kohlenhydrate, keine physiologische Basis gibt. Im Hinblick auf den Stoffwechsel ist auch kein Unterschied zwischen »einfachen« und »komplexen« Kohlenhydraten festzustellen. Das einzige wissenschaftliche Kriterium zur Unterscheidung von Kohlenhydraten ist der glykämische Index (GI). Dieser Begriff wird nur langsam immer bekannter, obwohl seine Relevanz schon seit 25 Jahren erwiesen ist.

Als ich auf den glykämischen Index aufmerksam wurde, rangen die Diabetesforscher, die ihn entdeckt hatten, in ihrem Fachbereich noch um seine Anerkennung. Ich entschloss mich, es auf der Basis ihrer Erkenntnisse mit dem Abnehmen zu versuchen. Das Ergebnis meines Experiments war so überwältigend, dass der glykämische Index zum Schlüsselelement meiner Ernährungsempfehlungen wurde. Ich war der erste Autor weltweit, der das Abnehmen mit dem GI empfahl. Viele andere

»Das einzige wissenschaftliche Kriterium für die Unterscheidung von Kohlenhydraten ist der glykämische Index (GI).«

Autoren sind in meine Fußstapfen getreten. Da sie oft nur unzureichend über den glykämischen Index Bescheid wissen, enthalten ihre Bücher oft verzerrte Informationen.

Jahrzehntelang sind übergewichtige Menschen dem Rat »offizieller« Experten gefolgt, Kalorien zu zählen und wenig Fett zu essen, und haben damit Schiffbruch erlitten. Inspiriert von der Atkins-Diät haben manche Meinungsbildner Kohlenhydrate geradezu verteufelt und sind damit von einem Extrem ins andere gefallen. Doch jede einseitige Ernährungsweise wird man schnell leid, und auf lange Sicht führt sie sogar zu Herz-Kreislauf-Problemen. Mein Ernährungsplan hingegen ist vollkommen ausgewogen - mit den richtigen Kohlenhydraten und den richtigen Fetten.

Ziel dieses Buches ist es, Menschen, die abnehmen möchten, unvoreingenommen über ein innovatives Ernährungskonzept zu informieren, das sich nicht nur als sehr effektiv erwiesen hat, sondern auch wissenschaftlich untermauert ist.

Ich wünsche Ihnen eine erhellende Lektüre.

Michel Montignac

»Mein Ernährungsplan ist vollkommen ausgewogen. Er enthält die richtigen Kohlenhydrate und die richtigen Fette.«

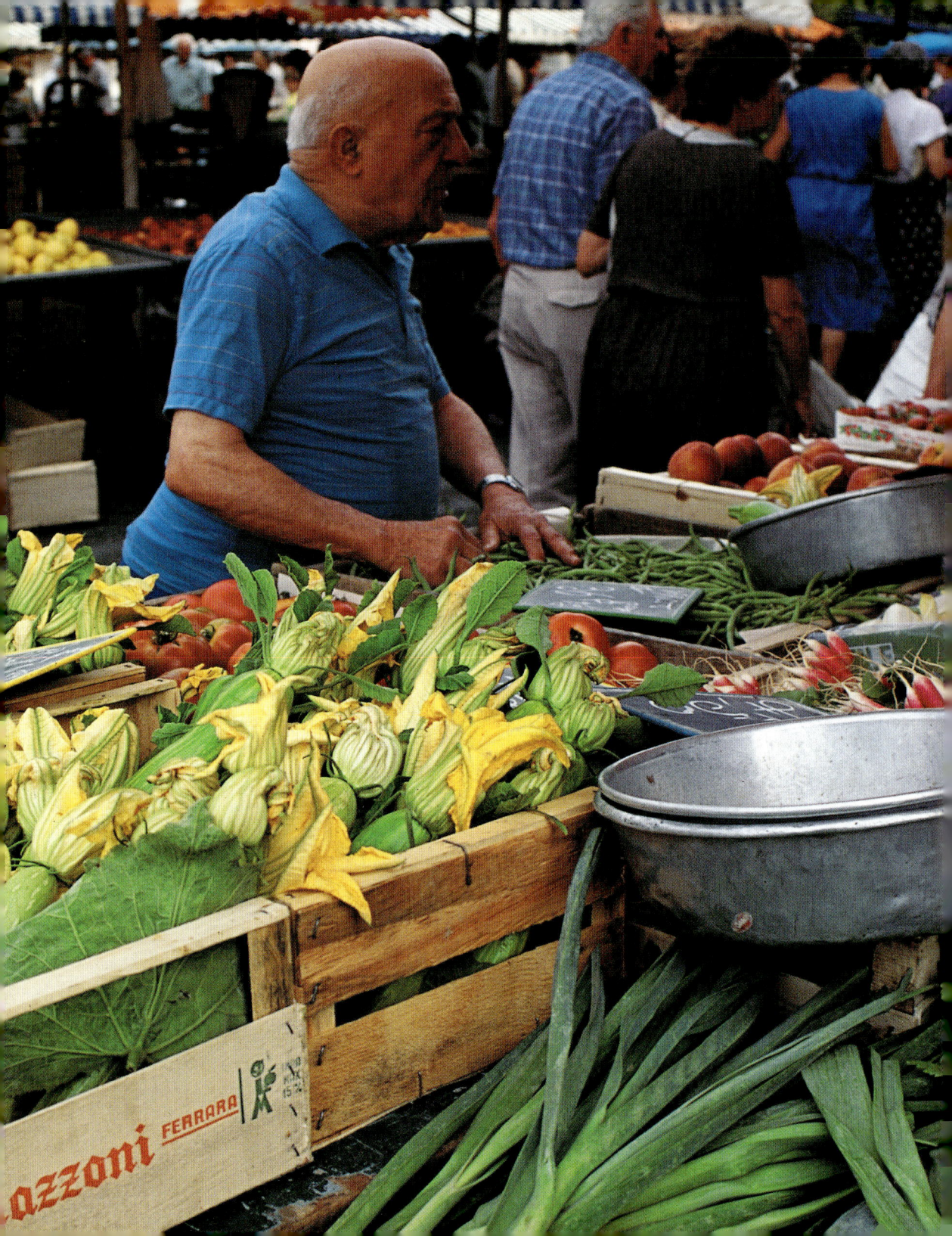

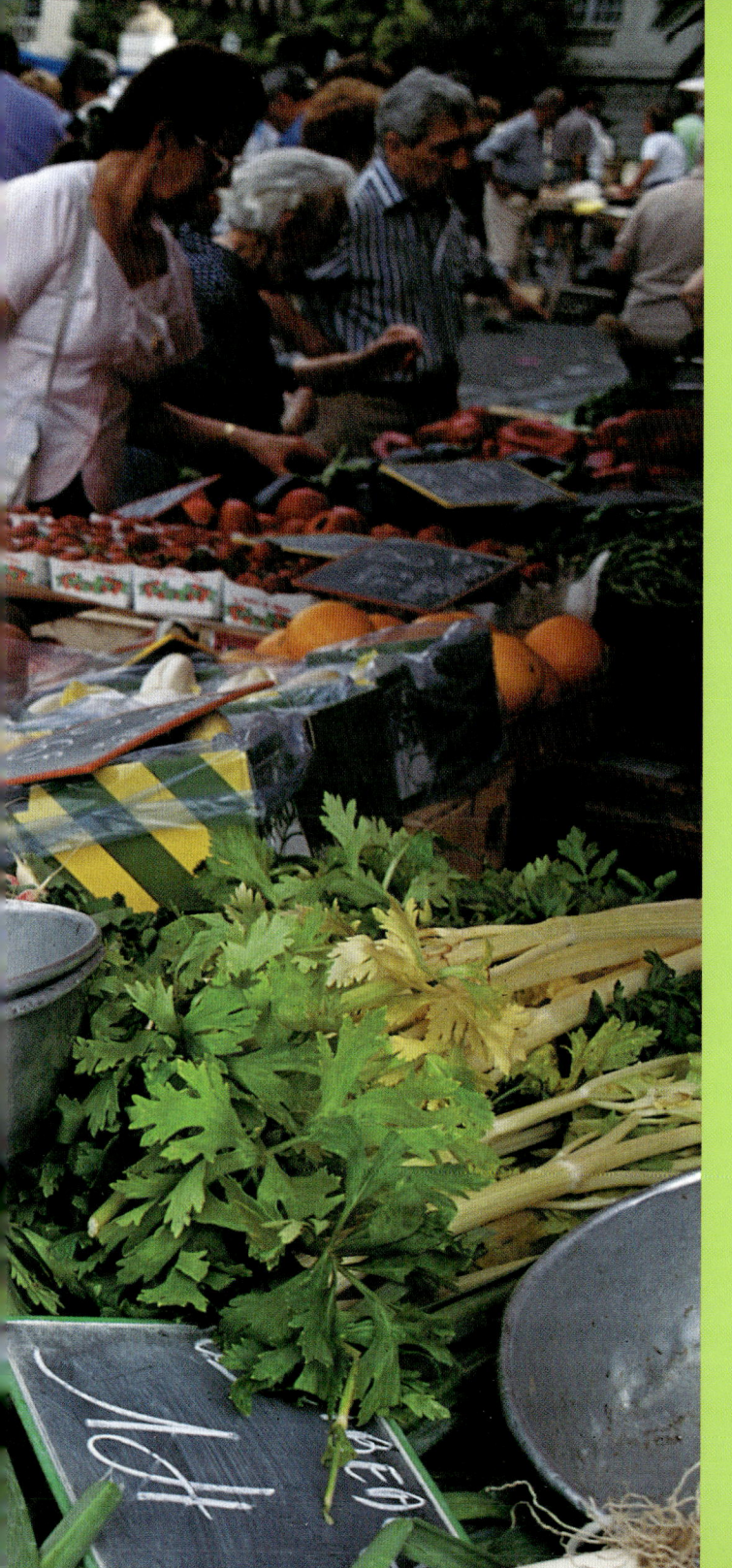

WARUM ES FUNKTIONIERT

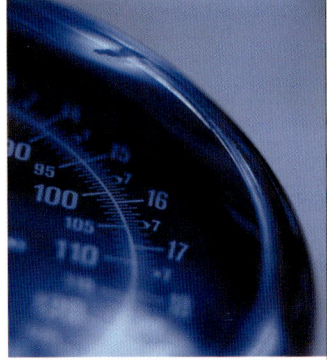

DER JO-JO-EFFEKT

Der so genannte Jo-Jo-Effekt beschreibt die unvermeidliche und unkontrollierbare Gewichts-zunahme nach einer kalorienredu-zierten Diät. Kalorienarme Diäten senken den Grundumsatz um bis zu 50 Prozent. Kehrt man nach der Diät zu seinen normalen Ess-gewohnheiten zurück, nimmt man in kürzester Zeit oft noch mehr zu, als man an Gewicht verloren hat.

Der Kalorienmythos

Der Glaube, dass man seine Kalorienzufuhr einschränken muss, wenn man abnehmen will, basiert auf einem Modell, das die Komplexität des menschlichen Stoffwechsels ignoriert. Besten-falls ist es vereinfachend, schlimmstenfalls gefährlich, denn seine Anwendung kann die Gesundheit dauerhaft schädigen. Beim Beobachten Ihrer Umwelt werden Sie feststellen, dass gerade mollige, korpulente, ja sogar fettleibige Menschen mit der größten Leidenschaft Kalorien zählen.

DIE BOILER-METAPHER

Ernährungswissenschaftler betrachten den Körper gerne als eine Art Boiler oder Heißwasserspeicher, der Energie in Form von Kalorien verbraucht. Konsumiert man mehr Kalorien, als der Körper benötigt, nimmt man zu. Die nicht »verbrannte« Energie wird als Fett gespeichert. Leider lässt dieses Modell die Art und Weise der Kalorienverwertung außer Acht. Es ist ein Irrtum, dass übergewichtige Menschen mehr Kalorien zu sich nehmen als schlanke. Medizinische Studien haben gezeigt, dass die Kalorienzufuhr für die Figur kaum eine Rolle spielt.

Der Überlebensinstinkt

Jeder, der schon einmal eine kalorienreduzierte Diät durchgeführt hat, weiß, dass man zu Beginn der Diät schnell abnimmt. Das hängt damit zusammen, dass der Körper daran gewöhnt ist, täglich eine bestimmte Anzahl an Kalorien zu erhalten. Sinkt die Kalorienzufuhr, zapft er eine andere Energiequelle, etwa das Körperfett, an, um die Differenz auszu-gleichen. Nach einer Weile stabilisiert sich das Gewicht. Doch kaum jemand schafft es, dieses Gewicht über einen längeren Zeitraum zu halten.

Der Körper reagiert auf die verminderte Nahrungszufuhr wie auf eine Hungersnot: Schrittweise verbraucht er weniger Energie – so lange, bis er nicht mehr auf Fettreserven zurückgreifen muss. Der Grundumsatz (die

Energie, die der Körper im Ruhezustand für die Aufrechterhaltung seiner Grundfunktionen braucht) sinkt um bis zu 50 Prozent – und mit dem Abnehmen ist Schluss. Anders ausgedrückt: Kalorienarme Diäten drosseln den Stoffwechsel (*siehe Grafik unten*). Nach der Diät neigt man aufgrund des verminderten Grundumsatzes zu einer schnellen und exzessiven Gewichtszunahme.

Im Teufelskreis der Diäten

In den westlichen Ländern gehören kalorienreduzierte Diäten inzwischen zum Alltag, obwohl sie letzten Endes immer zur Gewichtszunahme führen.

Paradoxerweise werden Sie nach der Diät umso schneller wieder zunehmen, je weniger Kalorien Sie währenddessen konsumiert haben. Menschen, die ihre Kalorienzufuhr drastisch einschränken, fühlen sich außerdem oft erschöpft und schwächen ihr Immunsystem, sodass sie anfällig für Infektionen werden. Mit meiner Diät passiert das nicht. Um auf gesunde Weise dauerhaft abzunehmen, müssen Sie Nahrungsmittel weder abwiegen noch abmessen.

»Gerade füllige, korpulente, ja sogar fettleibige Menschen zählen mit der größten Leidenschaft Kalorien.«

Der Leidensweg »unterernährter« Übergewichtiger

Diese Grafik zeigt, was geschieht, wenn man mehrere kalorienreduzierte Diäten hintereinander durchführt. Vor ihrer ersten Diät wog die Probandin 100 kg und nahm täglich 2800 kcal/11715 kJ täglich zu sich. Sobald sie ihre Kalorienzufuhr reduzierte, purzelten die Pfunde, dann stabilisierte sich ihr Gewicht, und schließlich nahm sie wieder zu. Am Ende einer Diät wog sie fast immer mehr als am Anfang. Nach der vierten Diät musste sie mit weniger als 1000 kcal/4184 kJ täglich auskommen, um ein Gewicht von mehr als 110 Kilogramm zu halten.

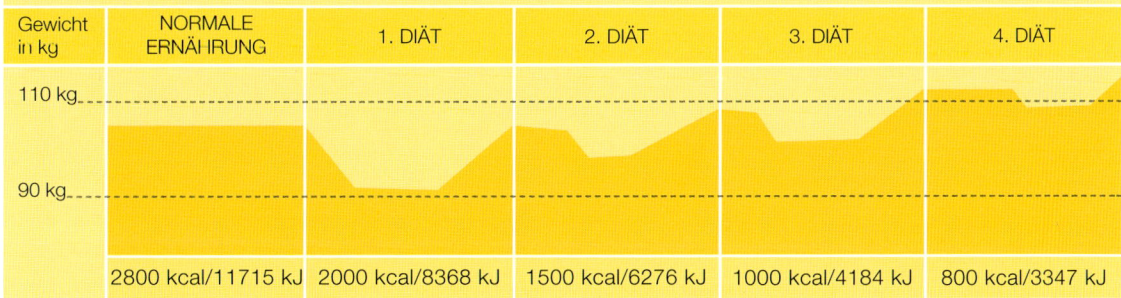

Gewicht in kg	NORMALE ERNÄHRUNG	1. DIÄT	2. DIÄT	3. DIÄT	4. DIÄT
110 kg					
90 kg					
	2800 kcal/11715 kJ	2000 kcal/8368 kJ	1500 kcal/6276 kJ	1000 kcal/4184 kJ	800 kcal/3347 kJ

Woher rührt die Gewichtszunahme?

Man nimmt nicht zu, weil man zu viel isst, sondern weil man das Falsche isst. Die Folge davon können Fettleibigkeit, Diabetes und Herz-Kreislauf-Erkrankungen sein. Das Festhalten an ihren kulinarischen Traditionen erleichterte es beispielsweise den Franzosen, der schleichenden Ausbreitung der Fast-Food-Kultur entgegenzuwirken.

»Das Festhalten an kulinarischen Traditionen erleichterte es den Franzosen, der schleichenden Ausbreitung der Fast-Food-Kultur entgegenzuwirken.«

DIE KOHLENHYDRAT-CONNECTION

Beim Kampf gegen überflüssige Pfunde ist nur eine Nährstoffgruppe von wirklichem Interesse: die Kohlenhydrate, um die es in diesem Buch in erster Linie geht. Kohlenhydrate setzen sich aus Zuckern zusammen (*mehr dazu siehe S. 32-37*). Bei ihrer Verstoffwechslung spielt das von der Bauchspeicheldrüse ausgeschüttete Hormon Insulin eine entscheidende Rolle.

Während des Verdauungsprozesses werden Kohlenhydrate zu Einfachzuckern abgebaut, hauptsächlich zu Glukose, und ins Blut abgegeben. Der wissenschaftliche Begriff für den Glukosegehalt im Blut bzw. den Blutzuckerspiegel lautet Glykämie.

Ist Glukose im Blut, regt dies die Bauchspeicheldrüse zur Freisetzung von Insulin an. Dieses Hormon schleust Glukose in die Zellen, wo der Zucker zur Energiegewinnung verbrannt wird.

Im Körper eines gesunden Menschen wird überschüssige Glukose in Glykogen (ein komplexes Kohlenhydrat) umgewandelt und in der Folge als Energievorrat in Leber und Muskeln gespeichert. Wenn unsere Energiereserven zur Neige gehen, bildet die Bauchspeicheldrüse das Hormon Glukagon; dieses Hormon sorgt dafür, dass Glykogen in Glukose zurückverwandelt wird. Auf diese Weise bleibt der Blutzuckerspiegel im Tagesverlauf relativ konstant.

Der Kreislauf von Hyperglykämie und Hypoglykämie

Wenn Sie Kohlenhydrate in Form sehr zuckerhaltiger Lebensmittel zu sich nehmen, kommt Ihr Blutzuckerspiegel aus dem Gleichgewicht. Zunächst steigt der Blutzuckerspiegel über den normalen Wert an. Als Reaktion auf diese so genannte Hyperglykämie überschwemmt die Bauchspeicheldrüse das Blut mit Insulin, welches die Glukose in die Körperzellen schleust. Durch die hohe Insulinausschüttung sinkt der Blutzuckerspiegel unter den normalen Wert. Diese so genannte Hypoglykämie macht hungrig und zittrig. Sie greifen zu einem zuckerhaltigen Imbiss, und ihr Körper gerät in einen heimtückischen Kreislauf von Über- und Unterzuckerung.

Sie essen ein zuckerhaltiges Nahrungsmittel, das den Blutzuckerspiegel rasant ansteigen lässt (Hyperglykämie)

Der hohe Blutzuckerspiegel stimuliert die Bauchspeicheldrüse, viel Insulin auszuschütten

Sie fühlen sich zittrig und greifen nach einem sehr zuckerhaltigen Snack

Viel Insulin schleust zu viel Zucker aus dem Blut in die Körperzellen

Der Mangel an Glukose führt zu einem starken Abfall des Blutzuckerspiegels (Hypoglykämie)

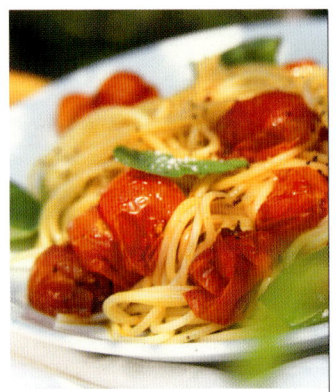

NUDELN

Spaghetti können hoch- oder niedrigglykämisch sein, je nachdem woraus sie bestehen und wie sie zubereitet werden. Wenn Sie Pasta nur in ihrer niedrigstglykämischen Form (*siehe S. 64-65*) zu sich nehmen, steigt Ihr Blutzuckerspiegel nicht übermäßig an.

Was läuft falsch?

Nach dem Verzehr von Kohlenhydraten mit hohem blutzuckersteigerndem Potenzial (*siehe S. 18-22*) klettert der Blutzuckerspiegel innerhalb kurzer Zeit weit über den normalen Wert. Diesen Zustand bezeichnet man als Hyperglykämie. Um den Blutzuckerspiegel schnell wieder auf das normale Niveau zu senken, setzt die Bauchspeicheldrüse entsprechend viel Insulin frei. Nicht benötigte Glukose wird als Glykogen gespeichert. Sind auch die Glykogenspeicher voll, wandelt der Körper den verbliebenen Glukoseüberschuss in Fett um.

Eine übermäßige Insulinausschüttung führt dazu, dass die Glukose schnell von den Körperzellen resorbiert wird. Der Blutzuckerspiegel sinkt sozusagen ins Bodenlose – man befindet sich im Zustand der Hypoglykämie. Zu ihren Symptomen gehören Erschöpfung, Konzentrationsmangel, Heißhunger und Reizbarkeit. Um diesen unangenehmen Zustand zu beenden, greifen viele Menschen zu einem zuckerhaltigen Snack, da dieser den Blutzuckerspiegel schnell wieder ansteigen lässt – der Teufelskreis von Über- und Unterzuckerung (*siehe Schaubild S. 15*) beginnt erneut. Auf lange Sicht kann dieses extreme Auf und Ab des Blutzuckerspiegels dazu führen, dass die Bauchspeicheldrüse ihrer Aufgabe nicht mehr gewachsen ist und ständig zu viel Insulin produziert.

Fettleibigkeit und Hyperinsulinismus

Ein schlanker Mensch unterscheidet sich von einer übergewichtigen Person dadurch, dass seine Bauchspeicheldrüse immer genau die richtige Menge Insulin ausschüttet, um erhöhte Blutzuckerwerte auszugleichen. Bei übergewichtigen Menschen funktioniert dieser Mechanismus nicht. Ihre Bauchspeicheldrüse schüttet mehr – manchmal viel mehr – Insulin aus, als zur Senkung des Blutzuckerspiegels auf Normalmaß erforderlich ist. Diese Stoffwechselstörung bezeichnet man als Hyperinsulinismus.

Hyperinsulinismus animiert den Körper, Fett zu speichern. Ernährungswissenschaftler haben gezeigt, dass das Ausmaß des Übergewichts korpulenter Menschen direkt mit dem Grad ihres Hyperinsulinismus korreliert. Daraus lässt sich schließen, dass eine schlanke Person im Unterschied zu einer übergewichtigen nicht an Hyperinsulinismus leidet.

Meine eigenen Forschungen zu Diabetes und zum glykämischen Index (GI), einer Einheit zur Messung des Zuckerfreisetzungspotenzials von Kohlenhydraten (*siehe S. 18-21*), und die Tatsache, dass es mir gelungen ist, durch den Verzehr von niedrigglykämischen Nahrungsmitteln abzunehmen, legen das gleiche Ergebnis nahe: Fettleibigkeit kann nur das Ergebnis von Hyperinsulinismus sein.

Mit anderen Worten: Wenn Sie Lebensmittel mit hohem glykämischem Index von Ihrem Speiseplan streichen und durch entsprechend niedrigglykämische Nahrungsmittel ersetzen, verhindern Sie nicht nur, dass Ihre Bauchspeicheldrüse zu viel Insulin ausschüttet, sondern unterstützen Ihren Körper auch beim Abnehmen.

> »Arbeitet die Bauchspeicheldrüse nicht optimal, schwächelt der Stoffwechsel.«

Gesundheitscheck Bauchspeicheldrüse

Die meisten von uns kennen Menschen, die ständig hochglykämische Nahrungsmittel zu sich nehmen und trotz ihrer schlechten Essgewohnheiten ihr Leben lang schlank bleiben. Diese Glückspilze - eine verschwindend geringe Minderheit - sind mit einer sehr gesunden Bauchspeicheldrüse gesegnet, die selbst auf langfristige Überbeanspruchung nicht mit Hyperinsulinismus reagiert. Als Leserin oder Leser dieses Buches trifft dies höchstwahrscheinlich nicht auf Sie zu, sondern Sie zählen zu einer der folgenden Gruppen.

Schlechte Essgewohnheiten?

Schlechte Essgewohnheiten sind die häufigste Ursache für eine Fehlfunktion der Bauchspeicheldrüse. Das Krankheitsbild entwickelt sich im Laufe von Jahren. Die meisten Menschen kommen mit einer gesunden Bauchspeicheldrüse zur Welt und bleiben trotz schlechter Ernährungsgewohnheiten jahrelang schlank. Mit 30 oder 35 Jahren, spätestens mit 40 beginnen sie dann zuzunehmen, werden später vielleicht sogar fettleibig und bekommen Diabetes. Die Bauchspeicheldrüse kann der Überbeanspruchung, der sie ausgesetzt war, nicht mehr standhalten.

Vererbung?

Manche Menschen - zu diesen gehöre auch ich - kommen mit einer ererbten Bauchspeicheldrüsenschwäche zur Welt. Sind die Eltern übergewichtig (und leiden infolgedessen an Hyperinsulinismus), ist die Wahrscheinlichkeit hierfür groß. Wenn Sie von Kindesbeinen an vorwiegend Lebensmittel mit hohem GI zu sich genommen haben, ist es fast sicher, dass Ihre Bauchspeicheldrüse hypersensibel auf Glukose reagiert. Wie wir bereits gesehen haben, wirkt sich dies negativ auf den Stoffwechsel aus.

Eine durch Vererbung oder schlechte Essgewohnheiten geschädigte Bauchspeicheldrüse führt zur Gewichtszunahme. Da hilft weder eine kalorienarme Diät noch ein Sportprogramm. Die einzige Lösung besteht in der Normalisierung der Bauchspeicheldrüsenfunktion. Um dies zu erreichen, muss man hochglykämische Nahrungsmittel vom Speiseplan streichen.

Der glykämische Index

Der glykämische Index (GI) gibt an, wieviel Glukose nach dem Verzehr eines kohlenhydratreichen Lebensmittels ins Blut gelangt. Je höher der glykämische Index, desto größer ist der Anteil der resorbierten Glukose, gemessen am Kohlenhydratgehalt des Lebensmittels. So kann jedem Nahrungsmittel ein bestimmter GI-Wert zugewiesen werden. Linsen beispielsweise haben einen niedrigen GI, da nur 25 Prozent des darin enthaltenen Zuckers resorbiert werden.

WIE WIRD DER GI-WERT GEMESSEN?

Die in kohlenhydratreichen Nahrungsmitteln enthaltene Energie wird während des Verdauungsprozesses nicht vollständig resorbiert. Um festzustellen, wie viel Energie der Körper tatsächlich aus Kohlenhydraten gewinnt, sind Wissenschaftler dazu übergegangen, bei ihren Probanden den Blutzuckerspiegel zu messen, nachdem diese Kohlenhydrate zu sich genommen hatten. Das blutzuckersteigernde Potenzial entsprechender Nahrungsmittel bildet die Grundlage für den glykämischen Index (GI), der wiederum auf dem glykämischen Wert von Glukose basiert. Dieser wurde willkürlich auf 100 festgesetzt. Erwartungsgemäß liegt der GI der meisten Lebensmittel unter 100.

Wieso Kohlenhydrate?

Kohlenhydrate sind die einzigen Nährstoffe, die aus Zuckern bestehen, und somit auch die einzigen, die sich anhand des GI-Werts klassifizieren lassen. Die meisten fett- und proteinreichen Lebensmittel (*siehe S. 22-31*) enthalten wenig oder keinen Zucker. Ihr Verzehr wirkt sich kaum auf den Blutzuckerspiegel aus. Daher werden entsprechende Lebensmittel nicht nach dem glykämischen Index kategorisiert.

»Schlechte« Kohlenhydrate

Durch den Verzehr von Nahrungsmitteln mit »schlechten« Kohlenhydraten steigt der Blutzuckerspiegel stark an. Zu diesen Nahrungsmitteln gehören

»Wenn Sie Übergewicht haben, sind Sie wahrscheinlich süchtig nach schlechten Kohlenhydraten.«

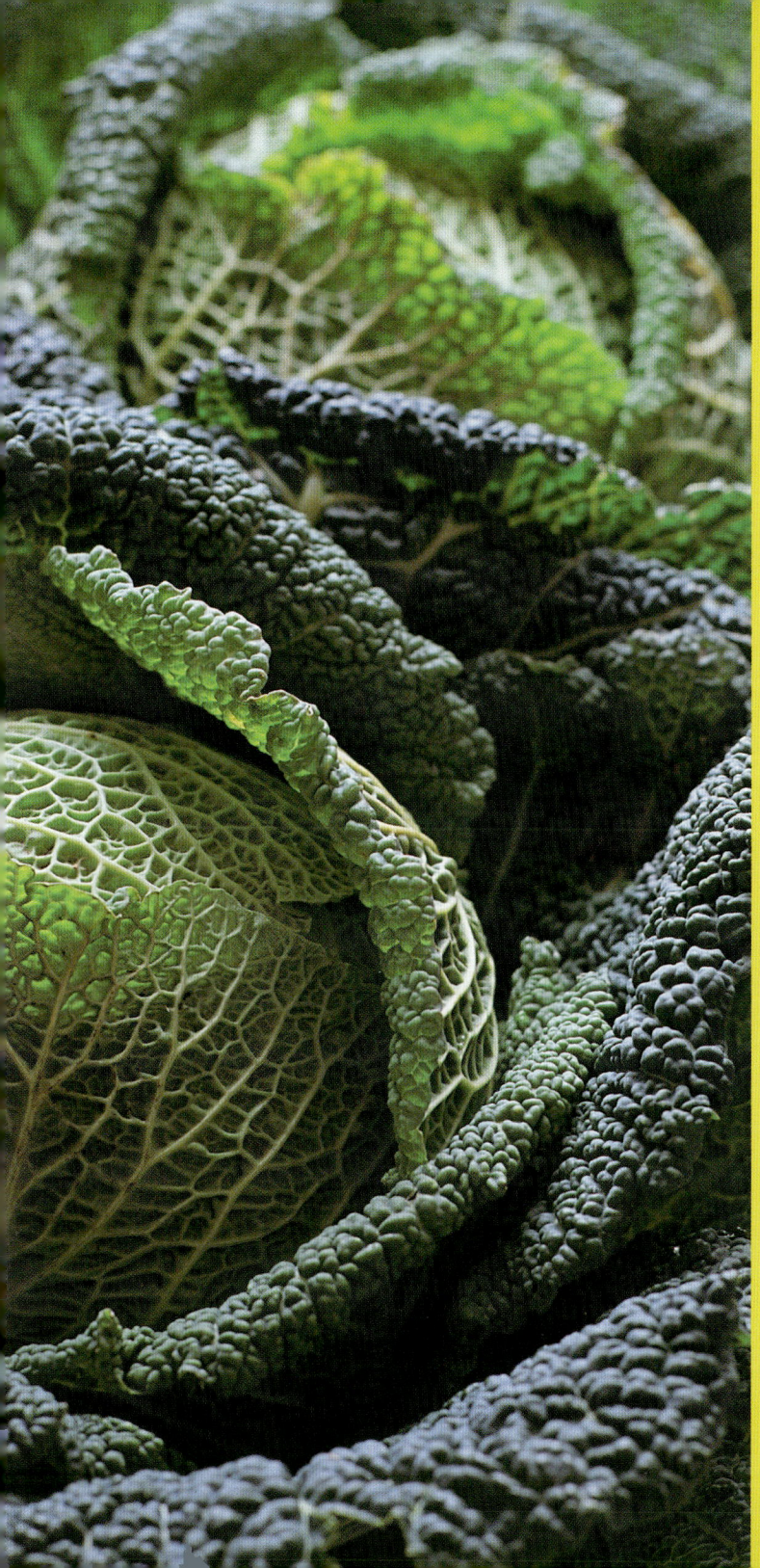

GUTE GI–WERTE

Im Rahmen dieser Diät werden Nahrungsmittel in vier GI-Gruppen eingeteilt. Nahrungsmittel mit einem sehr niedrigen oder niedrigen GI gelten als »gute«, solche mit hohem oder sehr hohem GI als »schlechte« Kohlenhydratlieferanten.

• **sehr niedriger GI** (bis 35)
Führt zu Gewichtsverlust. Zu den Nahrungsmitteln mit sehr niedrigem GI gehören Gemüsesorten wie Wirsing, Blumenkohl, Brokkoli, Zucchini, Auberginen und Spinat, Obstsorten wie Äpfel, Birnen, Pfirsiche und Kirschen, Getreide und Hülsenfrüchte, z.B. Linsen und Reis.

• **niedriger GI** (36-50)
Verhindert Gewichtszunahme. Zu den entsprechenden Nahrungsmitteln gehören Naturreis, brauner Basmatireis, Vollkornpasta, *al dente* gekochte Spaghetti aus Weißmehl, Vollkornbrot, Kiwis und Trauben.

• **hoher GI** (51-65)
Kann zu Gewichtszunahme führen. Zu dieser Kategorie gehören zu lang gekochte Nudeln aus Weißmehl, Rosinen, Mais, raffinierter Gries und zuckerhaltige Marmelade.

• **sehr hoher GI** (über 65)
Führt zu Gewichtszunahme. Zu den entsprechenden Lebensmitteln gehören Weißbrot, Rundkornreis, Kartoffeln und Cornflakes.

Kartoffeln, Weißbrot, weißer Reis und andere raffinierte Produkte. Sie haben einen GI von über 50. Als Reaktion auf die Hyperglykämie schüttet die Bauchspeicheldrüse viel zu viel Insulin aus. Dies wiederum führt zu einem rasanten Abfall des Blutzuckerspiegels und unter Umständen zu Fettdepots im Körper.

»Gute« Kohlenhydrate

Als »gute« Kohlenhydrate gelten im Rahmen dieser Diät kohlenhydratreiche Nahrungsmittel, deren Verzehr den Blutzuckerspiegel nur geringfügig ansteigen lässt. Der GI dieser Nahrungsmittel liegt unter 50. Entsprechend moderat fällt auch die Insulinausschüttung der Bauchspeicheldrüse aus. Zu den »guten« Kohlenhydratlieferanten gehören viele Obstsorten und Gemüse aus der Familie der Kreuzblütler, z.B. Kohl, Hülsenfrüchte und Vollkornzerealien.

Der Verzehr »guter« Kohlenhydrate stabilisiert den Blutzuckerspiegel sowohl kurz- als auch langfristig. Dies wiederum verbessert die Funktion der Bauchspeicheldrüse. Die Folge: Man nimmt ab oder hält zumindest sein Gewicht, hat mehr Energie und fühlt sich rundum wohl.

Ballaststoffe: Nicht nur der Zucker zählt

Der glykämische Wert eines Nahrungsmittels hängt nicht allein von seinem Zuckergehalt ab, sondern auch von seinem Ballaststoffanteil. Ballaststoffe reduzieren die Zuckermenge, die der Körper aus Kohlenhydraten aufnehmen kann. Ein Apfel beispielsweise enthält neben Kohlenhydraten in Form von Glukose, Saccharose und Fruktose auch lösliche Ballaststoffe in Form von Pektin. Pektin sorgt dafür, dass der Körper nur verhältnismäßig wenig von dem in dem Apfel enthaltenen Zucker resorbieren kann. Ballaststoffe »drücken« also den GI-Wert von Nahrungsmitteln.

Was ist mit verarbeiteten Lebensmitteln?

Durch die Verarbeitung kann sich der GI-Wert kohlenhydratreicher Nahrungsmittel beträchtlich erhöhen, da den Nahrungsmitteln bei diesem Prozess Nähr- und Ballaststoffe entzogen werden, die die Abgabe von

»Der GI eines zu lange gekochten stärkehaltigen Nahrungsmittels lässt sich durch Abkühlen reduzieren.«

Zucker ins Blut drosseln. Naturreis beispielsweise hat einen GI von 50 und ist damit ein äußerst empfehlenswertes Nahrungsmittel. Wenn er poliert wird, erhält man weißen Reis. Dieser Reis hat keine Ballaststoffe mehr. Sein GI steigt infolgedessen auf 70. Das Gleiche geschieht bei der »Veredlung« von Vollkornmehl zu Weißmehl.

In verarbeiteter Form sind diese Lebensmittel der Glukose ähnlicher als zuvor. Der Körper kann sie leicht aufspalten und der Zucker gelangt ungehindert in den Blutstrom. »Gute« Kohlenhydrate haben sich in »schlechte« verwandelt, weil ihre komplexe Molekularstruktur durch die Verarbeitung zerstört wurde.

Wie wirkt sich Kochen auf den GI aus?

Kochen kann die Stärkemoleküle enorm schwächen. Dies hat auf den GI einen ähnlichen Effekt wie die industrielle Verarbeitung von Nahrungsmitteln. Am meisten betroffen davon sind Kartoffeln (*siehe Kasten rechts*) und Karotten.

Rohe Karotten sind »gute« Kohlenhydratlieferanten mit einem GI von unter 30. Durch Kochen oder Dämpfen wird ihre Molekülstruktur jedoch zerstört: Ihr GI-Wert steigt auf 85, und der in ihnen enthaltene Zucker kann vom Körper nun leichter in Glukose umgewandelt werden.

Gegarte Karotten gehören demzufolge zu den »schlechten« Kohlenhydratlieferanten.

Doch keine Sorge: Von solchen Verwandlungsprozessen sind nur stärkehaltige Nahrungsmittel betroffen, außer Karotten z.B. Reis und Nudeln (*siehe S. 54-57*). Als Maßnahme zur Schadensbegrenzung sollte man sie niemals zu lange kochen. Kartoffeln und Mais sollten Sie komplett vom Speiseplan streichen, insbesondere im Rahmen des Gewichtsabnahme-Programms.

Wenn Sie Ihre Nudeln trotzdem einmal zu lange gekocht haben, lassen Sie sie einfach abkühlen und essen Sie sie dann kalt. Aufgrund der so genannten Retrogradation, das heißt beim Abkühlen verkleben einige Stärkemoleküle und werden dadurch unlöslich, sinkt ihr GI um bis zu 5 Punkte. Dies gilt für fast alle stärkehaltigen Nahrungsmittel außer Karotten, Kartoffeln und Mais.

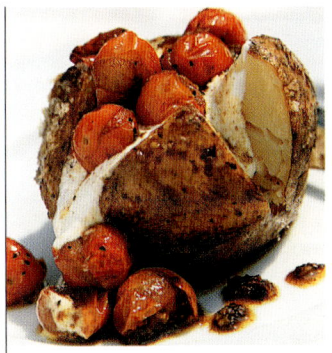

KARTOFFELN

Kartoffeln sind ein gutes Beispiel dafür, dass Kochen gute in schlechte Kohlenhydrate verwandeln kann. Rohe Kartoffeln haben einen niedrigen GI und gehören folglich zu den »guten« Kohlenhydratlieferanten. Unglücklicherweise vertragen wir sie nicht. Werden Kartoffeln in der Schale gekocht, steigt ihr GI auf 65. Kartoffelpüree hat einen GI von 80 und Bratkartoffeln schlagen mit einem GI von 95 zu Buche. Fazit: Wenn Sie abnehmen möchten, sollten Sie Kartoffeln komplett von Ihrem Speiseplan streichen.

Proteine

Proteine sind die Grundbausteine der menschlichen Körperzellen, doch wussten Sie auch, dass sie das Abnehmen erleichtern können? Das hängt damit zusammen, dass die Verdauung eiweißreicher Nahrungsmittel wie Fleisch und Fisch mit einem erhöhten Energieverbrauch einhergeht. Um Proteine zu verstoffwechseln, braucht der Körper mehr Energie als zur Verbrennung von Fetten oder Kohlenhydraten. Überdies erzeugen Eiweiße ein relativ lang anhaltendes Sättigungsgefühl, so dass die Gefahr geringer ist, sich zu überessen oder zwischendurch zu naschen.

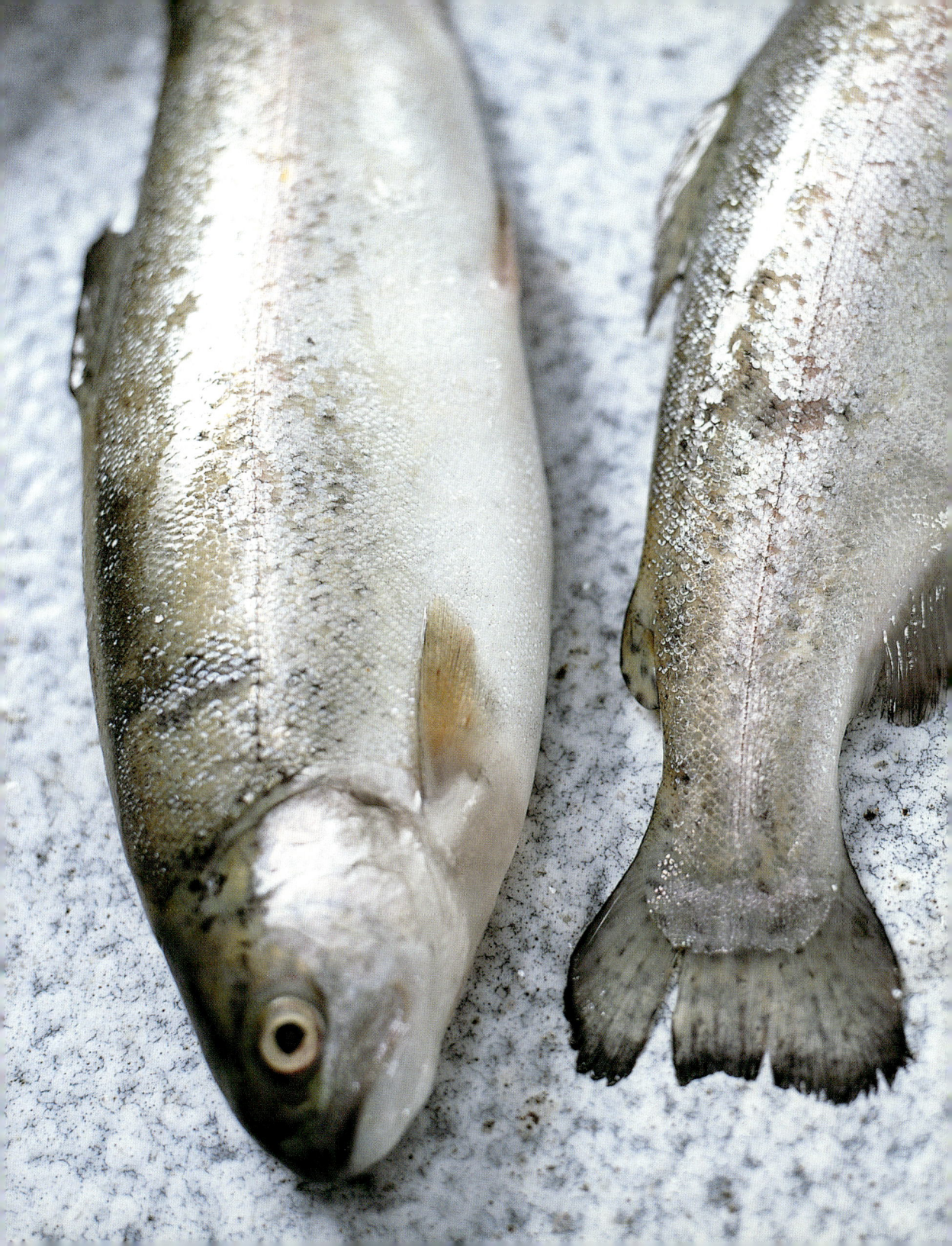

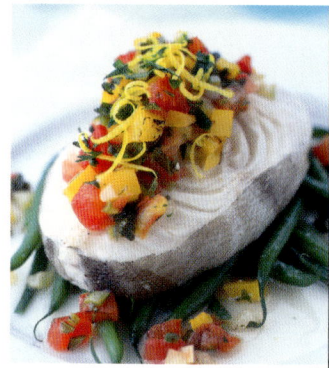

KLUG EINKAUFEN

Seien Sie wählerisch beim Ein-
kaufen, auch im Hinblick auf
Fleisch, Fisch und Milchprodukte.
Zuchtfisch beispielsweise wird
häufig mit hochglykämischem
Industriefutter aufgezogen. Bei
Kaltwasserfisch kann dies zur
Qualitätsminderung der Omega-
3-Fettsäuren führen (siehe S. 29).
    Fleischerzeugnissen wird als
Geschmacksverstärker oft Zucker
zugesetzt. Frische Milchprodukte,
die noch Molke enthalten, können
wegen ihres hohen GI eine hohe
Insulinsekretion auslösen. Schrän-
ken Sie den Verzehr frischer
Milchprodukte ein und greifen Sie
lieber auf gereiften oder fermen-
tierten Käse zurück

Montignac über Proteine

Proteine sind organische Substanzen, die in einer Vielzahl
tierischer und pflanzlicher Lebensmittel vorkommen, darunter
Fleisch, Fisch, Milchprodukte und Hülsenfrüchte. Für den
menschlichen Körper sind sie lebenswichtig. Da die meisten
Proteinlieferanten wenig oder gar keinen Zucker enthalten,
wirkt sich ihr Verzehr kaum auf den Blutzuckerspiegel aus,
sie verursachen keine übermäßige Insulinausschüttung und
führen nicht zur Gewichtszunahme.

ABNEHMEN MIT PROTEINEN

Proteine erhalten nicht nur die Gesundheit – wenn sie in größerer
Menge verzehrt werden, erleichtern sie auch das Abnehmen. Dafür gibt
es zwei Gründe: Erstens muss der Körper für ihre Verstoffwechslung
mehr Energie aufwenden als für die Verbrennung von Kohlenhydraten.
Zweitens machen Proteine länger satt und zügeln infolgedessen den
Appetit. Dadurch können Sie die Quantität und die Qualität Ihrer Nahrungsmittel besser kontrollieren. Achten Sie darauf, täglich mindestens
1,5 bis 2 Liter Wasser zu trinken, damit Abfallstoffe der Eiweißverbren-
nung wie Harnstoff, Harnsäure und Milchsäure aus dem Körper
geschwemmt werden.

Wie viel Eiweiß braucht man?

Um gesund zu bleiben, ist eine angemessene Proteinzufuhr unabdingbar.
Als Faustregel gilt: mindestens 1 Gramm Eiweiß pro Kilogramm Körpergewicht täglich. Diese Menge benötigt man, um sein Gewicht zu halten,
dem Abbau von Muskelmasse vorzubeugen und Verluste auszugleichen,
die durch die Erneuerung von Körperzellen entstehen.
    Eine Person, die 70 Kilogramm auf die Waage bringt, müsste täglich also
mindestens 70 Gramm Eiweiß zu sich nehmen. Um abzunehmen, sollte sie
ihre tägliche Proteinzufuhr auf 1,5 Gramm pro Kilogramm Körpergewicht,

sprich auf 105 Gramm, steigern. (Wenn Sie an einer chronischen Krankheit leiden, konsultieren Sie vor einer solchen Ernährungsumstellung auf jeden Fall Ihren Arzt!) Dies ist mehr, als für Zellerneuerung und Erhaltung der Muskelmasse nötig ist. Zudem wird ein Absinken des Grundumsatzes verhindert (*siehe S. 12-13*), da Muskeln ein Aktivposten des Stoffwechsels sind; selbst im Ruhezustand verbrennen sie Energie.

Ideale Proteinquellen

Die besten Eiweißquellen sind Nahrungsmittel, die wenig Fett und viele Aminosäuren enthalten (*siehe Kasten rechts*). Dazu gehören fettarmer Käse, Eier, Fisch und mageres Geflügelfleisch ohne Haut.

Nicht alle Proteinquellen eignen sich allerdings zum Abnehmen. Manche Fleischsorten, z.B. Rindfleisch, Schweinefleisch und Geflügel mit Haut, enthalten viele gesättigte Fettsäuren (*siehe S. 26-31*). Wenn man sie zu häufig isst (mehr als 5-mal pro Woche), erhöht sich das Risiko für Herz-Kreislauf-Erkrankungen und Arteriosklerose. Mit einer hochglykämischen Beilage oder paniert serviert, können Eiweißlieferanten sogar zu regelrechten »Dickmachern« werden, denn das Insulin, das sie der Bauchspeicheldrüse entlocken, stimuliert die Einlagerung von Fett (*siehe unten*).

Wie soll ich proteinreiche Nahrungsmittel zubereiten?

Die Qualität von Proteinen hängt unter anderem davon ab, wie die entsprechenden Nahrungsmittel zubereitet werden. Mageres Fleisch und magerer Fisch sind gesunde Proteinquellen - solange Sie beim Kochen nicht über die Stränge schlagen. Gegrillt, gebraten oder gedämpft ist nahezu jede Fischsorte, ob Thunfisch, Lachs oder Kabeljau, empfehlenswert. Das Gleiche gilt für mageres Rind- und Schweinefleisch und enthäutetes Geflügel.

Wenn Sie Fleisch oder Fisch aber panieren oder in Mehl wälzen, können Sie davon an Gewicht zunehmen. Nicht wegen des Proteins, sondern wegen der hochglykämischen Kohlenhydrate in der Panade und im Mehl, die den Blutzuckerspiegel rapide ansteigen lassen und eine entsprechend heftige Insulinausschüttung hervorrufen.

VOLLSTÄNDIGE PROTEINE

Proteine bestehen aus einer Reihe von Aminosäuren, die für den Zellaufbau benötigt werden. Manche Aminosäuren kann der Körper selbst herstellen, andere muss er mit der Nahrung aufnehmen. Kein pflanzliches Nahrungsmittel enthält einen vollständigen »Satz« aller essenziellen (kann der Körper nicht selbst herstellen) und nichtessenziellen Aminosäuren. Das Fehlen einer Aminosäure kann die Resorption einer anderen behindern.

Es ist deshalb wichtig, sowohl tierisches als auch pflanzliches Eiweiß zu sich zu nehmen. Während Vegetarier Eier (*siehe unten*) und Milchprodukte in ihren Speiseplan integrieren sollten, müssen Fleischesser auf eine ausreichende Zufuhr pflanzlicher Eiweiße achten, um Mangelerscheinungen vorzubeugen.

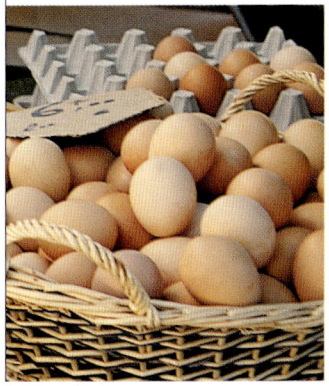

Fette und Öle

Fette sind komplexe Moleküle, die in Körperfett umgewandelt dem Körper als Energiespeicher dienen. Das heißt aber nicht, dass Sie kein Fett verzehren dürfen, da es dick macht. Basis dieser Diät ist es, auf Kohlenhydrate mit hohem GI zu verzichten. Da Fette und Öle, etwa Olivenöl, wenig bis gar keinen Zucker enthalten, ist ihr GI-Wert meist zu vernachlässigen. Fett allein regt die Bauchspeicheldrüse nicht zur Insulinausschüttung an und trägt nicht zum Zunehmen bei.

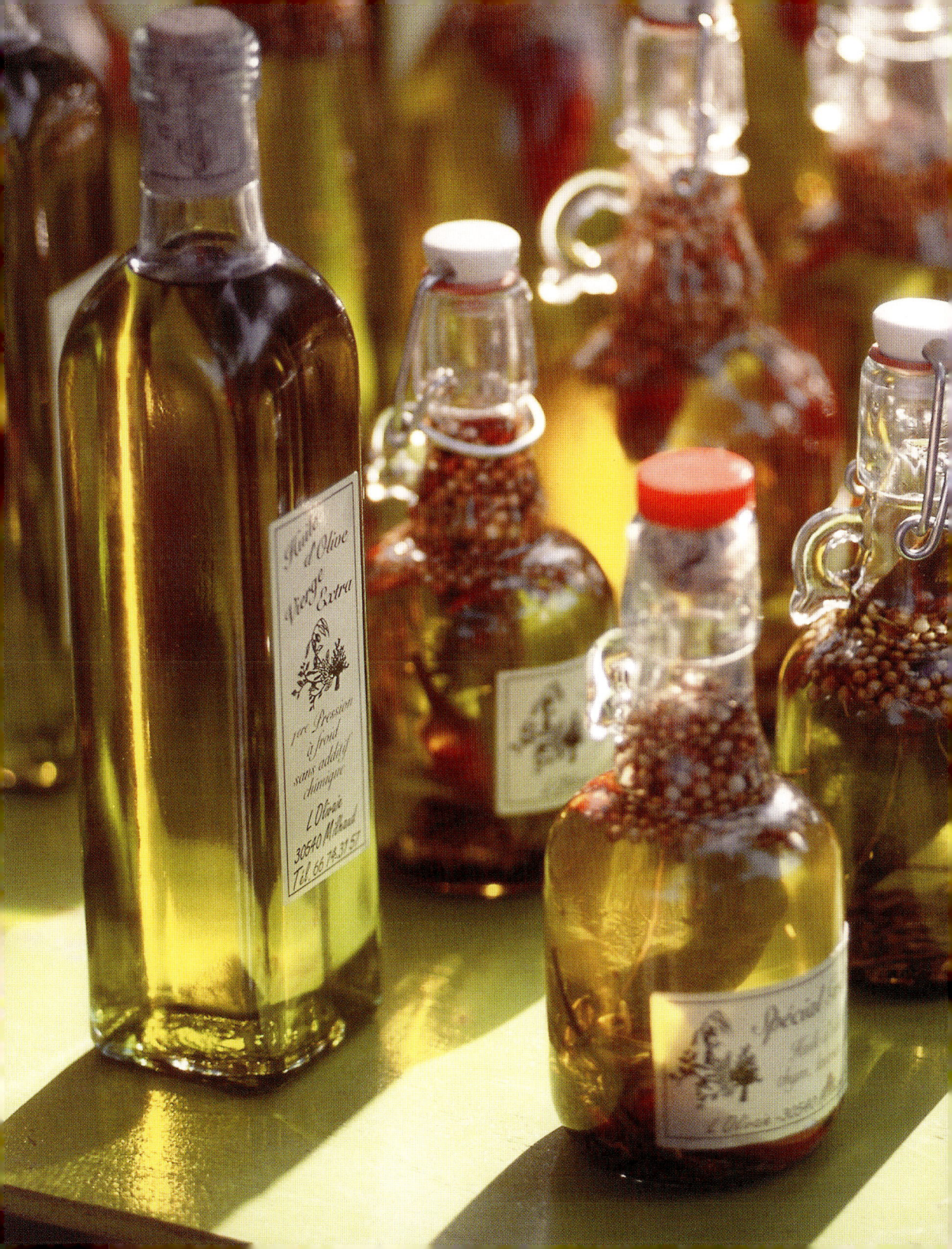

Montignac über Fette

Fette oder Lipide werden ihrem Ursprung gemäß in zwei Kategorien eingeteilt. Tierische Fette sind in Fleisch, Fisch, Butter, Käse und Sahne enthalten. Zu den pflanzlichen Fetten zählen z.B. Margarine und Olivenöl. Speisefette enthalten eine Reihe von Vitaminen (A, D, E und K) sowie die essenziellen Fettsäuren Linol- und Linolensäure. In Maßen verzehrt sind Öle und Fette für eine gesunde Ernährung sehr wichtig.

UNTERSCHIEDLICHE FETTE

Fette werden nach ihrem chemischen Aufbau in gesättigte und ungesättigte Fettsäuren unterteilt. Gesättigte Fettsäuren sind vor allem in tierischen Lebensmitteln enthalten, z.B. in Fleisch, Butter und Käse. Diese Fette sind bei Raumtemperatur fest und werden oft als »schlechte« Fette bezeichnet, da sie den Cholesterinspiegel erhöhen und somit indirekt die Entstehung von Herz-Kreislauf-Erkrankungen begünstigen.

Gute Quellen für ungesättigte Fettsäuren sind vor allem Fisch- und Pflanzenöle. Diese sind bei Raumtemperatur flüssig und gelten als gesund, da sie zur Vorbeugung von Herz-Kreislauf-Erkrankungen beitragen. Manche senken den Wert des »schlechten« LDL-Cholesterins (Cholesterin, das an Lipoproteine geringer Dichte gebunden ist) und erhöhen den Spiegel des »guten« HDL-Cholesterins (gebunden an Lipoproteine hoher Dichte), das Cholesterin aus der Arterienwand aufnehmen kann und aus dem Körper schwemmt. Das Verhältnis von HDL- zu LDL-Cholesterin verbessert sich, und das Risiko für Arteriosklerose nimmt ab.

Ungesättigte Fette

Man unterscheidet einfach und mehrfach ungesättigte Fettsäuren. Einfach ungesättigte Fettsäuren sind in pflanzlichen Fetten wie dem von Avocados oder in Ölen wie Oliven- und Sonnenblumenöl enthalten. Sie wirken sich kaum auf den Cholesterinspiegel aus. Mehrfach ungesättigte Fettsäuren

»Ein Steak mit Pommes frites zu verzehren, ist eine echte Ernährungssünde!«

sind vor allem in fetten Meeresfischen wie Lachs, frischem Thunfisch und Makrelen enthalten. Diese Fettsäuren tragen zur Senkung des Gesamtcholesterinspiegels bei (*siehe oben*).

Weder einfach noch mehrfach ungesättigte Fettsäuren machen dick, denn sie sind ganz anders aufgebaut als das menschliche Körperfett und deren Umwandlung in Körperfett ist mit beträchtlichem Energieaufwand verbunden.

Gesättigte Fette und Kohlenhydrate

Wie bereits erwähnt, kann der Verzehr gesättigter Fette den Blutcholesterinspiegel erhöhen und zur Entstehung und Verschlimmerung von Herz-Kreislauf-Erkrankungen beitragen. Wenn Sie gesättigte Fette zusammen mit hochglykämischen Kohlenhydraten verzehren, sind die Auswirkungen auf Ihre Gesundheit und Ihre Figur womöglich noch verheerender. Denn Nahrungsmittel, die einen GI-Wert von über 50 haben, stören den Körper bei der Fettverbrennung und führen zur Bildung von Fettdepots. Gefördert wird die Fettspeicherung durch die gleiche Struktur von gesättigten Fettsäuren und Körperfett und durch das Insulin, das infolge des Kohlenhydratverzehrs ausgeschüttet wird.

Ein Steak mit Pommes frites zu verspeisen, ist eine echte Ernährungssünde! Fleisch ist reich an gesättigten Fettsäuren und Kartoffeln haben einen hohen GI. Das Insulin, das der Körper ausschütten muss, um den Zucker aus dem Blut zu schleusen, veranlasst den Körper zur Fettspeicherung - man nimmt zu, und zwar proportional zu der Fettmenge, die man gerade konsumiert hat.

Fette essen und schlank bleiben

Wenn Sie keinen erhöhten Cholesterinspiegel haben, brauchen Sie auf gesättigte Fette nicht zu verzichten. Sicher, sie sind nicht gut fürs Herz, aber in Maßen konsumiert führen sie nicht zur Gewichtszunahme. Bei dieser Diät sind moderate Mengen gesättigter Fette erlaubt. Sie dürfen nur nicht zusammen mit Nahrungsmitteln verzehrt werden, deren GI über 50 liegt. Niedrigglykämische Lebensmittel wie Hülsenfrüchte und Gemüse hingegen animieren die Bauchspeicheldrüse nur zu einer geringen Insulinausschüttung, so dass die Fettspeicherung nicht gefördert wird.

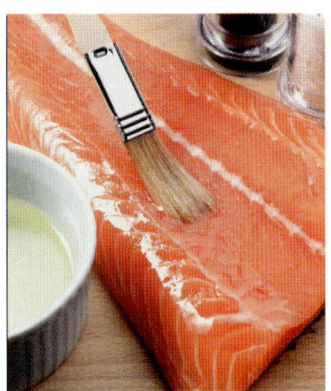

OMEGA-3-FETTSÄUREN

Fette Meeresfische wie Lachs, Sardine, Hering und Thunfisch enthalten mehrfach ungesättigte Omega-3-Fettsäuren, die viele schützende und heilende Eigenschaften haben. Omega-3-Fettsäuren sind besonders »herzgesund«. Sie sollten daher möglichst viel fetten Meeresfisch essen, vor allem da Sie davon nicht zunehmen werden.

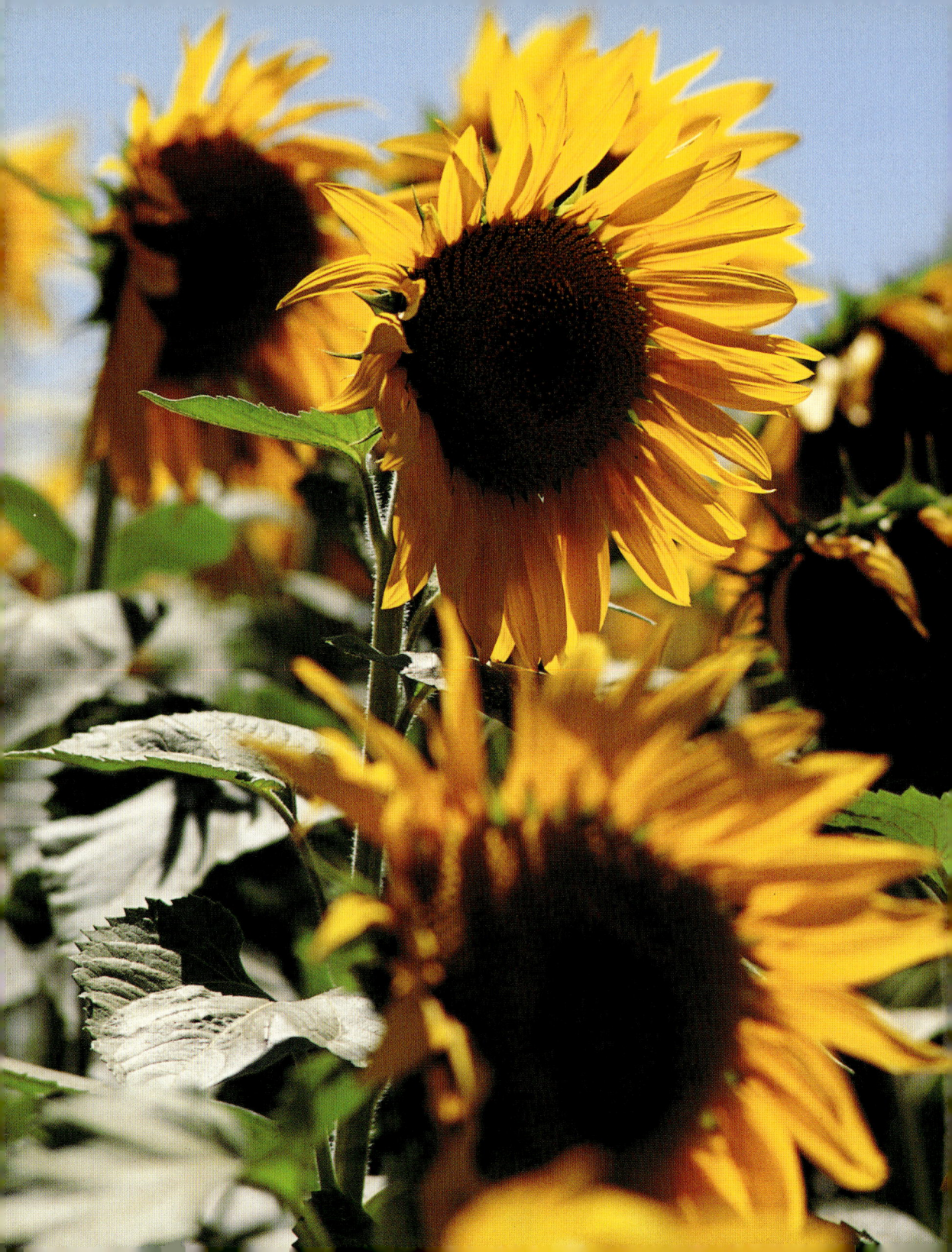

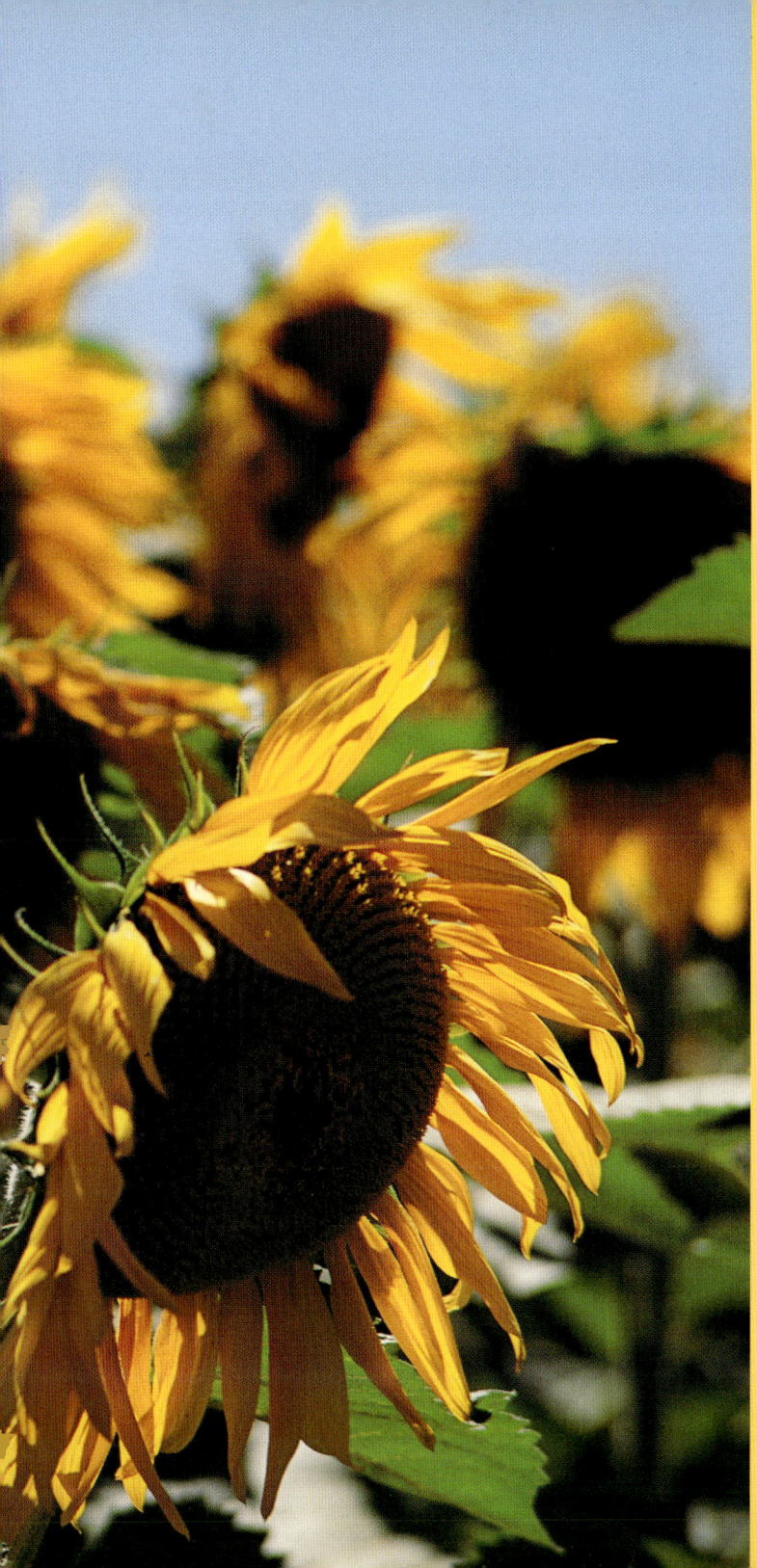

GESUNDE FETTE

Herz und Kreislauf profitieren, wenn Sie gesättigte Fette vom Speiseplan streichen und durch ungesättigte ersetzen. Sonnenblumenöl enthält z.B. einen großen Anteil einfach ungesättigter Fettsäuren. Mehrfach ungesättigte Fettsäuren, wie sie z.B. in fetten Meeresfischen enthalten sind, beugen der Entstehung von Herz-Kreislauf-Erkrankungen vor, indem sie den Spiegel des »guten« Cholesterins (*siehe S. 28-29*) erhöhen und den Spiegel des »schlechten« Cholesterins senken.

Hohe Triglyzeridspiegel, die so genannte Hypertriglyzeridämie, erhöhen das Risiko für Herz-Kreislauf-Erkrankungen ebenfalls. Triglyzeride gehören zu den Nahrungsfetten und bilden den Hauptbestandteil des menschlichen Fettgewebes. Ursache für eine Hypertriglyzeridämie kann der übermäßige Verzehr gesättigter Fette, aber auch der Konsum hochglykämischer Nahrungsmittel sein. Eine gesunde Ernährung, die reich ist an ungesättigten Fetten und Nahrungsmitteln mit niedrigem GI, kann den Triglyzeridspiegel und damit das Risiko für Herz-Kreislauf-Erkankungen signifikant senken.

Kohlenhydrate

Zucker und Stärke sind Kohlenhydrate. Während des Verdauungsprozesses werden sie in Glukose umgewandelt, die wiederum innerhalb von 30 Minuten ins Blut abgegeben wird. Wie viel Glukose ins Blut gelangt, hängt vom glykämischen Index des Nahrungsmittels ab. Zuckermoleküle, die nach 30 Minuten nicht resorbiert sind, werden ausgeschieden. Die Annahme, dass Kohlenhydrate je nach Komplexität ihrer Molekülstruktur schneller oder langsamer zu Glukose abgebaut werden, ist ein Märchen.

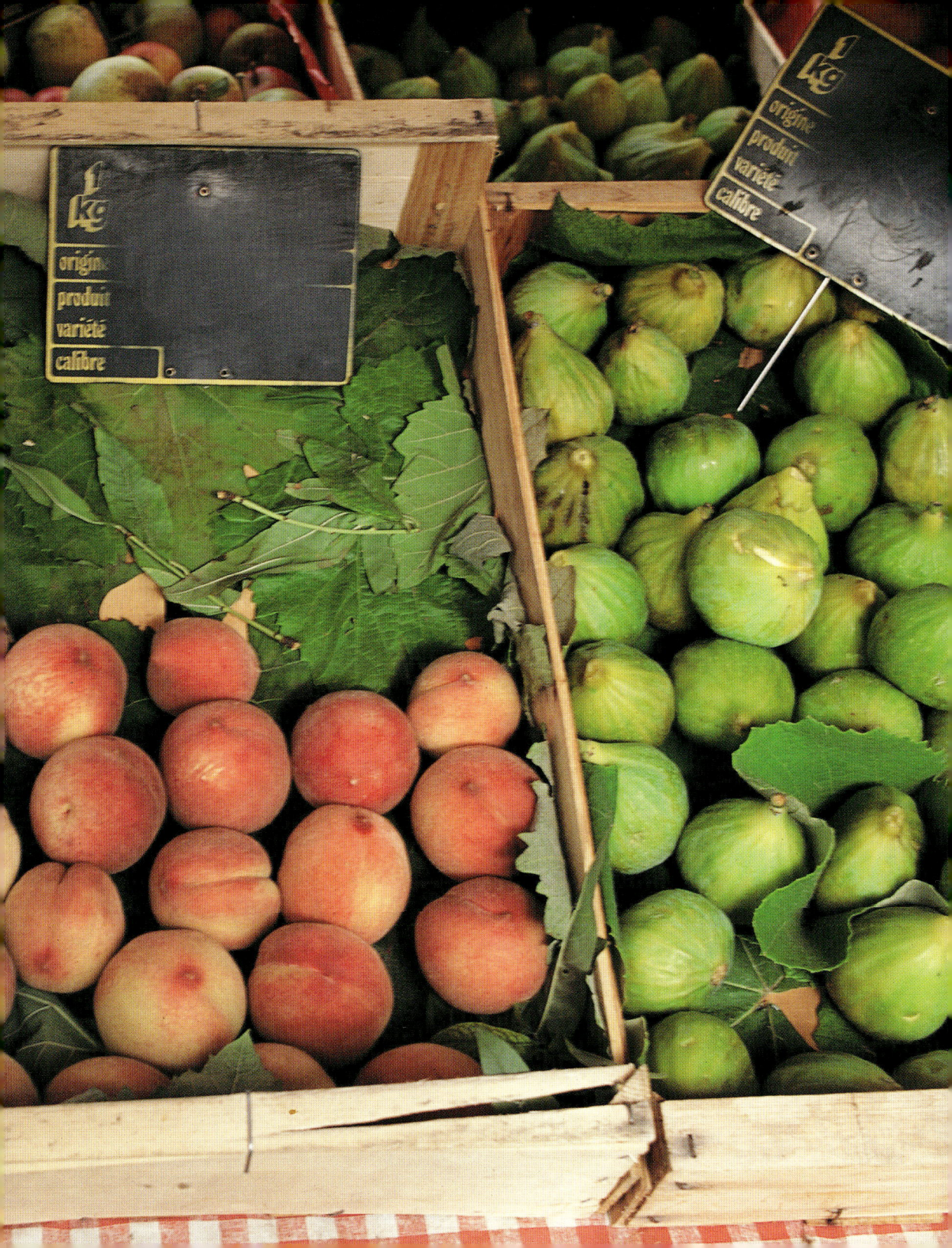

origine
produit
variété
calibre

origine
produit
variété
calibre

Montignac über Kohlenhydrate

Kohlenhydrate sind unsere Hauptenergiequelle – sie versorgen den Körper mit Treibstoff in Form von Glukose. Nimmt man zu viele hochglykämische Nahrungsmittel zu sich (wie es in den westlichen Industrieländern seit einem halben Jahrhundert der Fall ist), überschwemmt die Bauchspeicheldrüse das Blut mit Insulin. Insulin wiederum fördert die Speicherung von Fett und damit die Gewichtszunahme.

KOHLENHYDRAT-TYPEN

Kohlenhydrate werden nach der Komplexität ihrer Molekülstruktur klassifiziert. Kohlenhydrate, deren Molekül aus 3-7 Kohlenstoffatomen besteht, bezeichnet man als Einfachzucker oder Monosaccharide. Disaccharide bzw. Zweifachzucker setzen sich aus zwei Molekülen Monosaccharide zusammen. Dazu gehören Saccharose (Haushaltszucker) und Maltose (Malzzucker). Mono- und Disaccharide haben einen hohen GI und werden als einfache Kohlenhydrate bezeichnet.

Was ist mit Stärke?

Stärke gehört zu den Mehrfachzuckern bzw. Polysacchariden und besteht aus Hunderten von Glukosemolekülen. Sie ist in Brot, Getreide, Hülsenfrüchten, Samen und in den meisten Gemüsesorten enthalten. Diese Nahrungsmittel gelten als Lieferanten komplexer Kohlenhydrate. Ihr GI basiert nicht ausschließlich auf ihrem Zucker-, sondern auch auf ihrem Ballaststoffgehalt (*siehe Kasten rechts*). Stärkehaltige Produkte aus raffiniertem Getreide wie Weißbrot z.B. sind ballaststoffarm, haben einen hohen GI und machen dick. Naturbelassene stärkehaltige Nahrungsmittel mit einem hohen Ballaststoffgehalt wie z.B. grünes Gemüse können Sie aufgrund ihres niedrigen GI-Werts bedenkenlos essen.

»Je konsequenter Sie sich niedrigglykämisch ernähren, umso schlanker sind Sie.«

»Schnelle« und »langsame« Zucker

Jahrelang teilten Ernährungswissenschaftler Kohlenhydrate in »schnelle« und »langsame« Zucker ein, je nachdem, wie schnell der Körper sie ihrer Ansicht nach resorbierte. Einfache Kohlenhydrate (Einfach- und Zweifach- zucker) wurden als »schnelle« Zucker bezeichnet. Dies beruhte auf der Annahme, dass diese Kohlenhydrate aufgrund ihrer einfachen Molekül- struktur rasch ins Blut gelangen.

Komplexe Kohlenhydrate, auch »langsame Zucker« genannt, bestehen aus einer Reihe von Zuckermolekülen, die zunächst in Einfachzucker (Glukose) umgewandelt werden müssen. Gerade die in Vollkornprodukten enthaltene Stärke, so glaubte man, werde nur langsam absorbiert. Diese Klassifikation ist heute völlig überholt, denn sie beruht auf falschen Annahmen.

Neue Erkenntnisse

Neuere Studien haben gezeigt, dass der unterschiedliche Komplexitätsgrad von Kohlenhydraten keinen Einfluss darauf hat, wie schnell die daraus freigesetzte Glukose ins Blut gelangt. Mit anderen Worten: Isst man Koh- lenhydrate ohne Beilage auf nüchternen Magen, wird die Blutzuckerspitze (der Punkt, an dem am meisten Glukose im Blut ist) unabhängig von der Komplexität der Kohlenhydrate immer gleich schnell, ungefähr eine halbe Stunde nach dem Verzehr, erreicht. Nicht die Assimilationsgeschwindigkeit, sondern die Menge der freigesetzten Glukose ist der entscheidende Faktor. Aus diesem Grund werden Kohlenhydrate heute nach ihrer blutzuckerstei- gernden Wirkung klassifiziert, die durch den GI definiert ist (*siehe S. 18-21*).

Doch leider vertreten nicht alle Ernährungswissenschaftler den Ansatz, den ich propagiere. Der Einfluss der Nahrungsmittelindustrie auf die GI- Einordnung von Lebensmitteln ist nicht zu unterschätzen: So existiert bei- spielsweise ein Modell, bei dem nur GI-Werte über 70 als erhöht gelten.

Kohlenhydrate und Körpergewicht

Je konsequenter Sie sich niedrigglykämisch ernähren und Lebensmittel mit einem GI unter 35 verzehren, umso schlanker werden Sie. Produkte aus raffinierten Rohstoffen wie z.B. Weißbrot setzen mehr Zucker frei als Nah- rungsmittel aus naturbelassenen Zutaten wie z.B. Vollkornbrot. Generell

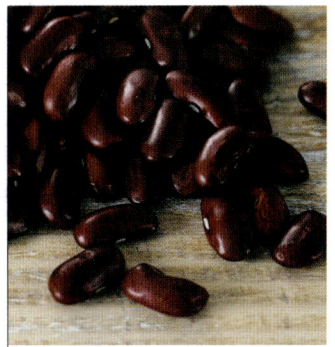

BALLASTSTOFFREICHE NAHRUNGSMITTEL

Obwohl Ballaststoffe – hauptsächlich in Hülsenfrüchten, Gemüse, Obst und Vollkornprodukten mit niedrigem GI enthalten – keinen kalorischen Wert haben, spielen sie eine wichtige Rolle für den Organismus. Sie schleusen Abfallprodukte durch den Verdauungstrakt, regen die Darmperistaltik an und beugen so der Entstehung von Verstopfung vor. Lösliche Ballaststoffe wie Inulin und Pektin hemmen die Resorption von Fetten (und beugen somit Herzerkrankungen vor) sowie bestimmten toxischen Stoffen, etwa künstlichen Farbstoffen. Am wichtigsten ist jedoch, dass sie beim Abnehmen helfen. Sie drosseln die Resorptionsrate von Glukose und folglich auch die Insulinausschüttung.

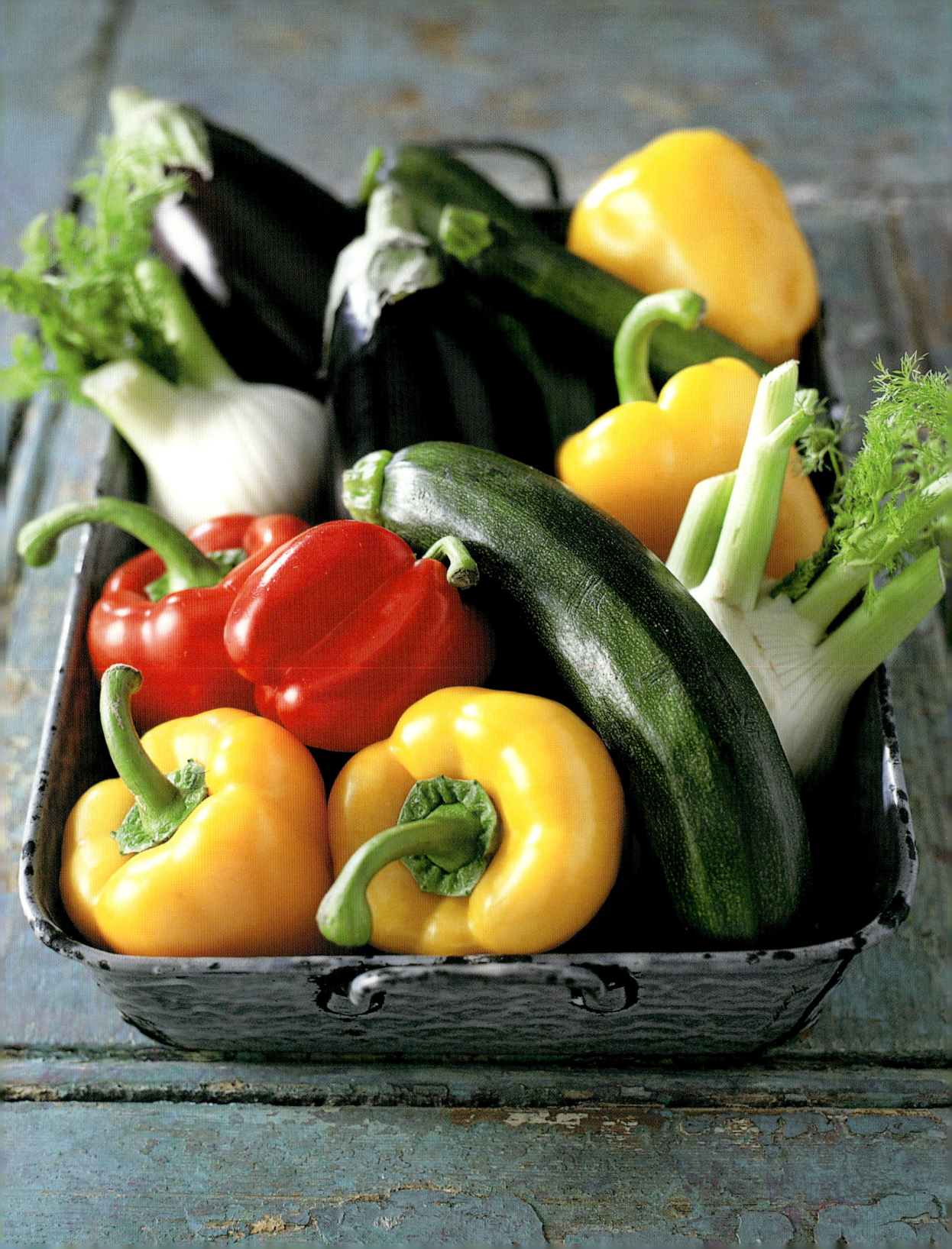

haben Nahrungsmittel mit einem hohen Anteil einfach strukturierter Kohlenhydrate einen höheren GI als Produkte mit vielen komplexen Kohlenhydraten. Einfache Kohlenhydrate in Glukose umzuwandeln, fällt dem Organismus leicht. Ein Ansteigen des Blutzuckerspiegels ist die Folge.

Die Verdauung komplexer Kohlenhydrate ist für den Körper aufwendiger. Für die Resorption der in einem Nahrungsmittel enthaltenen Glukose hat er, wie bereits erwähnt, 30 Minuten Zeit. Die Zuckermenge, die er in dieser Zeit nicht aufnimmt, wird ausgeschieden.

Kohlenhydrate und Gewichtsverlust

Wer abnehmen möchte, muss nicht grundsätzlich die Kohlenhydratzufuhr einschränken. Er sollte aber möglichst keine Nahrungsmittel mit einem GI über 35 zu sich nehmen. Dazu gehören Weißbrot, weißer Reis und Kartoffeln, zuckerhaltige Colagetränke und Süßigkeiten. Der Verzicht darauf verhindert nicht nur die Entstehung neuer Fettpölsterchen; er kurbelt sogar die Fettverbrennung an, denn für die zusätzlich benötigte Energie muss der Körper seine Reserven anzapfen. Das klingt nach Selbstkasteiung, doch keine Sorge: Diese strenge Diätphase ist von begrenzter Dauer. In der Stabilisierungsphase dürfen Sie kohlenhydratreiche Lebensmittel mit einem GI bis 50 zu sich nehmen.

Kohlenhydrate und Gesundheit

Der GI von Nahrungsmitteln hat auch Auswirkungen auf den Gesundheitszustand. Wenn Sie niedrigglykämische Lebensmittel bevorzugen und zugleich den Verzehr gesättigter Fette möglichst stark einschränken (*siehe S. 26-31*), sinkt möglicherweise Ihr Gesamtcholesterin- und Triglyzeridspiegel - ein positiver Nebeneffekt gesunder Ernährung. Der Verzicht auf Nahrungsmittel mit hohem GI kann außerdem der Entstehung von Typ-II-Diabetes vorbeugen. Dieser Diabetestyp entwickelt sich meist über einen längeren Zeitraum und betrifft vor allem übergewichtige Menschen mit einer niedrigen Glukosetoleranz (*siehe S. 14-17*). Typ-II-Diabetes bricht aus, wenn die Empfindlichkeit der Körperzellen gegen Insulin abnimmt (Insulinresistenz). Daneben lässt sich durch den Verzicht auf Nahrungsmittel mit hohem GI Magenbeschwerden und Migräneanfällen vorbeugen. Der Verzehr von Nahrungsmitteln mit niedrigem GI fördert die Vitalität und einen gesunden Schlaf.

»In den Ländern, in denen Olivenöl, Obst, Hülsenfrüchte und Wein verzehrt werden, gibt es besonders wenige Herz-Kreislauf-Erkrankungen.«

Links: Auberginen, Zucchini, Fenchel und Paprika gehören zu den empfehlenswerten Nahrungsmitteln mit niedrigem GI.

Wie die Diät funktioniert

Meine Methode ist keine Diät im herkömmlichen Sinn, denn Sie dürfen so viel essen, wie Sie wollen. Der Ernährungsplan ist ausgewogen und basiert auf gesunden Nahrungsmitteln. Wenn Sie sich an die empfohlenen Richtlinien halten und Ihre Lebensmittel klug auswählen, kommt Ihr Stoffwechsel wieder in Schwung, und überflüssige Pfunde verschwinden auf Dauer.

DIE GRUNDPRINZIPIEN

Es existieren zwei Grundprinzipien, die Sie bei der Durchführung dieser Diät beachten müssen. Erstens sollten Sie aufhören, Kalorien zu zählen. Der Kaloriengehalt von Nahrungsmitteln spielt für das Abnehmen keine Rolle (*siehe S. 12-13*).

Zweitens müssen Sie Nahrungsmittel nach ihrem blutzuckersteigernden Potenzial bzw. ihrem glykämischen Index auswählen.

Die goldene Regel

Die goldene Regel des von mir propagierten Diät-Programms lautet: Um abzunehmen, muss man Nahrungsmittel mit möglichst niedrigem glykämischen Index zu sich nehmen. Wer möglichst schnell schlank werden möchte, sollte die Mehrzahl seiner Mahlzeiten aus Zutaten mit einem GI bis maximal 35 (*siehe S. 104-105*) zusammenstellen. Wer sein Gewicht dagegen halten oder nur ein paar Pfunde loswerden möchte, kann durchaus auf Nahrungsmittel mit einem GI bis 50 (*siehe S. 152-153*) zurückgreifen.

Um Ihrer Gesundheit willen sollten Sie nur hochwertiges Eiweiß zu sich nehmen, also z.B. mageres Fleisch, und den Verzehr gesättigter Fette so weit wie möglich einschränken. Erhöhen Sie stattdessen die Zufuhr von Omega-3-Fettsäuren (siehe S. 26–31), die in fetten Meeresfischen wie Lachs und Makrele enthalten sind, und von einfach ungesättigten Fettsäuren. Sie kommen z.B. in Olivenöl und Avocados vor.

»Diese Diät ist ausgewogen und basiert auf gesunden Nahrungsmitteln.«

Zwei Phasen – zwei Ziele

Meine Methode umfasst zwei unterschiedliche Phasen: die Phase der Gewichtsabnahme (*siehe S. 44-105*) und die Phase der Gewichtsstabilisierung (*siehe S. 106-153*). Diese beiden Phasen unterscheiden sich dadurch, wie rigoros Sie die Anweisungen zur Auswahl von Nahrungsmitteln mit niedrigem GI befolgen.

Phase I eignet sich für Menschen, die schnell oder viel abnehmen möchten. Es liegt auf der Hand, dass in dieser Phase nur eine beschränkte Auswahl »erlaubter« Nahrungsmittel zur Verfügung steht. Sobald Sie die überflüssigen Pfunde losgeworden sind und Ihre Bauchspeicheldrüse wieder normal arbeitet, können Sie Schritt für Schritt zu Phase II, dem Stabilisierungsprogramm, übergehen und dieses ein paar Monate lang durchführen.

Wer langsam und entspannt abnehmen möchte oder überhaupt keine Gewichtsprobleme hat, kann auf der Stelle in Phase II einsteigen. Sie ist ideal für Menschen, die sich wohl fühlen und gut essen wollen, ohne zuzunehmen.

Wie anfangen?

Als Erstes sollten Sie Ihr Wunschgewicht festlegen. Denken Sie daran, dass jeder Organismus einzigartig ist. Manche Menschen reagieren empfindlicher auf Glukose als andere. Auch Faktoren wie Alter, Geschlecht, Ernährungsgewohnheiten und genetische Veranlagung wirken sich auf das Körpergewicht aus und haben Einfluss darauf, wie viel Sie pro Woche abnehmen können.

Bei starkem Übergewicht sollten Sie mit Phase I beginnen und sich ein paar Wochen oder Monate lang entsprechend ernähren. Brechen Sie die Diät nicht zu früh ab, selbst wenn Sie Ihr Wunschgewicht in relativ kurzer Zeit erreicht haben sollten. Ziel dieser Phase ist nämlich nicht nur die Gewichtsreduktion, sondern auch die Stabilisierung der Bauchspeicheldrüsenfunktion. Normalerweise braucht der Körper dazu ein bis zwei Monate. Wenn Sie zu früh aus Phase I aussteigen, haben Sie womöglich Ihr Wunschgewicht erreicht, laufen aber Gefahr, dass Ihre Bauchspeicheldrüse sich noch nicht regeneriert hat.

NEUSTART

Vielleicht wissen Sie schon, wie viel Sie abnehmen wollen. Leider geben sich viele Menschen mit vier Kilogramm zufrieden, obwohl sie eigentlich acht abnehmen müssten.

Misserfolge mit kalorienreduzierten Diäten haben vielleicht auch Ihre Erwartungen gedämpft. Bei dieser Diät dürfen Sie sich ruhig ehrgeizige Ziele setzen.

»Gute« und »schlechte« Kohlenhydrate

Da nur kohlenhydratreiche Nahrungsmittel hauptsächlich aus Zucker bestehen, wird der glykämische Index ausschließlich auf sie angewandt. Fette und Eiweißlieferanten (*siehe S. 22-31*) enthalten sehr wenig Zucker und haben daher einen minimalen Einfluss auf den Blutzuckerspiegel. Eine vollständige Tabelle kohlenhydratreicher Nahrungsmittel mit Angaben zu ihrem GI finden Sie auf S. 240-245.

»Gute« Kohlenhydratlieferanten (GI bis 50)	»Schlechte« Kohlenhydratlieferanten (GI über 50)
Obstsaft, frisch gepresst (ohne Zuckerzusatz)	Bier
Süßkartoffeln	Kartoffeln (gebacken, Pommes frites, Chips, Püree)
Vollkorn- oder Roggenbrot	Weißbrot
Spaghetti, Vollkorn- oder Hartweizen- (*al dente* gekocht)	Ravioli, Tortellini, zu weich gekochte Spaghetti
Getreideflocken (nicht raffiniert)	Fertigzerealien (z.B. Cornflakes)
Wildreis	Grieß
Fruktose	Glukose (Traubenzucker), Honig, Zucker
Naturreis	Reis, weiß, Puffreis, Reiswaffeln
Karotten (roh)	Karotten (gekocht)
Naturjoghurt	Fruchtjoghurt (gezuckert)
Erbsen (getrocknet)	Mais (gedünstet, Popcorn)
Quinoa	Couscous
Haferkekse (zuckerfrei)	Kekse (aus raffiniertem Mehl)
Trockenobst (Feigen, Pflaumen, Aprikosen)	Rosinen, Sultaninen, Bananen und Kokosnuss, getrocknet
grüne Bohnen	Rundkornreis
Kichererbsen	Tapioka
Mehl, Type 1050	Mehl, Type 405
Marmelade und Gelee (zuckerfrei)	Marmelade und Gelee (gesüßt mit Zucker oder Traubensaft)
Bitterschokolade (70 Prozent Kakao)	Milchschokolade
Kreuzblütler-Gemüse (z.B. Kohl)	Gemüse, stärkehaltiges (z.B. Pastinaken, Kürbis, Rüben)
Obst, frisch (außer Bananen, Melonen, Wassermelonen)	Wassermelonen, Melonen, Bananen

»Gute« und »schlechte« Fette

Sie sollten darauf achten, möglichst viele einfach und mehrfach ungesättigte Fettsäuren zu sich zu nehmen und den Konsum gesättigter Fettsäuren einzuschränken (vor allem, wenn Ihr Cholesterinspiegel hoch ist).

Nahrungsmittel, Fette und Öle, die mit einem Kreuzchen versehen sind, enthalten mehrfach ungesättigte Fettsäuren und können den Gesamtcholesterinspiegel senken.

»Gute« Fettquellen (ungesättigte Fettsäuren)	»Schlechte« Fettquellen (gesättigte Fettsäuren)
Hering+	Butter
Lachs+	Schweineschmalz
Thunfisch+	Rinderfett (Bratenfett)
Makrele+	Schweinefett (Bratenfett)
Sardinen+	Lammfett (Bratenfett)
Avocados	fettige Kruste von rotem Fleisch
Olivenöl	Hähnchen, Haut
Sonnenblumenöl	Pâté (Pastete)
Sonnenblumenkerne	Margarine aus gehärteten Fetten
Walnüsse	hydrogenisierte Fette
Walnussöl	Palmfett
Maiskeimöl	Erdnüsse
Gänseschmalz	Erdnussöl
Macadamianüsse	Kokosnuss
Paranüsse	Kokosfett
Mandeln	Käse
Leinsamen	Sahne
Rapsöl	Vollmilch
Kürbiskerne	Crème fraîche, vollfett
Kürbiskernöl	Naturjoghurt, vollfett

Warum es funktioniert

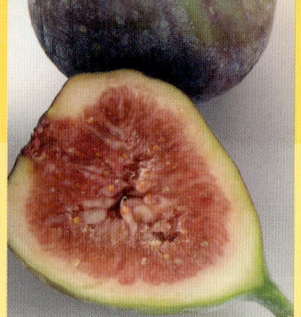

Zusammenfassung

Kalorienreduzierte Diäten führen dazu, dass der Grundumsatz sinkt, was anschließend zwangsläufig zu einer Gewichtszunahme führt.

Übergewicht entsteht durch eine Überreaktion der Bauchspeicheldrüse auf hohen Blutzucker. Sie schüttet zu viel Insulin aus. Infolgedessen wird Glukose als Fett gespeichert.

Der glykämische Index gibt an, wie viel Zucker der Körper aus kohlenhydratreichen Nahrungsmitteln resorbiert.

»Gute« Kohlenhydratquellen haben einen GI von maximal 50.

»Schlechte« Kohlenhydratquellen haben einen GI über 50. Es wird viel Insulin freigesetzt und man nimmt zu.

Proteine sind die Grundbausteine des Lebens und helfen beim Abnehmen. Proteinquellen enthalten fast keinen Zucker und werden daher nicht nach dem glykämischen Index klassifiziert.

»Gute« Fette, die ungesättigten Fettsäuren, sind in fetten Meeresfischen und pflanzlichen Ölen enthalten. Sie werden nicht so leicht in Körperfett umgewandelt.

»Schlechte« Fette enthalten gesättigte Fettsäuren. Diese sind in Produkten tierischen Ursprungs wie z.B. Butter enthalten. Verzichten Sie darauf.

Durch den Verzehr von Nahrungsmitteln mit niedrigem GI vermeiden Sie Hyperglykämie und Hyperinsulinismus. Je niedriger der GI, desto mehr nehmen Sie ab.

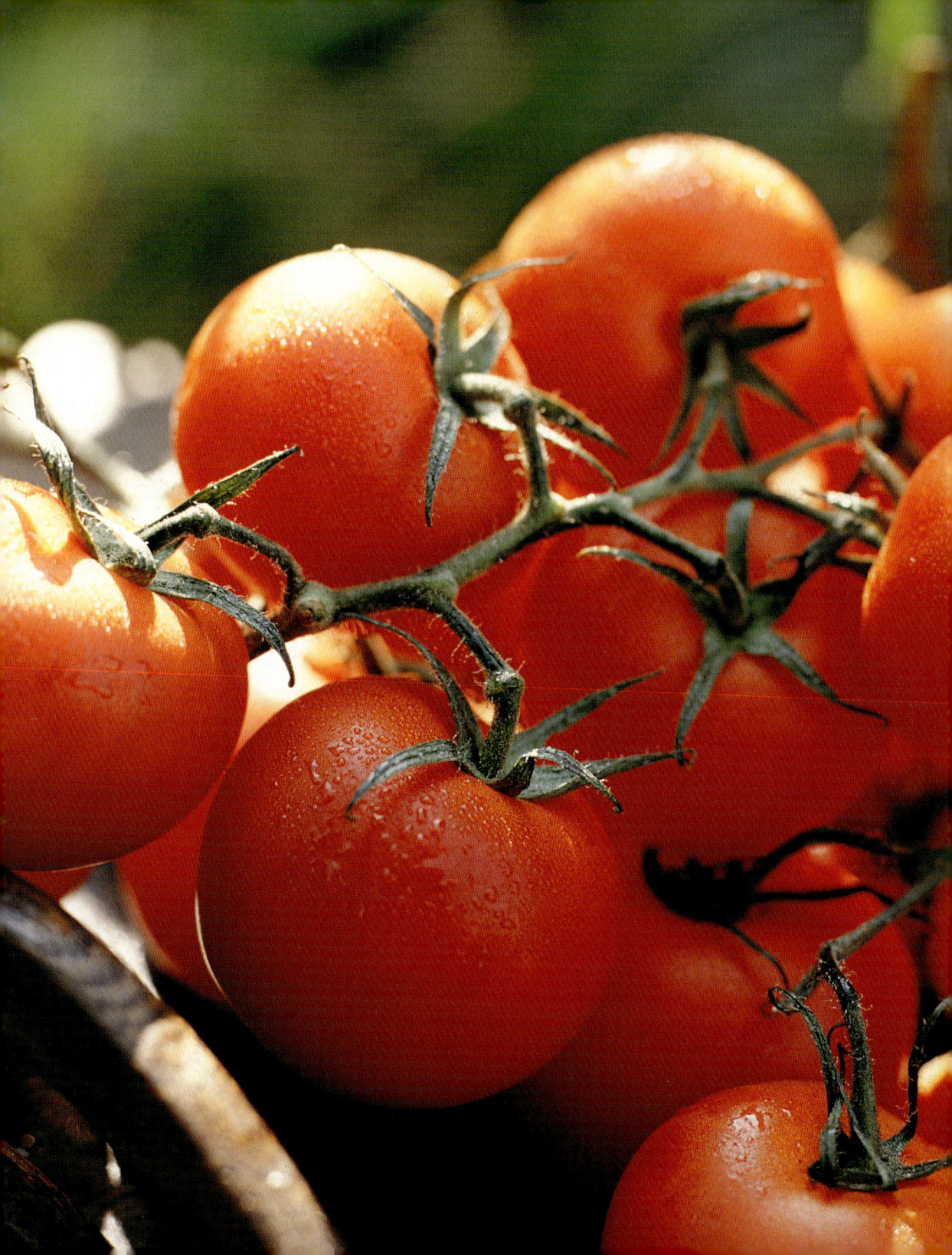

PHASE 1: GEWICHTSREDUKTION

Kurz und gut

Wenn Sie schnell und dauerhaft abnehmen wollen, ist das Gewichtsabnahme-Programm der richtige Anfang. Sie lernen, welche Nahrungsmittel Ihre Bauchspeicheldrüsenfunktion normalisieren, Ihren Stoffwechsel ankurbeln und die Fettverbrennung in Schwung bringen. Bevor Sie mit Phase I beginnen, sollten Sie jedoch die vorangegangenen Seiten sorgfältig lesen, um die Grundprinzipien dieser Methode wirklich zu verstehen.

DIE ZIELE

Phase I verfolgt zwei zusammenhängende Ziele. Zunächst geht es darum, einen schnellen, gesunden und nachhaltigen Gewichtsverlust herbeizuführen. Zweitens soll die Bauchspeicheldrüse beruhigt und ihre Sensibilität gegenüber Glukose herabgesetzt werden. Dadurch wird die Effektivität Ihres Stoffwechsels gesteigert, sodass Ihr Gewichtsverlust auch wirklich von Dauer ist.

Gewichtsverlust

Wenn Sie normalerweise viel Zuckerhaltiges essen oder ein echter Dessert-Fan sind, werden Sie in der ersten Woche des Phase-I-Programms vermutlich stark abnehmen. Dies ist ganz normal, weil Ihr Körper nicht an diese neue, gesunde Ernährungsweise gewöhnt ist. Sie sollten keinesfalls zu früh mit dem Programm aufhören, andernfalls riskieren Sie, die Pfunde, die Sie in einer Woche verloren haben, schon zwei Tage nachdem Sie zu Ihren alten Essgewohnheiten zurückgekehrt sind, wieder auf den Hüften zu haben (*zur Dauer siehe gegenüberliegende Seite*). Nach dieser Eingangsphase verlieren Sie stetig, aber langsamer als in der ersten Woche an Gewicht.

Stabilisierung der Bauchspeicheldrüse

Wenn Sie übergewichtig sind, reagiert Ihre Bauchspeicheldrüse vermutlich zu heftig auf »schlechte« Kohlenhydrate (z.B. auf Weißbrot), indem sie als Reaktion auf die Glukose in Ihrem Blut zu viel Insulin ausschüttet. Zumin-

»Vielleicht stellen Sie fest, dass Sie sehr schnell abnehmen.«

dest steht es wahrscheinlich nicht gut um Ihre Glukosetoleranz, und vielleicht leiden Sie auch an Hyperinsulinismus (*siehe S. 14-17*). Beides hängt mit dem Verlangen nach stark zuckerhaltigen, hochglykämischen Nahrungsmitteln zusammen. Die Insulinmenge, die Ihre Bauchspeicheldrüse produziert, steht nicht mehr im richtigen Verhältnis zu der Menge an Glukose, die nach dem Verzehr von Kohlenhydraten in Ihr Blut gelangt. Kurz: Ihre Bauchspeicheldrüse produziert zu viel Insulin und Sie nehmen zu.

Das Gewichtsabnahme-Programm wird Ihnen dabei helfen, Ihre Bauchspeicheldrüsenfunktion zu normalisieren. Damit steigt Ihre Glukosetoleranzschwelle, sodass Ihr Körper auf Kohlenhydrate in der Nahrung mit der richtigen Menge Insulin reagiert. Auf diese Weise werden Sie leichter abnehmen und Ihr neues Gewicht auch halten können.

Dauer

Vielleicht stellen Sie fest, dass Sie sehr schnell abnehmen, und fühlen sich deshalb versucht, das Phase-I-Programm abzukürzen. Geben Sie dieser Versuchung auf keinen Fall nach! Denken Sie daran: Das Programm zielt nicht nur auf eine schnelle Gewichtsreduktion ab, sondern soll auch die Funktion Ihrer Bauchspeicheldrüse normalisieren, damit Sie dauerhaft schlank bleiben. Egal, was Sie sich vorgenommen haben: Sie sollten dem Programm mindestens einen Monat (besser drei Monate) folgen, um Ihren Stoffwechsel und Ihre Verdauung zu stabilisieren. Ein nachhaltiger Gewichtsverlust ist nicht möglich ohne eine gut funktionierende Bauchspeicheldrüse, und es kann drei Monate dauern, bis dieses Ziel erreicht ist. Wenn Sie Phase I zu schnell beenden, haben Sie Ihrer Bauchspeicheldrüse vielleicht nicht genügend Zeit gegeben, zu diesem Gleichgewicht zu finden, und Ihr Diäterfolg wird nicht von Dauer sein.

Und nun?

Wenn Sie sich mit den Grundlagen der Montignac-Methode und mit den Zielen des Phase-I-Programms vertraut gemacht haben, fragen Sie sich vielleicht, wo und wie Sie beginnen sollen. Auf den folgenden Seiten werden die Regeln des Programms erläutert, und Sie erfahren alles, was Sie wissen müssen, um eine optimale Gewichtsreduktion zu erzielen. Viel Erfolg!

WEITERE VORTEILE

Die Montignac-Methode wirkt sich auch bei Hypertriglyzeridämie oder einem zu hohen Cholesterinspiegel (*siehe S. 30-31*) positiv aus. In Studien wurde nachgewiesen, dass eine Ernährung, die reich an hochglykämischen Kohlenhydraten und gesättigten Fetten ist, diese Stoffwechselstörungen begünstigt. Die Montignac-Methode schränkt den Konsum solcher Nahrungsmittel ein und setzt stattdessen vermehrt Kohlenhydrate mit niedrigem GI und ungesättigte Fette auf den Speiseplan. Dadurch sinkt sowohl der Cholesterin- als auch der Triglyzeridspiegel.

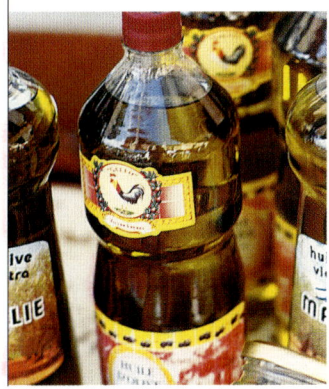

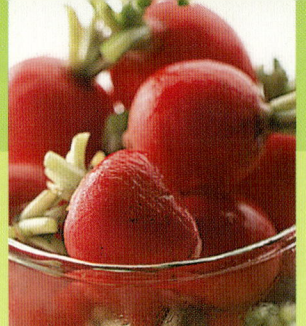

Phase I
Die Regeln

1   **Keine Mahlzeit auslassen!** Denken Sie daran, dass Kalorienzählen nutzlos ist. Halten Sie sich einfach an die Grundprinzipien, und essen Sie täglich in regelmäßigen Abständen drei ausgewogene Mahlzeiten.

2   **Zwei Frühstückstypen** enthält das Programm. Typ 1: das Kohlenhydrat-Protein-Frühstück, das ballaststoffreiches Brot, aber keine gesättigten Fette enthalten darf. Typ 2: das Protein-Fett-Frühstück, das keine Kohlenhydrate enthält. Weil es viele gesättigte Fette liefert, sollte es nur zweimal wöchentlich auf Ihrem Speiseplan stehen.

3   **Auch beim Mittag- und Abendessen** gibt es zwei Varianten. Typ 1, die Protein-Fett-Mahlzeit, enthält Eiweiß und Kohlenhydrate mit einem GI bis zu 35. Typ 2, die ballaststoffreiche Kohlenhydrat-Mahlzeit, enthält Kohlenhydrate mit einem GI bis zu 50, aber keinerlei gesättigte Fette.

4   **Bis zu vier** ballaststoffreiche Kohlenhydrat-Mahlzeiten wöchentlich sind erlaubt.

5 **Mittag- und Abendessen** sind ähnlich, das Abendessen ist lediglich leichter als das Mittagessen, d.h., es enthält weniger Fett und Fleisch und mehr Gemüse mit niedrigem GI.

6 **Streichen Sie Zucker** von Ihrem Speiseplan. Dazu gehören auch Nahrungsmittel mit hohem GI, die versteckten Zucker enthalten können, etwa Softdrinks, Suppen, Marmeladen und Würzmittel.

7 **Meiden Sie Koffein,** weil Koffein die Bauchspeicheldrüse zur Insulinausschüttung anregt. Trinken Sie statt Kaffee, Cola und starkem Schwarztee nur dünnen Schwarztee, Kräutertee, koffeinfreien oder Arabica-Kaffee und Wasser.

8 **Alkohol** sollten Sie nur in Maßen und niemals auf leeren Magen trinken. Zum Mittag- oder Abendessen können Sie 0,1 l Wein oder Bier trinken, vorausgesetzt, Sie haben vor dem ersten Schluck einen fett- und eiweißhaltigen Imbiss oder einen Teil Ihrer Hauptmahlzeit verspeist.

9 **Gesättigte Fette** sollten nicht zusammen mit Kohlenhydraten gegessen werden, deren GI über 35 liegt. Einfach sowie mehrfach ungesättigte Fettsäuren, z.B. in fettem Meeresfisch, sind in Maßen erlaubt.

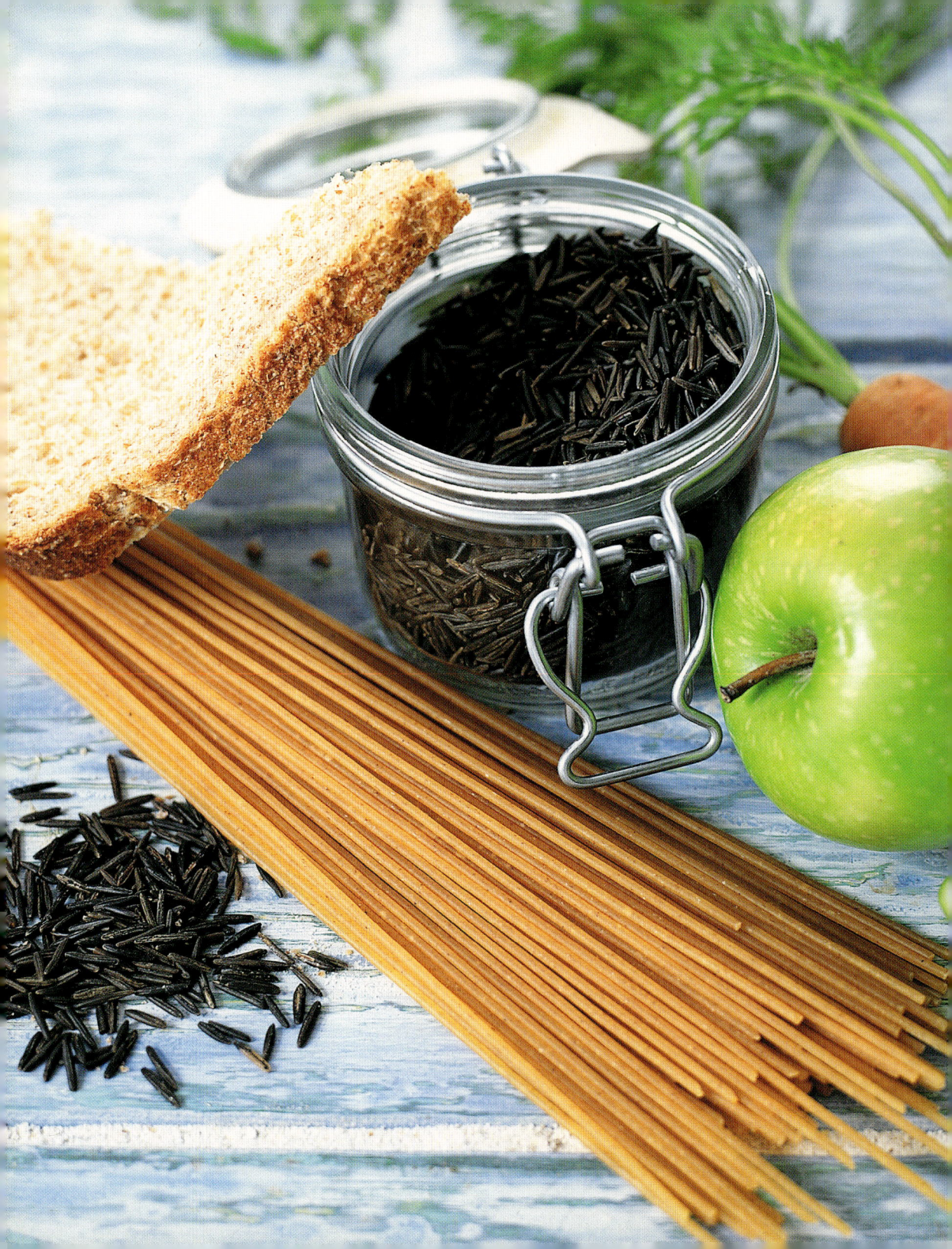

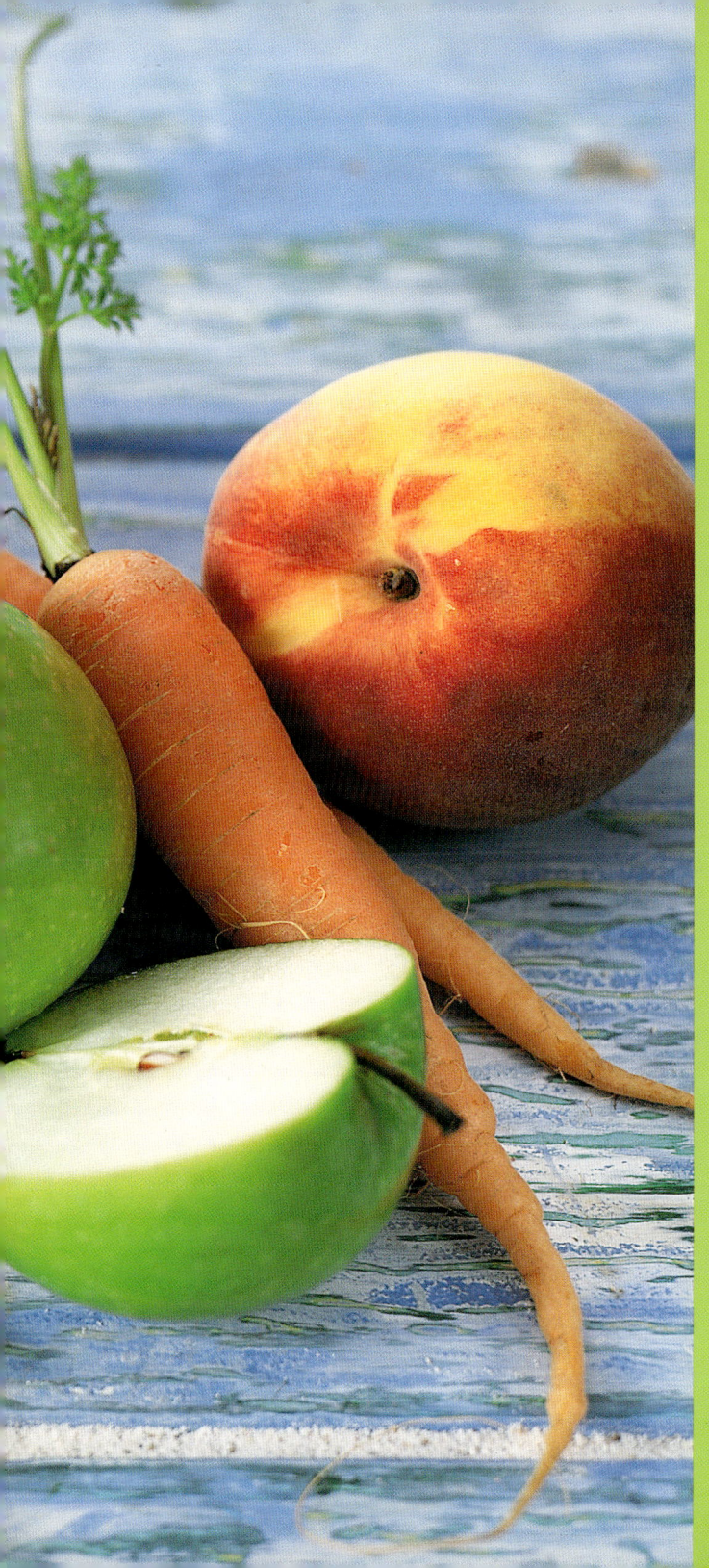

Klüger essen

Einige scheinbar gesunde Nahrungsmittel haben einen gefährlich hohen GI. Auf den folgenden Seiten werden die wichtigsten »Missetäter« unter die Lupe genommen, und Sie erfahren, in welcher Zubereitungsform sie den niedrigsten GI haben.

- Zucker

- Stärke

- Brot

- Pasta

- Obst

- Getränke

Zucker

In der Welt der schlechten Kohlenhydrate kann Zucker getrost als König gelten. Man sollte ihn - ähnlich wie Zigaretten - nur mit einem Warnhinweis verkaufen, denn er gefährdet, in größeren Mengen gegessen, die Gesundheit. Angesichts der Dosis, in der er den meisten Nahrungsmitteln heute zugesetzt wird, wundert es kaum, dass wir Zucker für einen unverzichtbaren Bestandteil unserer Ernährung halten - ein folgenschwerer Irrtum!

FRUKTOSE

Verglichen mit gewöhnlichem Zucker oder künstlichen Süßstoffen bietet Fruktose gesundheitliche Vorteile. Zum einen handelt es sich um einen natürlichen Zucker, der nicht dieselben Probleme verursacht wie ein künstlicher Süßstoff. Außerdem liegt ihr GI bei 20 - damit regt Fruktose die Bauchspeicheldrüse nicht zu stärkerer Insulinproduktion an. Da Fruktose eine ähnliche Dichte hat wie Zucker, eignet sie sich zum Backen und Kochen. In größeren Mengen konsumiert kann sie jedoch zu erhöhten Triglyzeridspiegeln führen (*siehe S. 30-31*), deshalb sollte jeder, der ein Cholesterinproblem hat, sparsam damit umgehen.

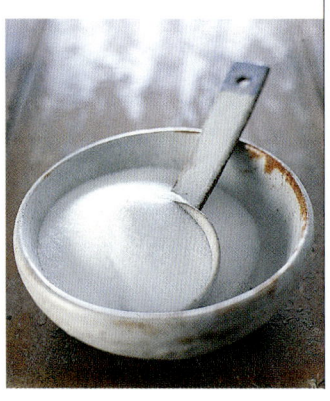

DIE ZUCKEREPIDEMIE

Zucker - damit meine ich Sukrose oder Saccharose, einschließlich des raffinierten Rohr- oder Rübenzuckers - hat einen GI von 70. Er gehört zu den schädlichsten Nahrungsmitteln, die man essen kann. Zehntausende von Jahren ist die Menschheit sehr gut ohne Zucker ausgekommen. Der wahllose Zuckerkonsum hat sich in weniger als 200 Jahren entwickelt - d.h. innerhalb von fünf oder sechs Generationen. Es ist kaum vorstellbar, dass der menschliche Körper sich schnell genug an diese radikale Änderung unserer Ernährungsgewohnheiten anpassen konnte, um mit dem konstant erhöhten Blutzuckerspiegel, der daraus resultiert, fertig zu werden.

Diese Situation hat sich in den letzten 50 Jahren noch verschärft, weil weitere hochglykämische Nahrungsmittel auf unserem Speiseplan aufgetaucht sind. Folglich stellen immer mehr Menschen fest, dass ihre Bauchspeicheldrüse der starken Beanspruchung durch unsere moderne, hochglykämische Ernährungsweise nicht gewachsen ist. Dass die Fettleibigkeit immer weiter zunimmt, basiert nicht zuletzt auf dieser Tatsache.

Was ist mit Honig?

Honig wird gelegentlich als gesunde Alternative zu Zucker angepriesen - immerhin handelt es sich um ein Naturprodukt. Doch auch Honig hat einen sehr hohen GI, lässt den Blutzuckerspiegel in die Höhe schnellen und belastet den Organismus fast genauso stark wie raffinierter Zucker.

Anders ausgedrückt: Honig ist nur eine andere Form von Zucker, die Sie von Ihrem Speiseplan streichen sollten.

Versteckter Zucker

Es gibt zwei Arten von Zucker: den Zucker, den wir sehen, und den Zucker, den wir nicht sehen. Der Zucker, den wir sehen, ist der Zucker, mit dem wir unsere Speisen und Getränke süßen. Diesen Zucker haben wir bis zu einem bestimmten Grad unter Kontrolle, aber er ist auch das geringere Problem.

Der Zucker, den wir nicht sehen, ist ein weit üblerer Geselle. Andere haben ihn ohne unser Wissen unseren Nahrungsmitteln zugesetzt. Diesen versteckten Zucker setzt die Nahrungsmittelindustrie reichlich ein, um ihren Produkten mehr Volumen zu geben und sie dem Massengeschmack anzupassen.

Werfen Sie einmal einen Blick auf die Zutatenlisten - Sie werden staunen, wie viele industriell verarbeitete Nahrungsmittel Zucker enthalten. Zucker kann sich hinter vielen Namen verbergen, z.B. Saccharose, Dextrose, Malz- oder Maissirup, Melasse und Honig. Leider weisen die Zutatenlisten nicht immer genau aus, wie viel Zucker verwendet wurde, da diese Angabe nicht gesetzlich vorgeschrieben ist. Seien Sie also auf der Hut.

Blutzuckerspiegel

Vielleicht fragen Sie sich nun, wie es möglich ist, einen gewissen Blutzuckerspiegel aufrechtzuerhalten, wenn man ganz auf Zucker verzichtet. Das ist eine gute Frage, und die Antwort darauf ist einfach. Wie im ersten Kapitel bereits erklärt, braucht der Körper Glukose, nicht etwa Zucker, als Energiequelle. Mit Obst, naturbelassenen Lebensmitteln, Hülsenfrüchten und einigen Getreideprodukten lässt sich der normale Glukosebedarf des Körpers problemlos decken. Wenn ein kurzfristiger Kohlenhydratmangel auftritt, z.B. bei anstrengender körperlicher Betätigung, ist der Körper sehr gut in der Lage, andere Energiereserven anzuzapfen – z.B. Depotfett. Es besteht also keinerlei Notwendigkeit, Zucker zu konsumieren.

Der Verzicht auf Zucker mag Menschen, die ihre Speisen gerne süßen, zunächst schwerfallen. In diesem Fall empfehle ich, übergangsweise künstliche Süßstoffe (*siehe rechts*) wie Saccharin oder Aspartam zu verwenden, bis der Gaumen sich an die neue Ernährung gewöhnt hat.

KÜNSTLICHE SÜSSSTOFFE

Die befristete Verwendung künstlicher Süßstoffe kann zwar hilfreich sein, um sich den Zuckerverzehr abzugewöhnen, Süßstoffe können langfristig jedoch den Stoffwechsel irritieren, denn der Körper registriert »süß« und bereitet sich auf die Verdauung von Kohlenhydraten vor, die er aber nicht bekommt.

Wenn Sie also im Laufe des Tages immer wieder größere Mengen künstliche Süßstoffe verwenden, kann der Konsum von echten Kohlenhydraten in den folgenden 24 Stunden zu einer Blutzuckerspitze führen, auf die dann eine hypoglykämische Reaktion folgt.

Künstliche Süßstoffe verschärfen den Teufelskreis von Hypo- und Hyperglykämie (siehe S. 15), der zu Heißhungerattacken führt und die Ansammlung von Körperfett begünstigt, kurz: Künstliche Süßstoffe können indirekt zu Übergewicht führen.

Stärke

Stärke gehört zu den komplexen Kohlenhydraten. Manche stärke-haltigen Nahrungsmittel, z.B. Linsen und andere Hülsenfrüchte, haben einen niedrigen GI und werden daher als »gute« Kohlen-hydrate bezeichnet. Viele stärkehaltige Nahrungsmittel, darunter Kartoffeln, weißer Reis und Mais, sind aber »schlechte« Kohlen-hydrate mit hohem GI. Ihr Konsum verhindert, dass sich Ihre Bauchspeicheldrüsenfunktion normalisiert und dass Sie abnehmen.

KARTOFFELN

Der Kartoffel gebührt ein Spitzenplatz unter den »schlechten« Kohlen-hydraten. Als sie 1540 aus der Neuen Welt nach Europa eingeführt wurde, weigerten sich die Franzosen, die Knollen zu essen. Sie verfüt-terten sie lieber an ihre Schweine. Zwei Jahrhunderte lang blickten die Franzosen voller Verachtung auf die »Schweineknolle«. Erst 1789, als das Land von einer Hungersnot heimgesucht wurde, begannen sie, Kar-toffeln zu essen.

Warum sind Kartoffeln ungesund?

Rohe Kartoffeln sind zweifellos ein gutes Nahrungsmittel, da sie vitamin- und mineralstoffreich sind. Leider enthalten sie aber auch Stärke in einer Form, die der menschliche Organismus nicht verdauen kann, weil ihm - anders als Schweinen – die nötigen Enzyme fehlen. Damit wir Kartoffeln verdauen können, kochen wir sie. Beim Kochen wird die Stärke aufgespal-ten, und der GI steigt.

Neuere Forschungsergebnisse haben allerdings den Beweis erbracht, dass Kartoffeln im menschlichen Organismus aufgrund ihrer qualitativ minderwertigen Ballaststoffe große Mengen Glukose freisetzen, wenn sie verdaut werden. Geschält und gekocht haben Kartoffeln einen GI von 70. Durch industrielle Verarbeitung (z.B. zu Instant-Kartoffelpüree) steigt ihr GI auf 80. Bratkartoffeln, Pommes frites und Karoffel-Chips haben

> »Als die Kar-toffel aus der Neuen Welt nach Europa eingeführt wurde, weiger-ten sich die Franzosen, die Knollen zu essen und verfütterten sie an ihre Schweine.«

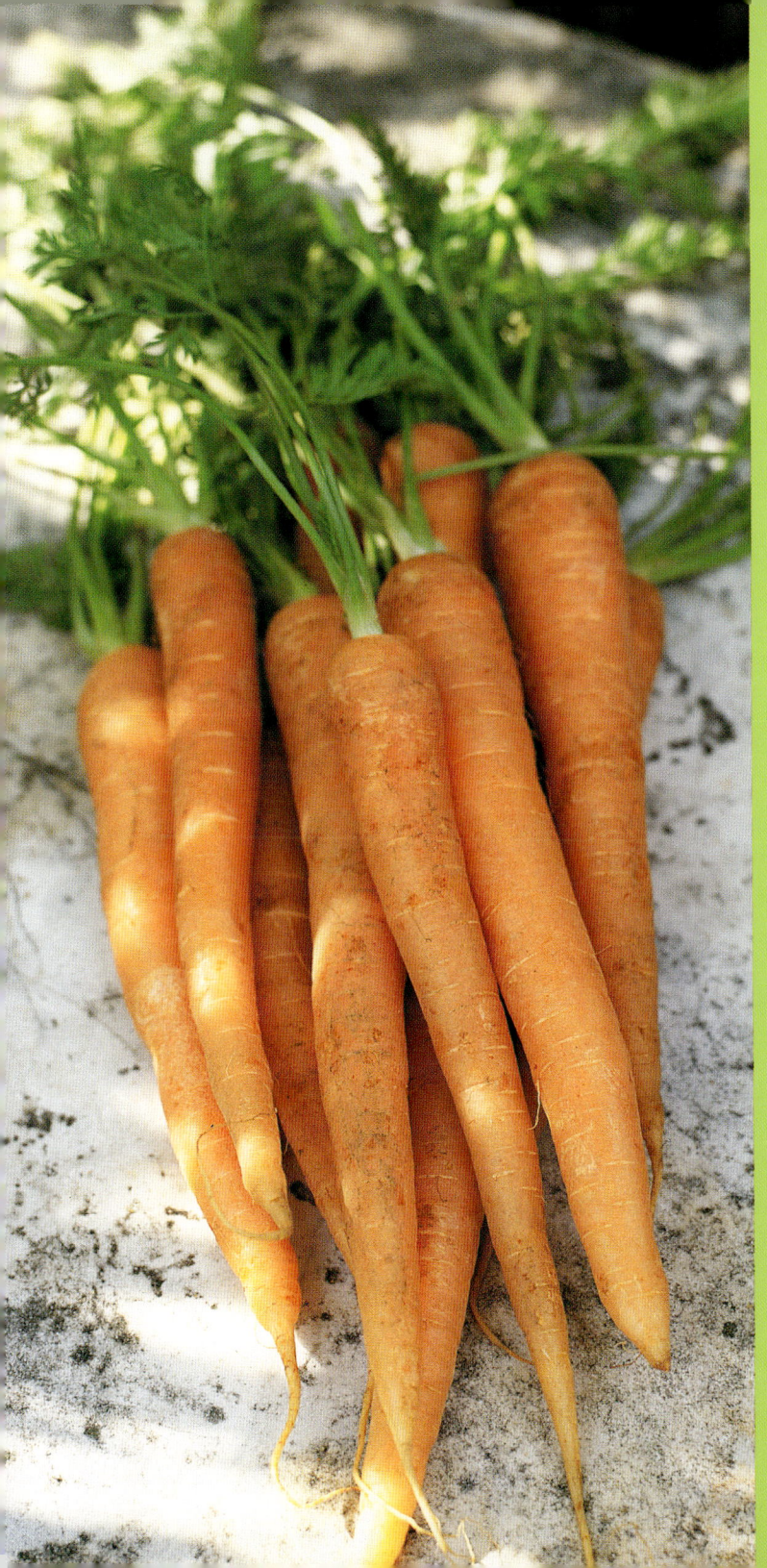

KAROTTEN

Wie bei Kartoffeln wird die Stärke in Karotten durch den Kochprozess radikal verändert. Glücklicherweise haben rohe Karotten einen niedrigen GI von 30, und im Unterschied zu rohen Kartoffeln kann der menschliche Organismus sie auch verdauen. Rohe Karotten dürfen in Phase I daher nach Belieben gegessen werden.

Rohe Karotten schmecken köstlich, wenn man sie reibt und mit einer Vinaigrette als Salat isst. Geröstete Senfsamen verleihen einem Karottensalat noch mehr Aroma.

Nur gekocht zählen Karotten zu den »schlechten« Kohlenhydraten.

Kochen, Backen, Dünsten oder Grillen baut die in Karotten enthaltene Stärke ab, sodass der GI auf etwa 85 steigt. In dieser Form zubereitet sind Karotten in Phase I nicht erlaubt.

In jedem Fall enthalten Karotten, ob roh oder gekocht, nur eine geringe Menge Kohlenhydrate (*siehe S. 114-115*), d.h., in Maßen gegessen sind sie daher in Phase II (*siehe S. 106-153*) auch in gekochter Form erlaubt.

»Weißer Reis ist ein hochgradig verarbeitetes Nahrungsmittel und ernährungswissenschaftlich gesehen eine Katastrophe.«

sogar einen GI von 95 – und führen zu Gewichtszunahme, weil das zum Braten benutzte Öl als Körperfett gespeichert wird.

Wenn man Kartoffeln mit der Schale kocht, liegt ihr GI bei 65 (das ist immer noch relativ hoch). Früher wurden Kartoffeln meist auf diese Weise zubereitet und zusammen mit ballaststoffreichem Gemüse gegessen, das den Gesamt-GI der Mahlzeit (*siehe S. 112-114*) verringerte.

Wer mit Hilfe des Phase-I-Programms überflüssige Pfunde verlieren will, sollte also besser auf Kartoffeln verzichten. Das mag ein größeres Opfer bedeuten, aber Ihr Ziel, schlank, gesund und fit zu werden, ist diesen Preis wert. Wenn Sie glauben, nicht ganz auf Kartoffeln verzichten zu können, steigen Sie einfach auf Süßkartoffeln um. Süßkartoffeln haben einen GI von 50 und sind in Phase I als Teil einer ballaststoffreichen Kohlenhydrat-Mahlzeit erlaubt. Kochen oder backen Sie sie mit der Schale, und servieren Sie Gemüse mit niedrigem GI dazu, z.B. grüne Bohnen, Spinat, Blumenkohl oder Salat.

MAIS

Mais ist ein weiteres stärkehaltiges Nahrungsmittel, das in der westlichen Welt sehr populär ist. Er zählte Jahrtausende lang zu den Hauptnahrungsmitteln der indianischen Ureinwohner Amerikas. Die ursprünglich angebauten Maissorten, die heute in landwirtschaftlichen Museen zu besichtigen sind, enthielten viele lösliche Ballaststoffe und hatten einen GI von 35. Nach der Eroberung der Neuen Welt begann man auch in westlichen Ländern, Mais anzubauen, den man vor allem als Viehfutter nutzte. Die heutigen Maissorten haben einen sehr hohen GI und sollten deshalb nicht verzehrt werden.

Warum ist Mais ungesund?

Um die Erträge zu steigern, haben Landwirte und Wissenschaftler die Maispflanzen durch Auslese- und Kreuzungsverfahren innerhalb weniger Jahrzehnte so stark verändert, dass der GI von Maiskörnern auf 65 stieg und sich damit nahezu verdoppelte. Die in den heutigen Maissorten enthaltene Stärke ist so instabil, dass der GI bei der Verarbeitung zu Cornflakes oder Popcorn gar auf 85 klettert.

Außerdem hat die Einführung der intensiven Bewässerungswirtschaft dazu geführt, dass der Nährstoffgehalt von Mais stark gesunken ist. Der Mais, den wir heutzutage kennen, hat nicht mehr sehr viel mit dem Mais zu tun, den es vor 500 Jahren gab. Er enthält kaum Ballaststoffe, Vitamine und Mineralstoffe, dafür aber Stärke, bei deren Verdauung große Mengen Glukose und folglich auch viel Insulin freigesetzt werden. Dies kann zu einer erhöhten Sensibilität der Bauchspeicheldrüse und zu Gewichtszunahme führen. Wegen seines hohen GI sollten Sie auf Mais und Maisprodukte verzichten.

REIS

Weißer Reis ist ein hochgradig verarbeitetes Nahrungsmittel und ernährungswissenschaftlich gesehen eine Katastrophe. Er ist reich an schlechter Stärke und arm an Nähr- und Ballaststoffen. Wenn er verarbeitet oder zu lange gekocht wird, steigt sein GI weiter: Je klebriger der Reis, desto höher der GI. Vorgekochter Reis oder Instantreis z.B. hat einen GI von etwa 90. Aus Reis hergestellte Produkte wie Reiswaffeln haben ebenfalls einen hohen GI.

Warum ist Reis ungesund?

Weißer Reis ist so stark verarbeitet, dass er keinerlei Nährwert mehr hat - abgesehen von einem Inhaltsstoff, auf den man gut verzichten könnte: Stärke. Die in Reis enthaltene Stärke zählt zu den »schlechten« Kohlenhydraten, so dass große Mengen Glukose ins Blut gelangen. Weißer Reis hat einen sehr hohen GI und sollte in Phase I der Diät daher auf keinen Fall gegessen werden.

Bei ungeschältem Basmati- oder Langkornreis liegt der Fall jedoch anders: Hier besitzen die Körner noch ihre ballaststoffreiche Hülle, deshalb hat Naturreis einen mittleren GI von etwa 50 und darf als Bestandteil ballaststoffreicher Kohlenhydrat-Mahlzeiten auch in Phase I gegessen werden. Wildreis (*siehe rechts*), der einen außerordentlich niedrigen GI hat, kann jederzeit verzehrt werden. Lediglich weißer Reis, Puffreis und Reiswaffeln sind absolut verboten, da sie unweigerlich zu einer Gewichtszunahme führen.

WILDREIS

Wildreis dürfen Sie essen, sooft Sie mögen. Er besitzt ein herrlich nussiges Aroma und einen niedrigen GI von 35. Weniger bekannt ist, dass Wildreis keine Reis-, sondern eine Hafersorte ist. Auch Quinoa darf ohne Einschränkung verzehrt werden. Diese Körnerfrucht ist sehr eiweißreich und ihr GI liegt mit 35 im unteren Bereich.

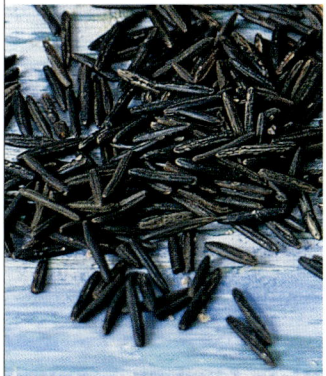

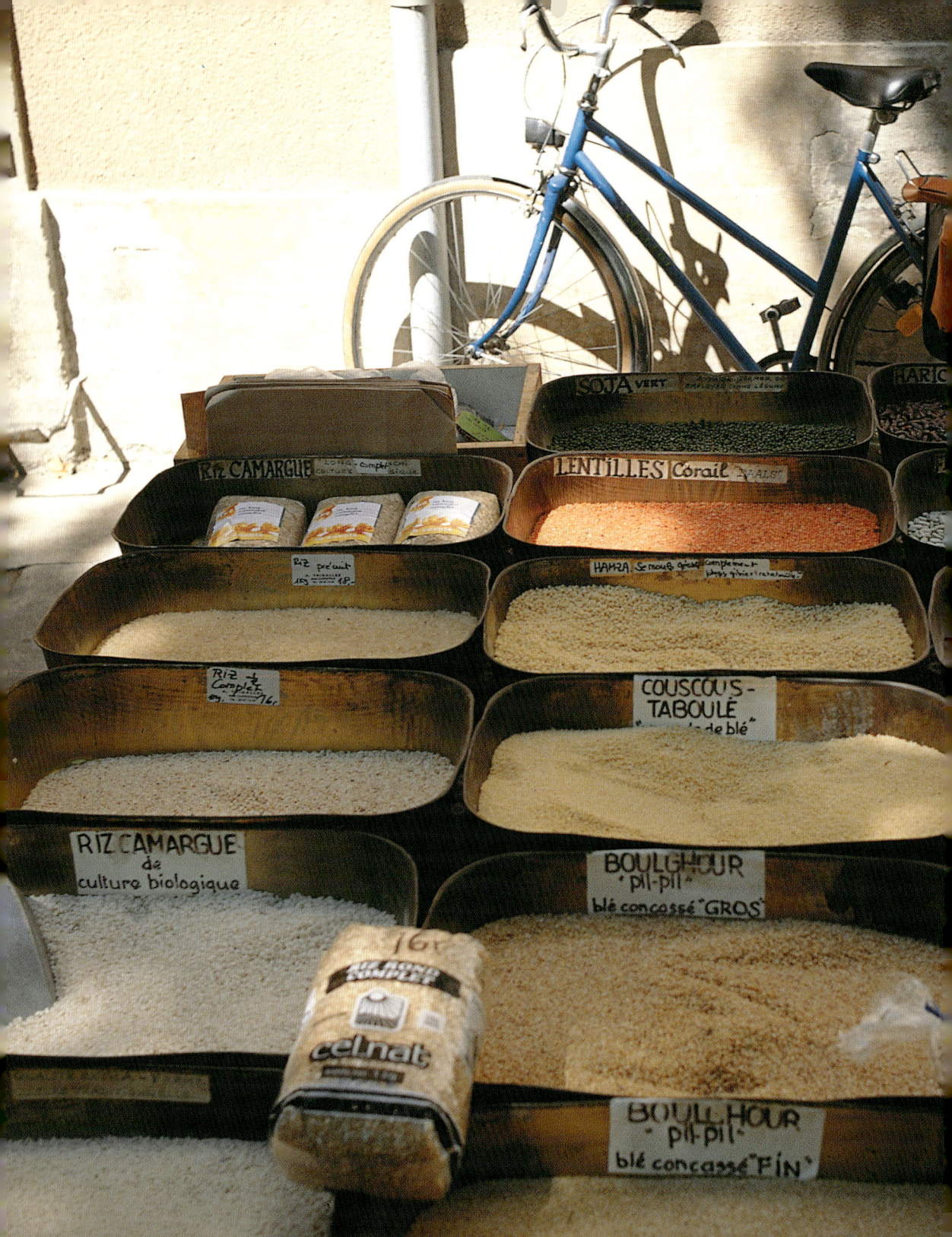

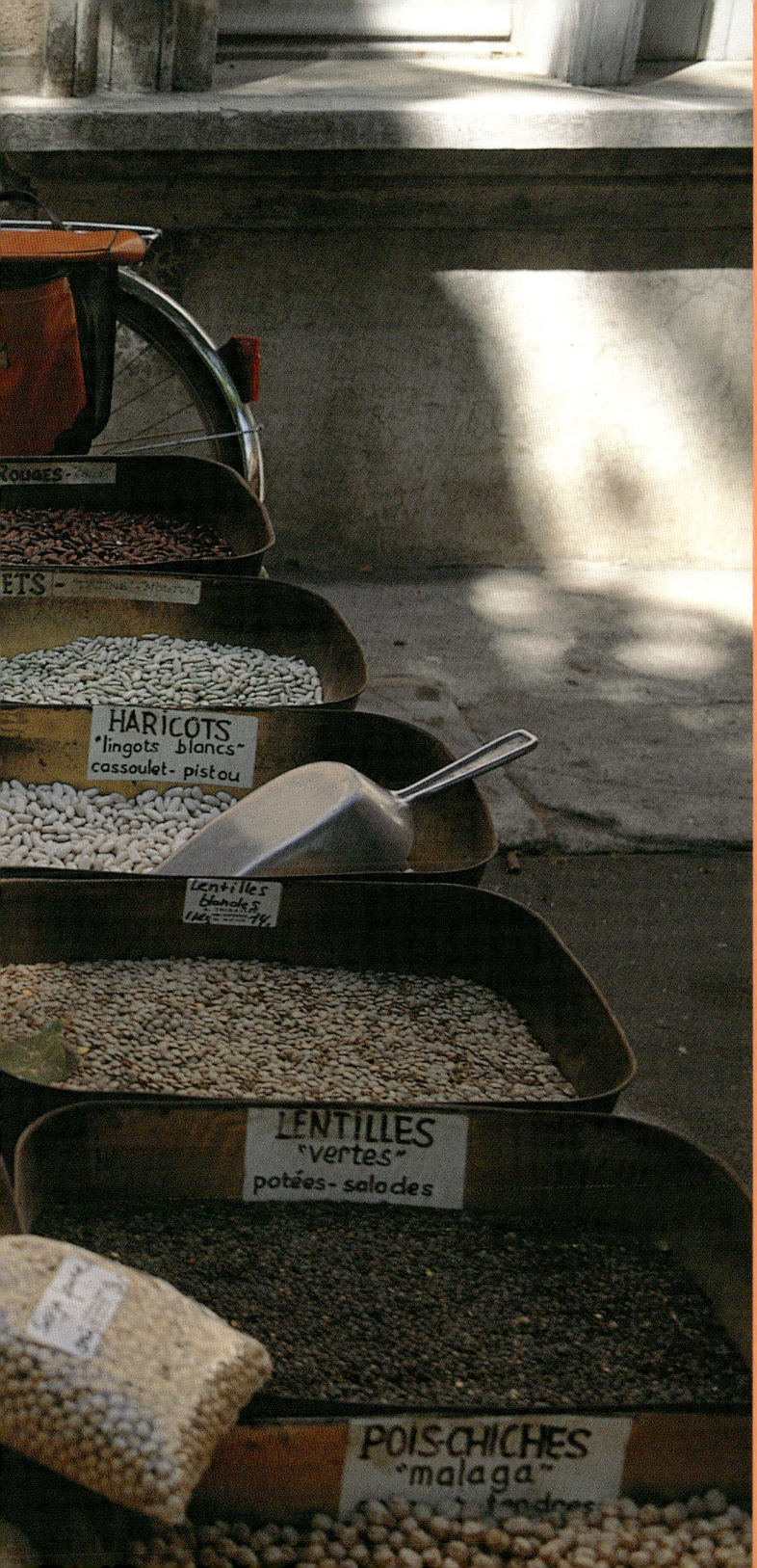

HÜLSENFRÜCHTE

Sie erwarten vielleicht, dass ich Hülsenfrüchte aus dem gleichen Grund ablehne, aus dem ich Kartoffeln ablehne *(siehe S. 54-56)*. Sie irren sich! Die meisten Hülsenfrüchte haben einen sehr niedrigen GI von 35 und darunter. Grüne Linsen etwa – hierunter fallen auch die köstlichen Puy-Linsen – haben einen GI von 25.

Hülsenfrüchte sind ballaststoffreich und aufgrund ihres sehr niedrigen GI gut zum Abnehmen geeignet. Sie gelten daher als »gute« Kohlenhydrate und können jederzeit in beliebiger Menge konsumiert werden – in Phase I sollten Sie sie allerdings ohne Butter oder Schmalz zubereiten.

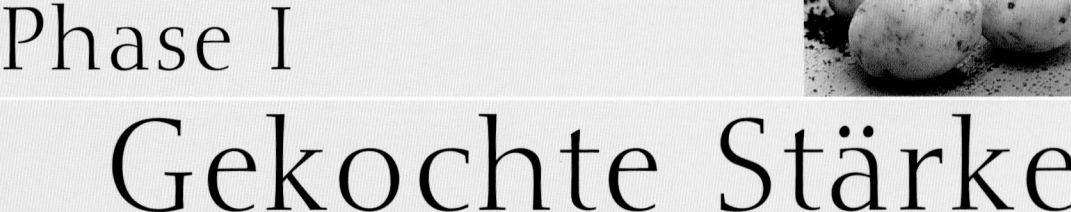

Phase I
Gekochte Stärke

Wenn Kartoffeln geschält und gekocht werden, steigt ihr GI im Vergleich zu ungeschälten, gekochten Kartoffeln von 65 auf 70. Der GI von Instant-Kartoffelpüree steigt sogar auf 80.

Bratkartoffeln oder Chips haben einen GI von 95 und machen dick, weil das bei der Zubereitung verwendete Öl als Körperfett gespeichert wird.

Zu weich gekochter Reis hat einen besonders hohen GI. Je klebriger der Reis, desto höher der GI. Vorgekochter Reis hat einen GI von 90. Die industrielle Verarbeitung zu Produkten wie Reiswaffeln oder Puffreis führt zu einem GI von 85.

REGELN FÜR DIE ZUBEREITUNG

Zu weich gekochte Pasta hat einen hohen GI. Je länger Nudeln kochen, desto höher der GI, da die meiste Stärke dann verdaulich wird.

Al dente **gekochte Pasta** hat einen niedrigeren GI. Wenn man die Pasta kalt isst, sinkt der GI durch einen Abkühlungseffekt, die so genannte Retrogradation, noch einmal um fünf Punkte.

Gekochte Karotten haben einen GI von 85, der GI roher Karotten liegt bei 35. Durch Kochen werden aus »guten« Kohlenhydraten »schlechte«.

Bei getoastetem Brot sinkt der GI durch einen Prozess, den man Retrogression nennt, um mehrere Punkte.

Wenn Mais erhitzt und zu Cornflakes verarbeitet wird, steigt sein GI von 65 auf 85.

F&A

Darf ich Brot essen?

Das Thema Brot wäre eigentlich ein ganzes Kapitel wert. In moderaten Mengen gegessen, macht »gutes« Brot, das viele Ballaststoffe enthält, nicht dick. Leider ist gutes Brot heute rar. Es gibt zwar jede Menge Brotsorten, aber die meisten haben mit vollwertigem Brot kaum noch etwas zu tun und sind eine Gefahr für die schlanke Linie.

F Wieso macht Brot dick?

Manche Brotsorten (nicht alle) haben einen GI, der dem von Zucker entspricht. Weil Ihre Bauchspeicheldrüse nicht zwischen einzelnen Nahrungsmitteln unterscheidet, reagiert sie auf solches Brot genauso wie auf Zucker: Sie produziert jede Menge Insulin, um den Blutzuckerspiegel auszugleichen. Und wie Sie inzwischen wissen, begünstigt eine zu hohe Insulinausschüttung die Einlagerung von Fett ins Körpergewebe.

F Welches Brot ist ungesund?

Weißbrot, das aus raffiniertem Mehl gebacken wird, enthält fast nichts mehr von dem, was ein gesunder Stoffwechsel braucht: weder verdauungsfördernde Ballaststoffe noch Vitamine noch Mineralstoffe. Es liefert lediglich Energie in Form von Stärke. Weil der Helligkeitsgrad des Brots auf den Grad der Verarbeitung schließen lässt, gilt: Je weißer das Brot, desto eher muss es zu den »schlechten« Kohlenhydraten gezählt werden.

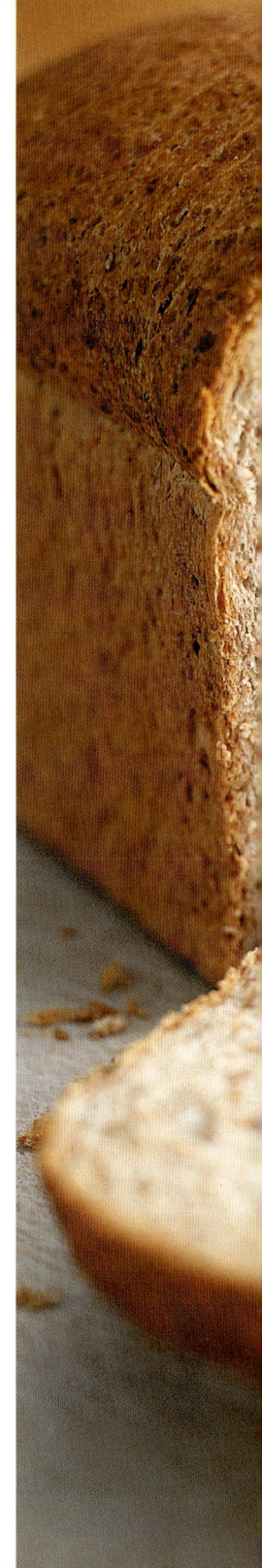

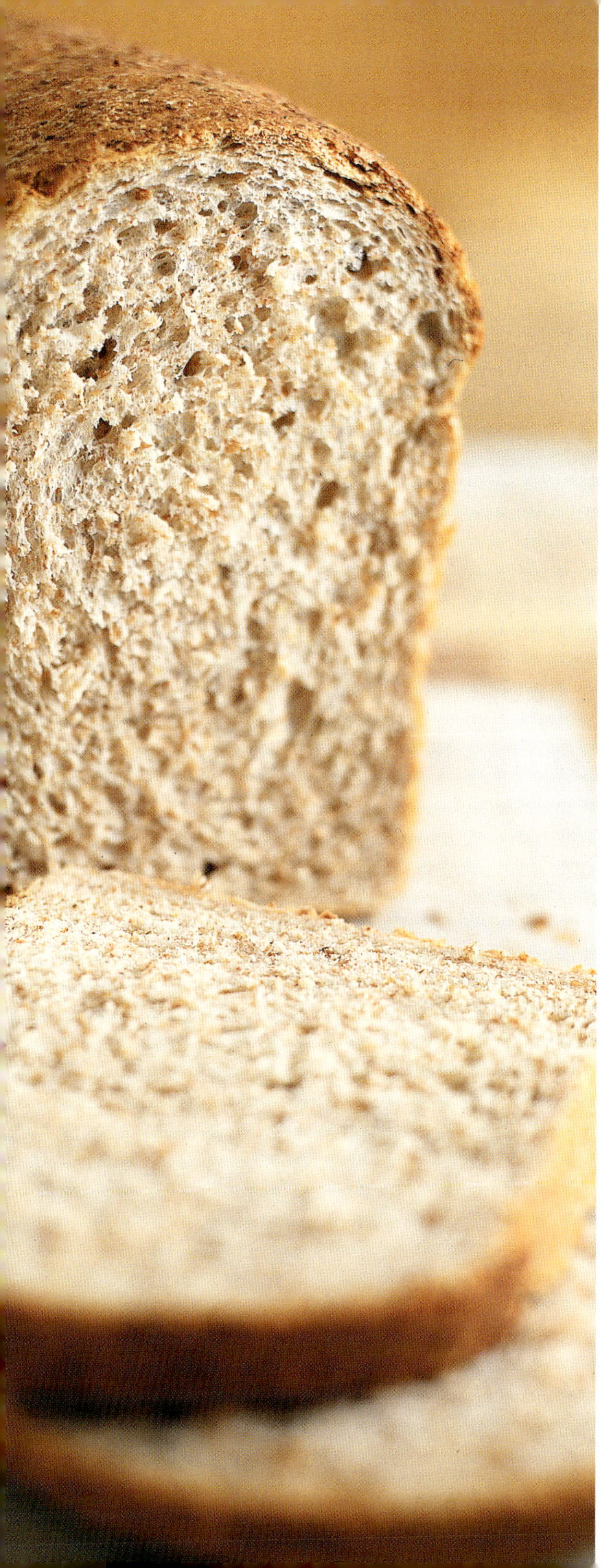

F Welches Brot darf ich essen?

Ballaststoffreiche Brotsorten wie Roggen- oder Vollkornbrot haben mit 40 bis 50 Punkten den niedrigsten GI und beeinflussen den Blutzuckerspiegel kaum, machen also im Gegensatz zu Weißbrot auch nicht dick. Als Faustregel kann gelten: Je weicher und pappiger ein Brot ist, desto höher ist vermutlich auch sein GI.

F Wann darf ich Brot essen?

Brot - das gilt auch für gute Sorten - sollte im Rahmen einer Kohlenhydrat-Protein-Mahlzeit ausschließlich zum Frühstück gegessen werden, weil selbst gutes Brot viel Stärke enthält und einen GI über 35 hat. Wenn Sie mit dem Gewichtsabnahme-Programm beginnen, müssen Sie darauf achten, das glykämische Resultat Ihrer Mahlzeiten und damit den Insulinspiegel so niedrig wie möglich zu halten.

»Es gibt zwar jede Menge Brotsorten, aber die meisten haben mit echtem Brot kaum noch etwas zu tun.«

F & A

Darf ich Pasta essen?

Vermutlich rechnen Sie nun damit, dass ich Ihnen Teigwaren in jeder Form verbiete. Nun, dann werde ich Sie jetzt überraschen, indem ich sage, dass Nudeln nicht grundsätzlich zu den schlechten Kohlenhydraten gehören. Manche Sorten haben, richtig zubereitet, relativ niedrige GI-Werte. Sie können sogar beim Abnehmen helfen und sind in Phase I erlaubt.

F Welche Pasta darf ich essen?

Das hängt von dem verwendeten Mehl ab. Wenn Sie weiße Teigwaren essen möchten, sollten Sie immer zu einer pastifizierten Sorte (*siehe gegenüberliegende Seite*) greifen, die aus Hartweizen hergestellt wurde. Hartweizenpasta enthält mehr Proteine und Ballaststoffe als Weichweizennudeln, und das senkt ihren GI. Wenn Sie nicht sicher sind, welche Weizensorte verwendet wurde, sollten Sie vorsichtshalber Vollkornvarianten wählen. Sie haben einen höheren Ballaststoffanteil und damit einen GI, der etwa bei 40 liegt. Obwohl dieser Wert noch immer um fünf Punkte höher liegt als der empfohlene GI von 35, sind Vollkornteigwaren, in Maßen konsumiert, in Phase I erlaubt.

F Wann und wie oft?

In Phase I dürfen Sie empfehlenswerte Teigwaren (*siehe oben*) bis zu viermal wöchentlich im Rahmen einer ballaststoffreichen Kohlenhydrat-Mahlzeit essen. Achten Sie aber darauf, Nudelgerichte möglichst so über die Woche zu verteilen, dass Sie nicht an ein und demselben Tag mittags und abends Teigwaren essen.

F Was bedeutet Pastifizierung?

Pastifizierung ist ein mechanischer Prozess, bei dem der Pastateig mit hohem Druck durch kleine Löcher gepresst wird. Durch dieses Verfahren bildet sich eine Art Schutzfilm um jede einzelne Nudel, der die Gelierung der Stärke während des Kochvorgangs einschränkt. Auf diese Weise sinkt der GI um etwa fünf Punkte – und damit auch die Menge an Glukose, die ins Blut gelangt. Die bekanntesten pastifizierten Pastasorten sind Spaghetti, Linguine und Vermicelli.

F Wie soll ich Pasta kochen?

Egal, welche Teigwaren Sie wählen, Sie sollten sie stets *al dente* kochen, sodass die Nudeln noch Biss haben. Lange Kochzeiten sorgen nämlich dafür, dass mehr Stärke geliert und damit auch verdaut wird, was den GI steigen lässt. Wenn Sie Nudeln versehentlich zu lange gekocht haben, sollten Sie sie kalt essen, weil der GI durch die Retrogradation während des Abkühlungsprozesses sinkt. Greifen Sie also immer zu pastifizierter Pasta (am besten Spaghetti) aus ballaststoffreichem Mehl, und essen Sie sie *al dente*.

F Welche Pasta hat den niedrigsten GI?

Auch wenn chinesische Fadennudeln als eine Art Urform der Spaghetti gelten können, ähneln sie Spaghetti kaum, denn sie werden nicht aus Weizenmehl, sondern aus Sojamehl hergestellt. Deshalb liegt ihr GI auch nur bei 22. Weil sie außerdem noch pastifiziert sind, dürfen Sie chinesische Fadennudeln in beliebiger Menge zu jeder Hauptmahlzeit essen, gleichgültig, ob es sich um eine Protein-Fett-Mahlzeit oder um eine ballaststoffreiche Kohlenhydrat-Mahlzeit handelt.

»Chinesische Fadennudeln sind etwas anderes als Spaghetti.«

Obst

Obst ist häufig ein heikler Punkt, wenn es um Diäten geht. Wenn ich Ihnen vorschlüge, Obst von Ihrem Speiseplan zu verbannen, würden Sie dieses Buch möglicherweise sofort zuschlagen und nicht mehr weiterlesen. Also versichere ich Ihnen lieber gleich: Die Montignac-Methode erlaubt Obst zu jedem Zeitpunkt. In den meisten Kulturen werden Früchte mit Leben, Gesundheit und Vitalität assoziiert – aus gutem Grund. Die meisten Früchte schmecken nicht nur köstlich, sie sind auch wirklich gesund.

DER GI VON OBST

Obst enthält Kohlenhydrate wie Glukose, Saccharose und vor allem Fruktose. Also ist es wichtig, auch beim Obst auf den GI zu achten. Es ist zwar schwer möglich, durch das Essen von Obst zuzunehmen, aber wer Gewicht verlieren möchte, sollte in Phase I ein bisschen wählerisch sein und zu Obstsorten greifen, deren GI unter 35 liegt. Glücklicherweise enthält Obst auch einen löslichen Ballaststoff namens Pektin, der den GI senkt, indem er dafür sorgt, dass weniger Zucker resorbiert wird.

Schälen oder nicht schälen?

Da beim Obst die meisten Ballaststoffe in der Schale stecken, hat geschältes Obst einen höheren GI als ungeschältes. Außerdem konzentrieren sich direkt unter der Schale die meisten Vitamine. Deswegen sollten Sie unbedingt die ganze Frucht essen, einschließlich ihrer essbaren Schale oder Haut, wenn Sie überflüssige Pfunde verlieren möchten.

Obst macht nicht dick

Muskeln können die in Früchten enthaltene Energie gut verarbeiten. Fruchtzucker wird in Glykogen umgewandelt und in den Muskeln gespeichert, statt als Fett im Körpergewebe zu landen. Deshalb gelten auch

»Wenn Sie abnehmen möchten, sollten Sie zu Obstsorten greifen, deren GI unter 35 liegt.«

manche Trockenfrüchte, z.B. getrocknete Feigen, als gute, ballaststoffreiche Obstsorten, obwohl ihr GI bei 40 liegt. Zu den Obstsorten, die sich am besten für das Gewichtsabnahme-Programm der Phase I eignen, gehören Äpfel und Pflaumen, die sehr viel Pektin enthalten und einen GI unter 35 haben (*weitere für Phase I geeignete Obstsorten finden Sie auf S. 68-69*).

Daraus ergibt sich andererseits, dass Sie, wenn Sie abnehmen wollen, auf Obst mit vergleichsweise hohem GI wie Bananen, Rosinen, Sultaninen, Kiwis, Melonen und Weintrauben verzichten sollten.

Fruchtsäfte

Mit Ausnahme von Zitronensaft, der kaum Zucker enthält, sollten Fruchtsäfte in Phase I zugunsten von frischem Obst vom Speisezettel gestrichen werden. Frisch gepresster Saft passiert den Körper ebenso schnell wie frisches Obst, hat jedoch höhere GI-Werte als ganze Früchte, weil beim Entsaften die meisten Ballaststoffe verloren gehen.

Industriell hergestellte Fruchtsäfte sollten noch seltener getrunken werden, selbst wenn auf dem Etikett »reiner Fruchtsaft ohne Zuckerzusatz« steht. Sie haben nicht nur einen geringeren Vitamin- und Ballaststoffgehalt als frisch gepresste Säfte, sie enthalten außerdem meist viel Säure, was die Verdauung beeinträchtigt.

Obst und Verdauungsstörungen

Wenn Sie unter Verdauungsproblemen leiden, sollten Sie frisches Obst stets auf nüchternen Magen essen. Anders als viele Menschen glauben, soll diese Empfehlung nicht das Abnehmen fördern, sondern die Verdauung erleichtern. Um sicherzustellen, dass Sie das Obst auf nüchternen Magen essen, genießen Sie es grundsätzlich drei Stunden nach oder mindestens 20 Minuten vor einer Mahlzeit.

Manche Menschen bekommen Blähungen, wenn sie Obst während oder direkt nach einer Mahlzeit zu sich nehmen, weil das Obst dann im Magen gewissermaßen eingeschlossen ist und im warmen, feuchten Milieu zu gären beginnt. Glücklicherweise gilt dies nicht für alle Obstsorten (*siehe rechts*). Wenn Sie über eine gesunde Verdauung verfügen, dürfen Sie jedes Obst mit einem GI unter 35 jederzeit essen.

MAGENFREUND-LICHES OBST

Wenn Sie zu Verdauungsproblemen neigen (*siehe links unten*), sollten Sie Obst grundsätzlich auf nüchternen Magen essen. Doch keine Regel ohne Ausnahme: Erdbeeren, Himbeeren, Brombeeren, rote Johannisbeeren, Heidelbeeren und Zitronen z.B. können unbesorgt während oder unmittelbar nach einer Mahlzeit verzehrt werden, da sie leicht verdaulich sind und so wenig Zucker enthalten, dass sie im Verdauungstrakt nicht zu gären beginnen. Leicht verdaulich ist auch Kompott, weil der Kochprozess die für die Gärung verantwortlichen Enzyme zerstört.

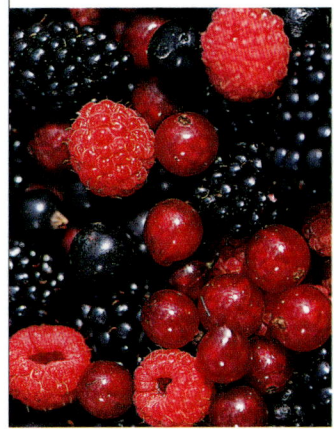

WAS DARF ICH ESSEN?

Äpfel (*siehe rechts*) gehören zu den Obstsorten, die sich am besten für das Gewichtsabnahme-Programm eignen. Sie sind vitamin- und ballaststoffreich und haben einen sehr niedrigen GI. Essen Sie sie zum Frühstück, pur als Dessert oder Imbiss.

Ebenfalls geeignet für Phase I sind:

- **Äpfel, getrocknet**
- **Aprikosen, frisch**
- **Aprikosen, getrocknet**
- **Birnen**
- **Brombeeren**
- **Erdbeeren**
- **Feigen, frisch**
- **Feigen, getrocknet**
- **Grapefruits**
- **Himbeeren**
- **Kirschen**
- **Orangen**
- **Pfirsiche**
- **Pflaumen**
- **Zwetschgen**

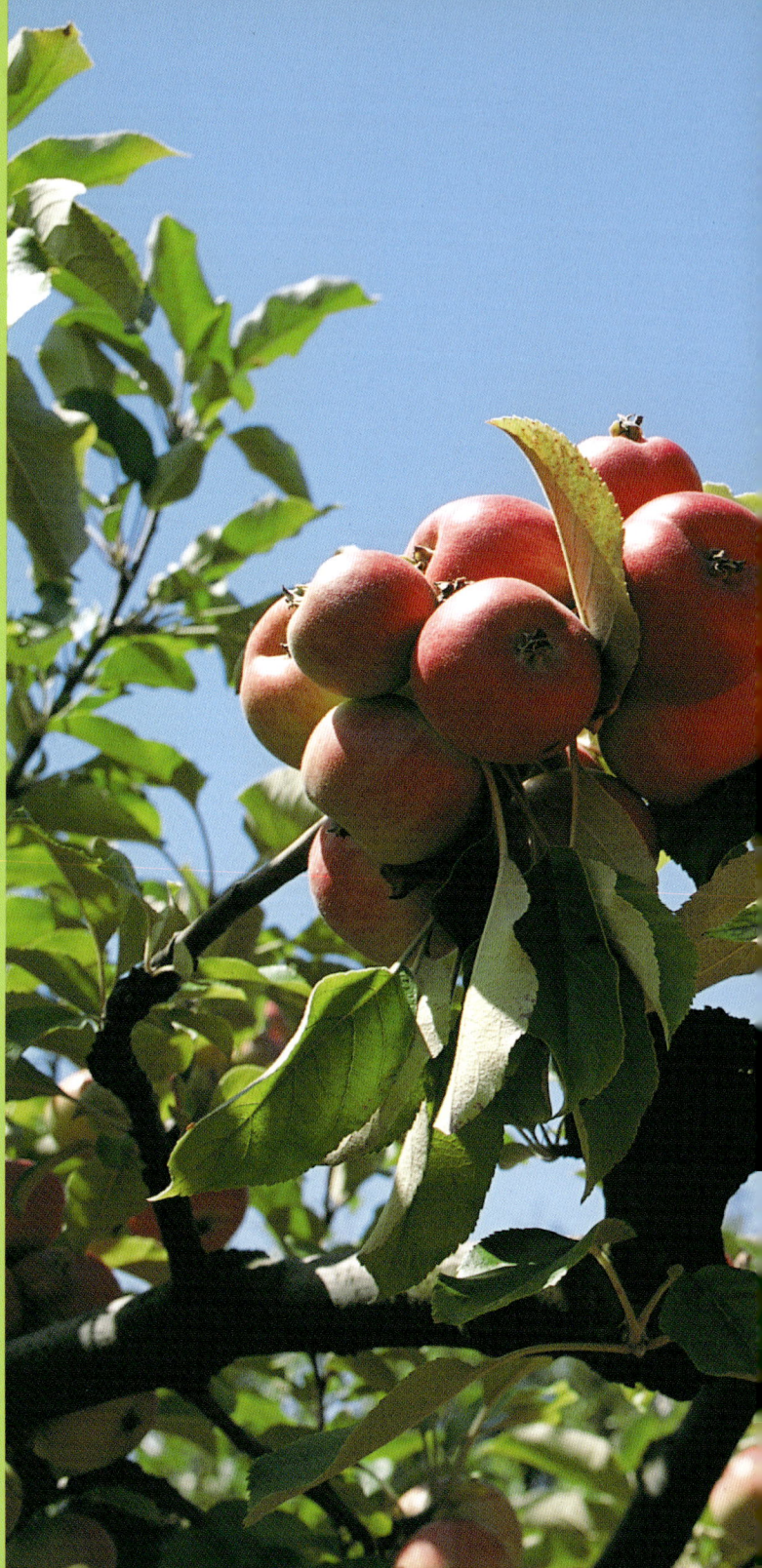

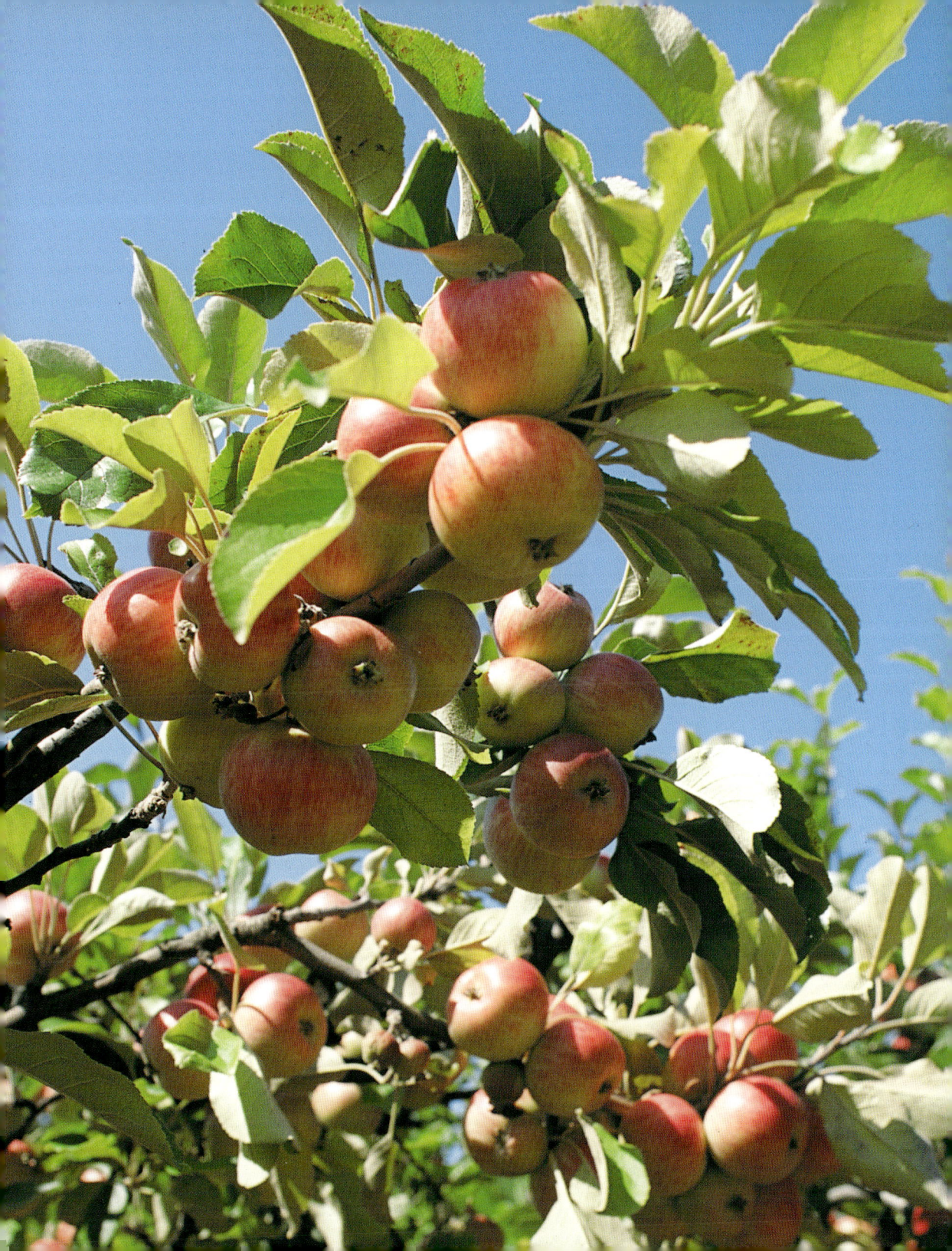

Getränke

Fast genauso wichtig wie das Essen, ist das, was Sie trinken. Verzichten Sie auf kohlensäurehaltige Limonaden, Fruchtsäfte, Kaffee, starken Schwarztee und Vollmilch, da all diese Getränke Inhaltsstoffe enthalten, die das Gewichtsabnahme-Programm sabotieren könnten. Entdecken Sie den reinen Geschmack von stillem oder kohlensäurehaltigem Mineralwasser mit einer Scheibe Zitrone oder Limette.

TEE

Starker Schwarztee ist für Ihren Taillenumfang genauso ungünstig wie Kaffee (*siehe rechts unten*), weil beide viel Koffein enthalten. Kräuter- oder Früchtetees, z.B. Pfefferminz- oder Zitronentee, sind die bessere Wahl, da sie praktisch koffeinfrei sind. Wer sich ein Leben ohne schwarzen Tee nicht vorzustellen vermag, sollte es mit schwach aufgebrühtem Schwarztee probieren.

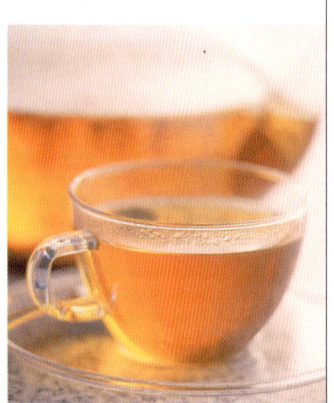

MILCH

Vollmilch ist ein komplexes Lebensmittel, das aus Proteinen, Kohlenhydraten (Laktose bzw. Milchzucker) und gesättigten Fettsäuren besteht. Diese Kombination (*siehe S. 28-29*) begünstigt eine Gewichtszunahme, weil gesättigte Fette im Fettgewebe des Körpers gespeichert werden.

Greifen Sie also lieber zu entrahmter Milch oder zu Milchpulver. Auch in Ihren Tee oder Kaffee können Sie entrahmte Milch geben. Wenn Sie mehr Milchpulver nehmen als angegeben, erhalten Sie ein besonders cremiges, eiweißreiches Getränk, das Ihnen hilft, überschüssige Pfunde zu verlieren (*mehr über Milch siehe S. 126-127*).

KAFFEE

Meiden Sie Filterkaffee. Er schmeckt zwar mild, ist in Wirklichkeit aber ein Wolf im Schafspelz: Eine Tasse Filterkaffee enthält mehr Koffein als ein starker Espresso. Kaffee ist zwar frei von Kohlenhydraten, doch das darin enthaltene Koffein stimuliert die Bauchspeicheldrüse, Insulin auszuschütten. Trinken Sie deshalb in Phase I lieber koffeinfreien Kaffee oder Kräutertee.

Wer glaubt, auf Kaffee nicht verzichten zu können, sollte reinen Arabica-Kaffee wählen. Er schmeckt im Grunde besser als Filterkaffee, enthält aber weniger Koffein als dieser und wirkt daher auch schwächer auf Ihre Bauchspeicheldrüse.

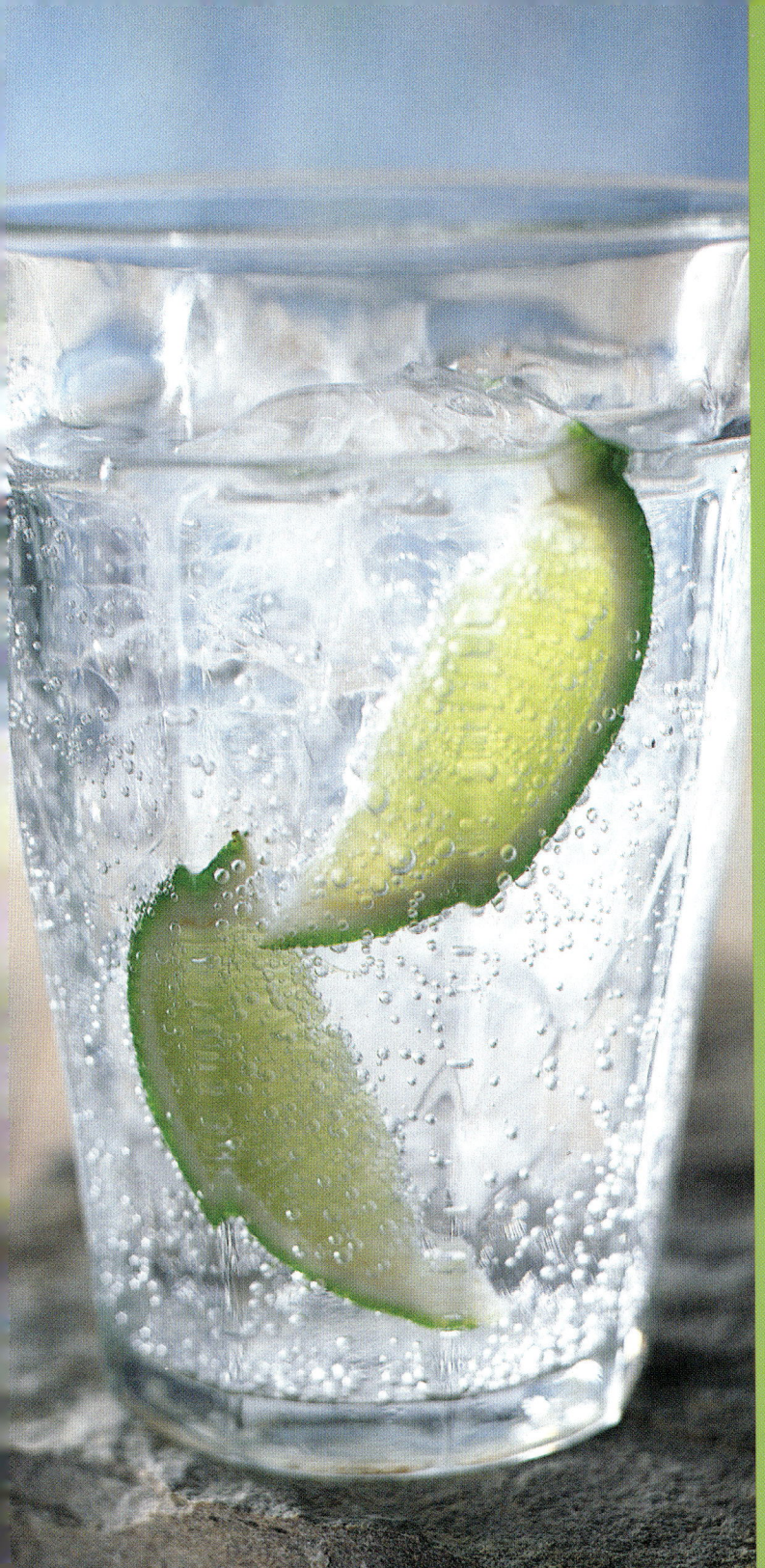

ERFRISCHUNGS–GETRÄNKE

Mineralwasser, still oder kohlensäurehaltig, mit einer Scheibe Zitrone oder Limette ist besser als Cola oder andere Softdrinks. Diese werden in der Regel mit synthetischen Frucht- oder Pflanzenextrakten hergestellt und haben zwei große Fehler: Sie enthalten zu viel Zucker und zu viel Koffein.

Sogar zuckerfreie Softdrinks können den Blutzuckerspiegel in die Höhe treiben, da sie Koffein und Süßstoffe wie Aspartam enthalten - beide Stoffe gaukeln der Bauchspeicheldrüse vor, dass etwas Zuckerhaltiges verzehrt wurde (*siehe S. 52-53*).

Softdrinks mit Kohlensäure enthalten künstlich hergestellte Gase, die zu Blähungen führen können. Am aggressivsten sind Colagetränke, aber Limonaden mit künstlichen Aromastoffen sind fast genauso schlimm. Lassen Sie lieber die Finger davon.

F & A

Darf ich Alkohol trinken?

Ob Wein, Bier oder Sekt – Alkohol spielt eine wichtige
Rolle in unserem Leben. Ein Zuviel des Guten kann
jedoch dick machen. Die Montignac-Methode zeigt Ihnen,
wie Sie Ihre Lieblingsgetränke genießen können, ohne
Ihren Stoffwechsel zu beeinträchtigen und zuzunehmen.
Mit Vernunft und in Maßen konsumiert, wirken sich
alkoholische Getränke nicht negativ auf Ihre Figur aus.

F Warum nimmt man von Alkohol zu?

Wer abnehmen will, sollte Alkohol niemals vor einer Mahlzeit trinken. Alkohol stellt dem Körper leicht resorbierbare Energie zur Verfügung. Wenn Sie Alkohol auf leeren Magen trinken, greift der Körper
zur Energiegewinnung nicht auf seine Fettreserven zurück, sondern
nutzt den »Treibstoff«, den der Alkohol ihm liefert. So verhindert
Alkohol, dass Sie abnehmen. Haben Sie jedoch bereits etwas gegessen,
gelangt der Alkohol nicht unmittelbar ins Blut und beschleunigt
somit auch nicht den Fettspeicherungsprozess.

F Was sollte man vorher essen?

Wenn der Magen gefüllt ist, besonders mit fett- und eiweißreichen
Nahrungsmitteln wie Fleisch, Fisch und Käse, wird Alkohol viel lang-
samer verstoffwechselt. Zwei oder drei Käsewürfel und eine Scheibe
getrocknete Wurst reichen aus, um die Geschwindigkeit, mit der
Alkohol ins Blut gelangt, deutlich herabzusetzen – und damit eine
Blutzuckerspitze zu verhindern.

F Darf ich Wein und Sekt trinken?

Ja. Eine Menge von 0,1 l Wein oder Sekt, gegen Ende einer Hauptmahlzeit getrunken, hat keinen nachteiligen Effekt. Rotwein ist besser als Weißwein, weil er besonders viele Antioxidanzien enthält (*siehe S. 130-131*). In jedem Fall sollte der Wein, ob rot oder weiß, trocken und frei von Zusatz- oder Konservierungsstoffen sein. Während des Gewichtsabnahme-Programms sollten Sie im Zweifelsfall auf biologisch angebauten Wein zurückgreifen oder auf Wein verzichten. Da Wein und Sekt keine Insulinantwort herausfordern, können Sie bis zu zwei kleine Gläser pro Tag trinken, vorausgesetzt Sie nehmen vorher einen kleinen eiweiß- und fetthaltigen Imbiss zu sich.

F Ist ein Aperitif erlaubt?

Nein! Aperitifs sind unbedingt zu meiden. Per Definition werden Aperitifs vor einer Mahlzeit getrunken, was Ihren Stoffwechsel ins Chaos stürzen kann. Spirituosen mit besonders hohem Alkoholgehalt wie Wodka, Gin und Whisky verhindern nicht nur, dass Sie abnehmen, sondern machen sogar dick. Wenn möglich, wählen Sie vor dem Essen ein alkoholfreies Getränk wie Tomatensaft.

F Und was ist mit Bier?

Bier sollte nur in geringen Mengen getrunken werden, da es nicht nur Alkohol, sondern auch Maltose enthält, ein Kohlenhydrat mit einem GI von 110. Wer Bier zwischen den Mahlzeiten trinkt, läuft Gefahr zuzunehmen, insbesondere in der Bauchregion. Wenn Sie glauben, auf Bier nicht verzichten zu können, können Sie täglich je ein kleines Glas (etwa 0,1 l) gegen Ende des Mittag- und Abendessens trinken. Ihre Bemühungen um eine schlanke Linie verlaufen allerdings sehr viel erfolgreicher, wenn es Ihnen gelingt, in Phase I gänzlich auf Bier zu verzichten.

Gewichtsreduktion
Zusammenfassung

Normalisieren Sie die Reaktion Ihrer Bauchspeicheldrüse auf Glukose im Blut. Auch wenn Sie sehr schnell abnehmen, sollten Sie mindestens drei Monate bei diesem Ernährungsprogramm bleiben.

Meiden Sie Zucker in jeder Form. Beim Einkaufen sollten Sie die Zutatenlisten aufmerksam lesen, um auch versteckten Zucker zu finden.

Gute stärkehaltige Nahrungsmittel haben einen GI unter 50. Dazu gehören rohe Karotten, Naturreis, Wildreis, Spaghetti, Quinoa und die meisten Hülsenfrüchte, besonders Linsen und Kichererbsen.

Schlechte stärkehaltige Nahrungsmittel sind Kartoffeln, Weißbrot, Mais und weißer Reis. Sie haben einen GI über 50 und sollten daher gemieden werden.

Der Kochvorgang kann den GI mancher Kohlenhydrate erhöhen, weil mehr Stärke resorbierbar wird. Dieser Effekt tritt vor allem bei Karotten, Reis, Pasta und Kartoffeln auf.

Brot sollte an mindestens fünf Wochentagen auf Ihrem Speiseplan stehen. Kaufen Sie ballaststoffreiches Vollkorn- oder Roggenbrot, und essen Sie niemals gesättigte Fette dazu.

Spaghetti dürfen Sie essen, wenn Sie sie *al dente* zubereiten. Pastifizierte Pasta wie Spaghetti aus Hartweizen oder Vollkornnudeln haben einen akzeptablen GI von 40 (bzw. 35, wenn Sie sie kalt essen).

Meiden Sie Koffein. Koffein ist in Getränken wie Kaffee, starkem Tee und Softdrinks enthalten.

Alkohol sollten Sie nur in Maßen genießen. Zwei 0,1-l-Gläschen Wein oder 0,2 l Bier pro Tag sind erlaubt. Trinken Sie Alkohol niemals auf nüchternen Magen.

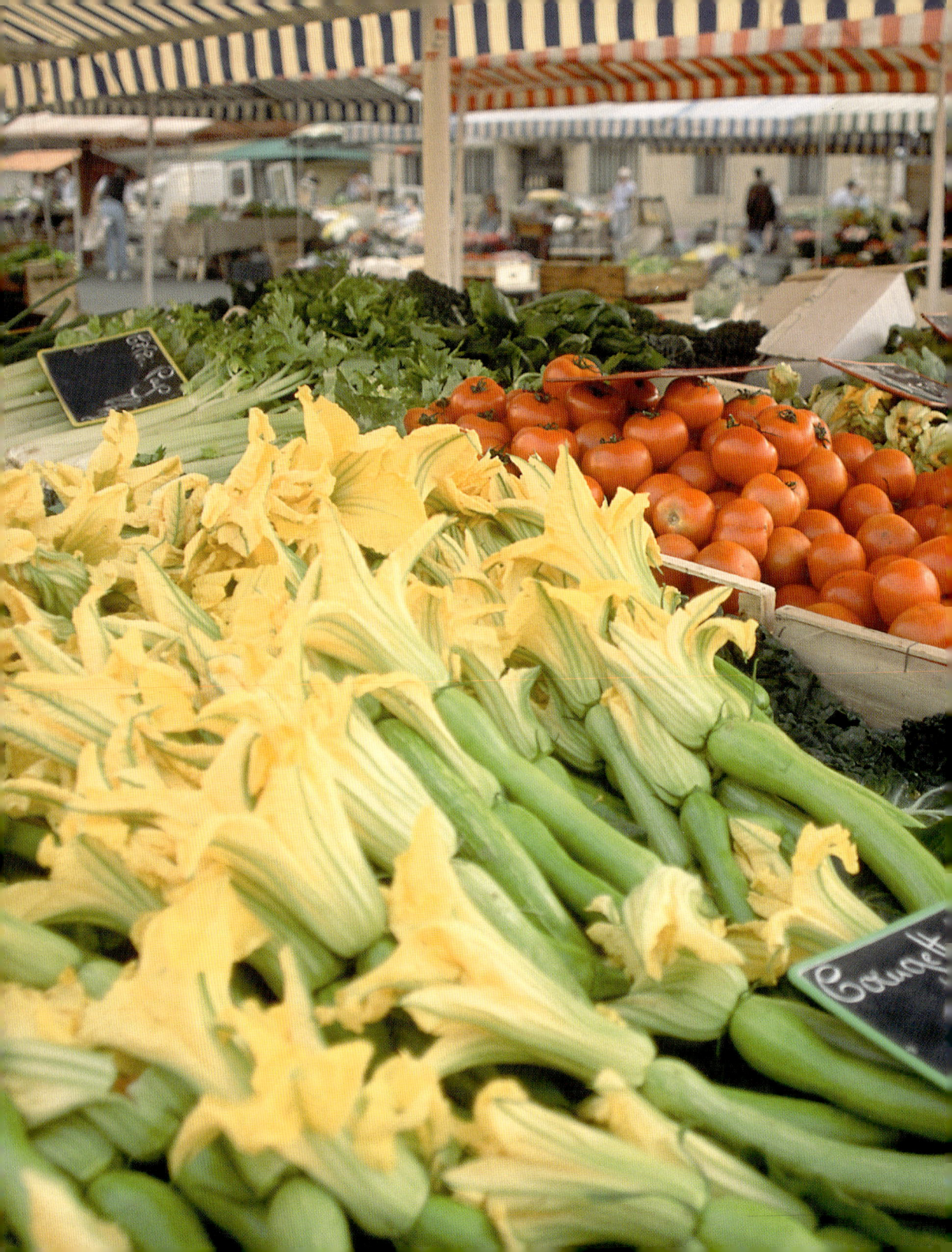

PHASE I: MENÜAUSWAHL

Frühstück à la Montignac

Bei dieser Diät können Sie sich für einen von zwei Frühstückstypen entscheiden: das Kohlenhydrat-Protein-Frühstück (*siehe S. 80–81*) oder das Protein-Fett-Frühstück (*siehe S. 82–83*). Ersteres ist reich an niedrigglykämischen Kohlenhydraten und sollte mindestens fünfmal pro Woche auf dem Speiseplan stehen. Das zweite Frühstück enthält viel Eiweiß und Fett, aber wenig Kohlenhydrate. Wegen seines Gehalts an gesättigten Fetten ist es nicht so gesund wie die erste Variante und sollte maximal zweimal pro Woche verzehrt werden.

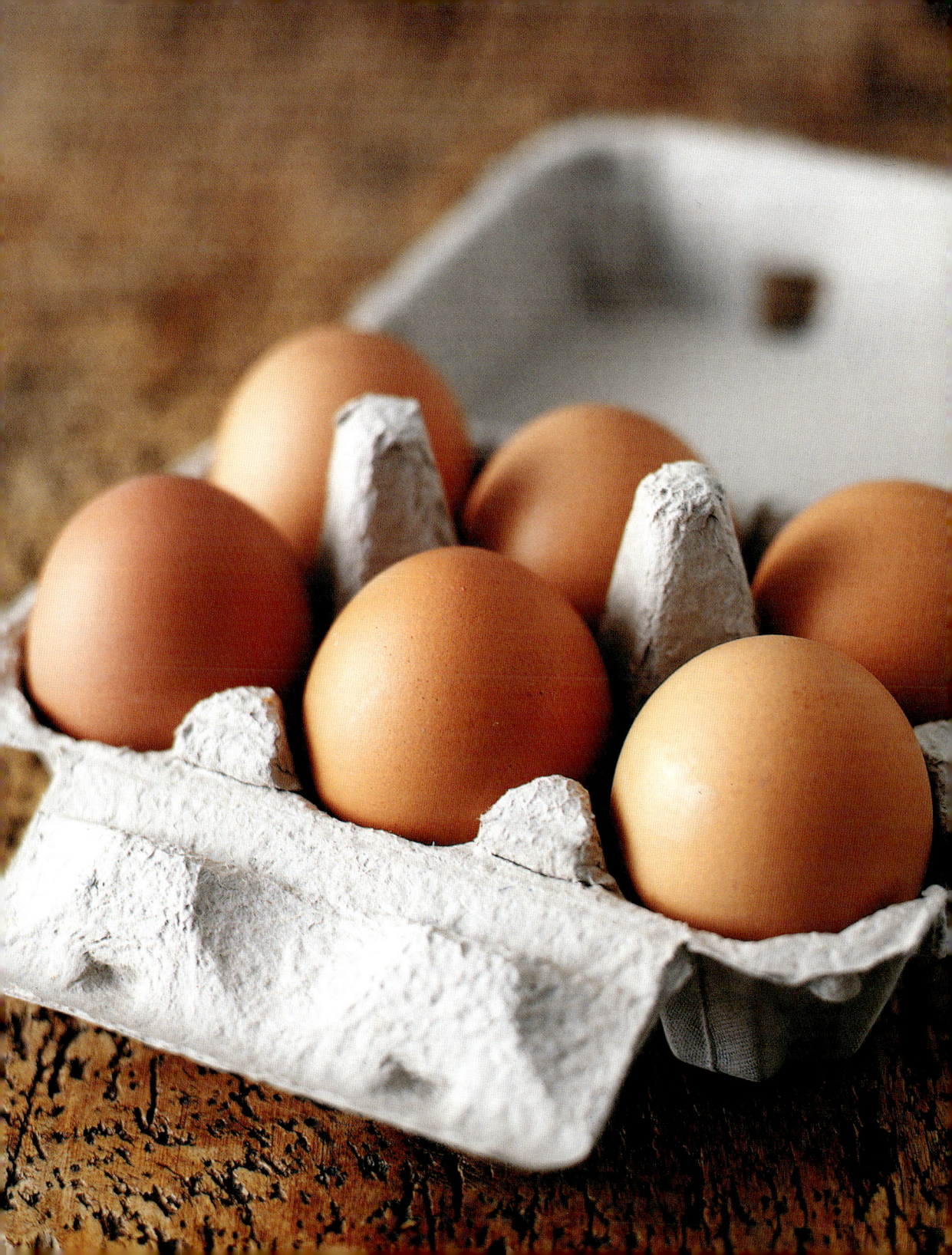

Typ 1
Kohlenhydrat-Protein-Frühstück

Dieses Frühstück ist ein grundlegender Baustein meiner Diät. Sie sollten es mindestens fünfmal pro Woche zu sich nehmen. Es besteht aus proteinreichen, fettarmen oder fettfreien Nahrungsmitteln und kohlenhydratreichen Nahrungsmitteln mit einem niedrigen GI. Es ist das einzige Frühstück für Phase I, bei dem Sie so viel Vollkornbrot essen dürfen, wie Sie möchten. Allerdings dürfen die restlichen Zutaten kein Fett enthalten.

KOHLENHYDRAT-ANTEIL

Kohlenhydratreiche Nahrungsmittel mit niedrigem GI bilden die Basis dieses Frühstückstyps. Sie können zwischen Vollkorn- oder Roggentoastbrot wählen; beide haben einen relativ niedrigen GI. Im Rahmen einer Gewichtsreduktion ist Brot jedoch nur morgens erlaubt, denn der Blutzuckerspiegel ist nach dem Aufwachen normalerweise so niedrig, dass die Bauchspeicheldrüse wahrscheinlich nicht zu viel Insulin ausschütten wird.

Sie können stattdessen auch zuckerfreie Haferkekse oder Vollkornzerealien zu sich nehmen, z.B. Haferflocken oder ungezuckertes Müsli. Zerealien, die Mais oder Reis und Zucker enthalten, z.B. Cornflakes, sind wegen ihres hohen GI nicht zu empfehlen. Essen Sie sich beim Frühstück satt, doch achten Sie darauf, dass die gewählten Nahrungsmittel viele Ballaststoffe, aber kein zusätzliches Fett oder Zucker enthalten.

PROTEIN-ANTEIL

Der Protein-Anteil Ihres Frühstücks sollte möglichst wenig gesättigte Fettsäuren enthalten. Magerquark ist eine ideale Eiweißquelle mit einem sehr geringen Anteil an Kohlenhydraten. Auch Magermilch, fettarmer Hüttenkäse und fettarmer Naturjoghurt sind empfehlenswert. Wenn Sie mögen, können Sie Ihr Brot oder Ihre Haferkekse mit zuckerfreiem Fruchtaufstrich bestreichen oder etwas davon unter den Joghurt oder den Quark rühren.

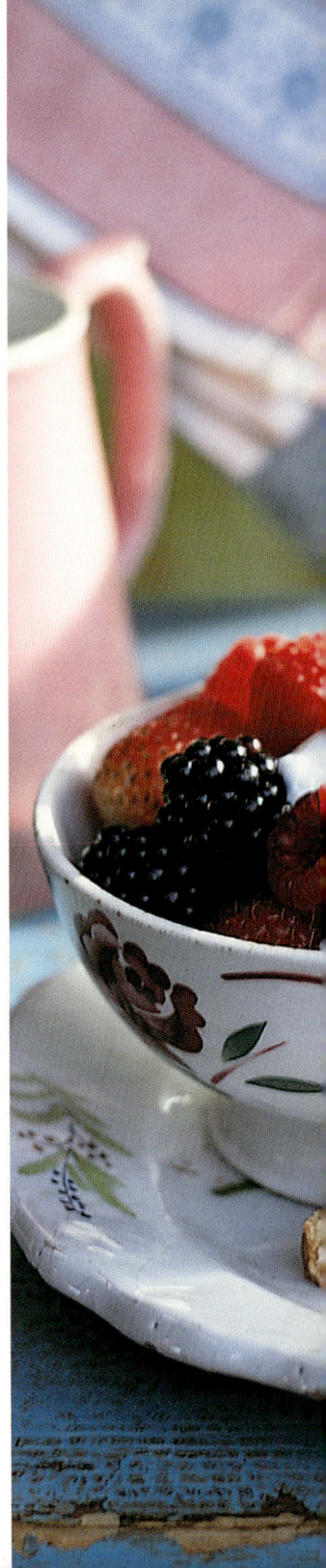

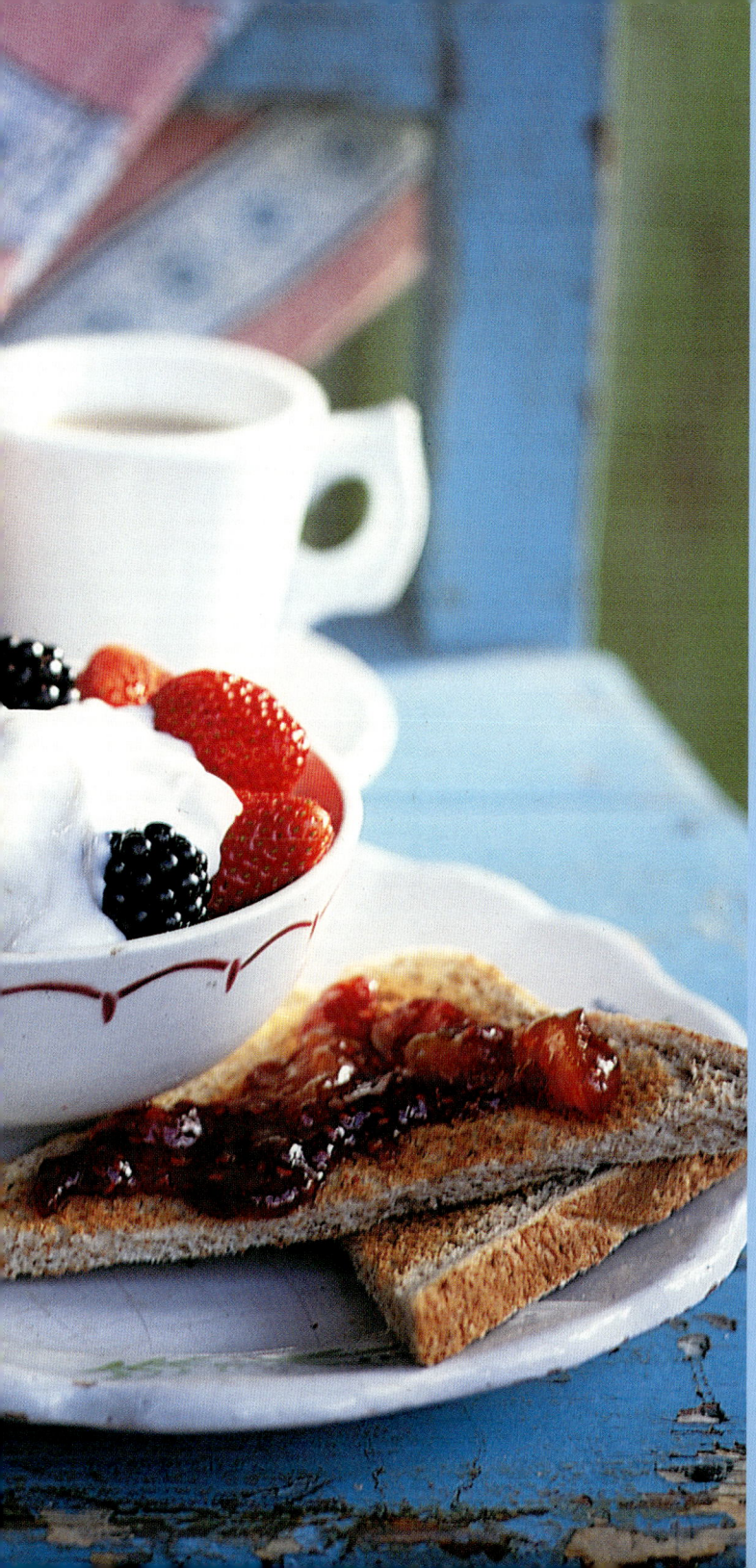

WAS DARF ICH ESSEN?

Das Frühstück links enthält Kohlenhydrate und Proteine in einem ausgewogenen Verhältnis. Es besteht aus Vollkorntoastbrot mit zuckerfreiem Fruchtaufstrich, fettarmem Naturjoghurt mit Beeren und einer Tasse koffeinfreiem Kaffee. Andere Frühstücksvarianten können Sie aus folgenden Zutaten zusammenstellen:

Kohlenhydrat-Anteil

Wählen Sie unter folgenden Zutaten:
• Roggenbrot
• Vollkornbrot
• zuckerfreie Haferkekse
• zuckerfreie Vollkornzerealien

Protein-Anteil

Wählen Sie unter folgenden Zutaten:
• Magerquark
• fettarmer Käse
• fettarmer Hüttenkäse
• fettarmer Naturjoghurt
• Magermilch

Getränk

Wählen Sie unter folgenden Getränken:
• koffeinfreier Kaffee
• reiner Arabica-Kaffee
• Kräuter- oder Früchtetee

Extras

• zuckerfreier Fruchtaufstrich
• Obst mit einem GI bis 35
• Fruktose oder Süßstoff

Typ 2
Protein-Fett-Frühstück

Dieses Frühstück ist zu empfehlen, wenn Sie keine »guten« Kohlenhydratquellen vorrätig haben. Es enthält Proteine und gesättigte Fette, aber keine Kohlenhydrate mit einem GI über 35. Sie würden die Umwandlung des Nahrungsfetts in Körperfett unterstützen. Wegen seines hohen Gehalts an gesättigten Fettsäuren sollte dieses Frühstück maximal zweimal pro Woche auf dem Speiseplan stehen.

PROTEIN-ANTEIL

Als Protein-Anteil können Sie Schinken, Fisch, Käse oder Eier in jeder Form zu sich nehmen, beispielsweise ein Omelett mit Gruyère, serviert mit gebackenen Speckstreifen (*siehe rechts*). Dieses Frühstück darf keinerlei Kohlenhydrate mit einem GI über 35 enthalten. So stellen Sie sicher, dass nur eine geringe Menge Insulin ausgeschüttet wird und Ihr Körper das Fett, das Sie gerade konsumiert haben, nicht speichert. Mit anderen Worten: Essen Sie zu dieser Art von Frühstück niemals Brot, Toastbrot oder Zerealien, sondern nur kohlenhydratreiche Nahrungsmittel mit einem sehr niedrigen GI.

FETT-ANTEIL

Sie können Ihr Frühstück mit Öl oder Butter zubereiten und ihm mit fettreichen Zutaten, z.B. Schinkenspeck, ein würziges Aroma verleihen. Diese Zutaten sind reich an gesättigten Fettsäuren und werden deshalb als »Fettkomponente« klassifiziert. Viele Nahrungsmittel in dieser Kategorie enthalten auch Eiweiß, während Eiweißquellen umgekehrt häufig fetthaltig sind. Von beiden dürfen Sie so viel essen, wie Sie wollen – solange Sie dazu keine kohlenhydratreichen Nahrungsmittel mit einem GI über 35 verzehren. Aus Gründen der Ausgewogenheit sollte Ihr Mittag- und Abendessen dann viele niedrigglykämische Kohlenhydrate und möglichst wenig gesättigte Fette enthalten.

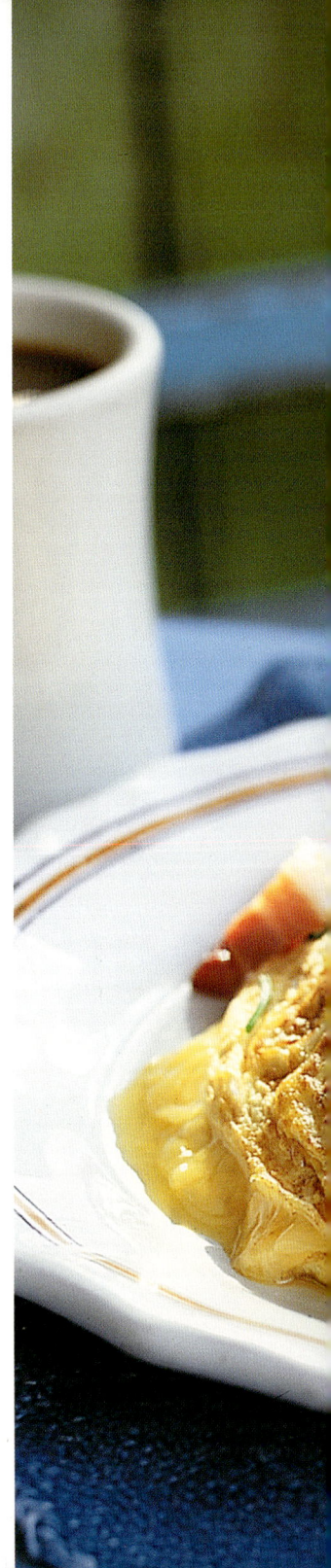

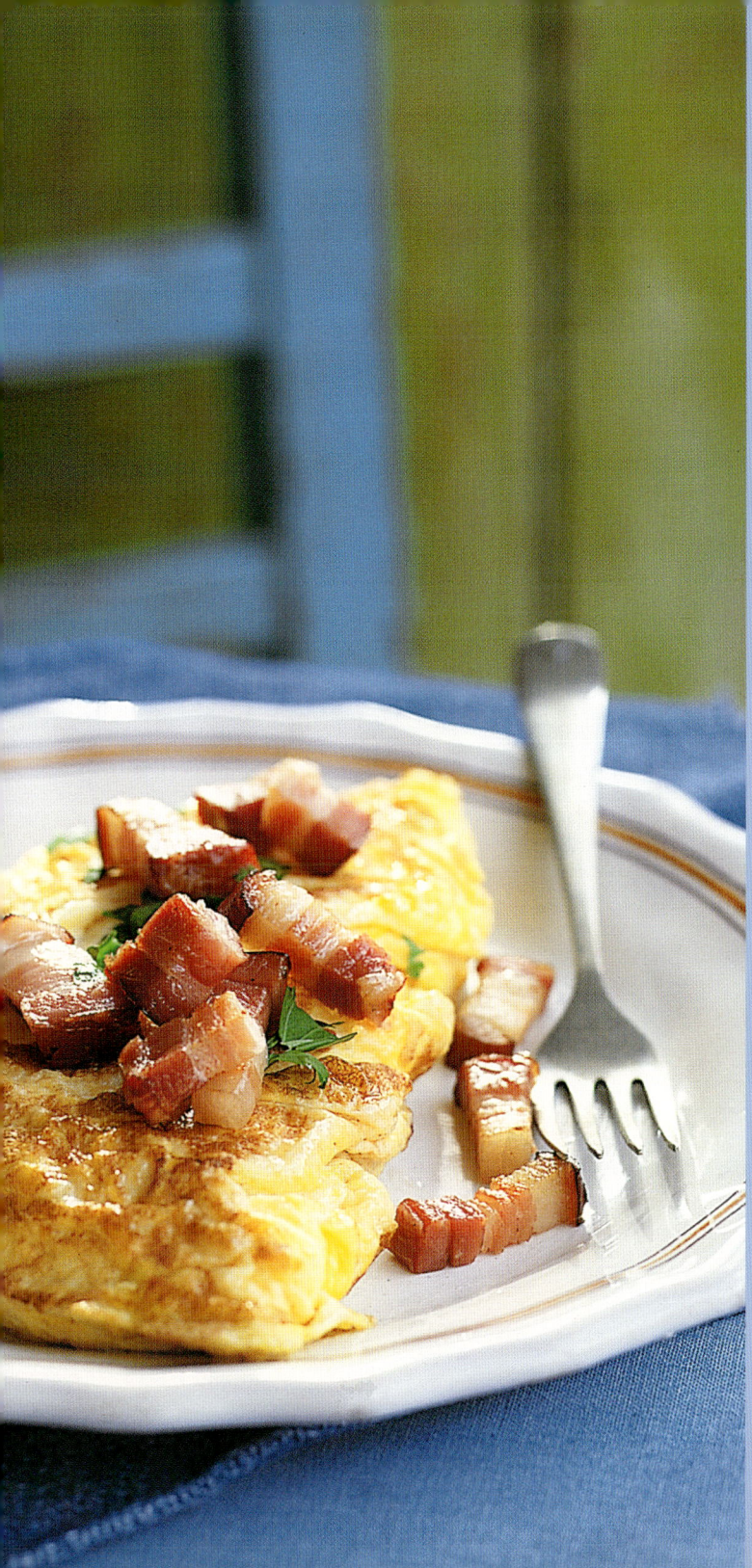

WAS DARF ICH ESSEN?

Das Frühstück links enthält Proteine und Fett in einem ausgewogenen Verhältnis. Es besteht aus einem Omelett mit Gruyère, gebratenem Frühstücksspeck und einer Tasse koffeinfreiem Kaffee. Weitere Varianten können Sie aus folgenden Zutaten zusammenstellen:

Protein-Anteil

Wählen Sie unter folgenden Zutaten:

- Eier, zubereitet nach Wunsch
- Fisch, einschließlich Räucherlachs
- Fleisch, z.B. Schinken
- Geflügel, z.B. Pute oder Hähnchen

Fett-Anteil

Wählen Sie unter folgenden Zutaten:

- Schinkenspeck
- Käse
- Speck
- Wurst

Getränk

Wählen Sie unter folgenden Getränken:

- koffeinfreier Kaffee
- reiner Arabica-Kaffee
- Kräuter- oder Früchtetee

Mittagessen à la Montignac

Auch beim Mittagessen können Sie zwischen zwei Grundvarianten wählen. Typ 1 ist eine Protein-Fett-Mahlzeit und sollte möglichst oft auf dem Speiseplan stehen. Sie enthält proteinreiche Nahrungsmittel wie Fisch, Fleisch, Eier oder Geflügel und Kohlenhydrate mit einem GI von maximal 35.

Typ 2, eine ballaststoffreiche Kohlenhydrat-Mahlzeit, setzt sich aus kohlenhydratreichen Nahrungsmitteln mit einem GI bis zu 50 zusammen. Gerichte dieses Typs sollten maximal dreimal pro Woche auf den Tisch kommen und niemals zusammen mit gesättigten Fett-säuren verzehrt werden.

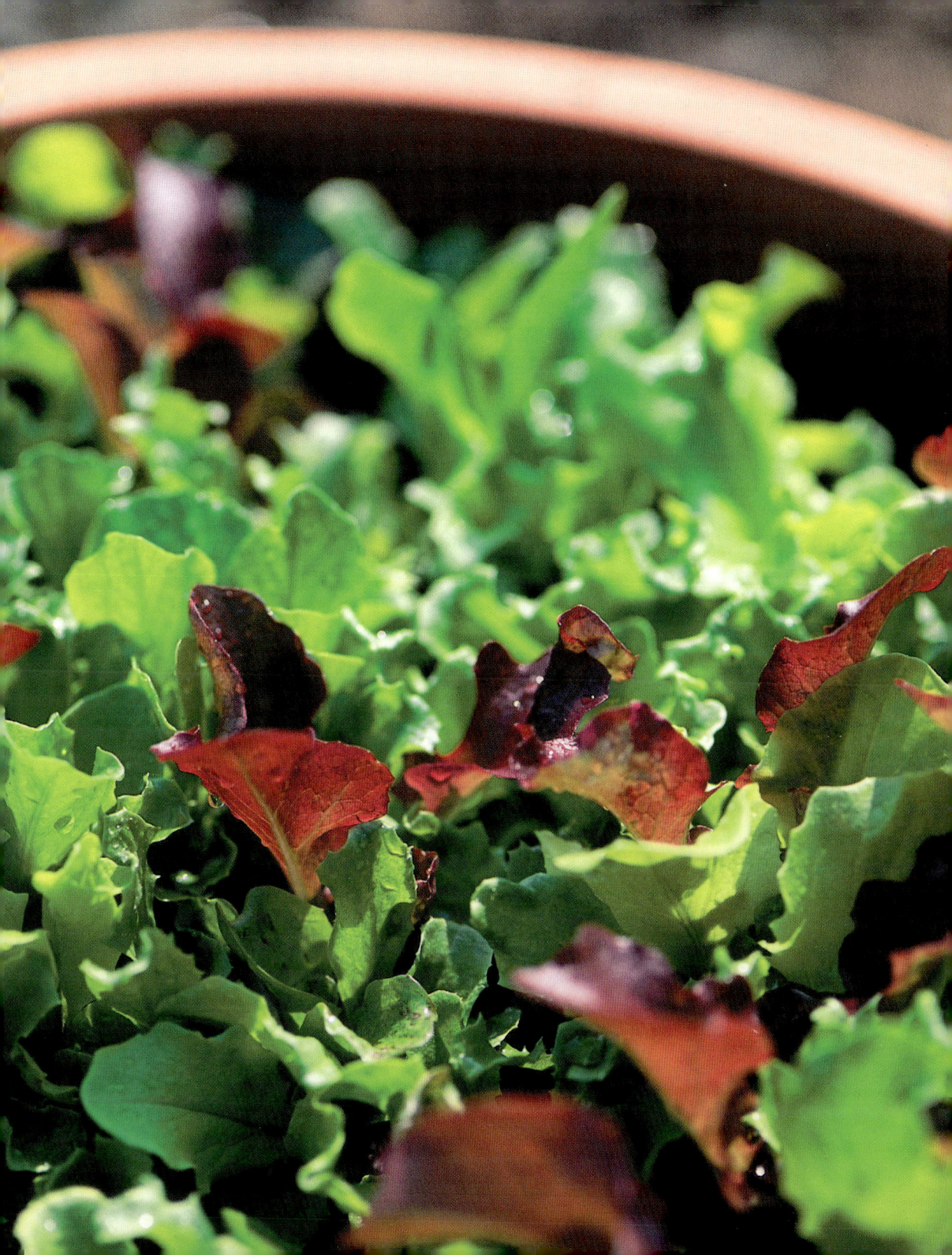

Typ 1
Protein-Fett-Mahlzeit

Dieser Typ Mittagessen ist ein Grundbaustein des Programms zur Gewichtsreduktion. Er besteht aus einer Suppe, einem Salat, einer Beilage aus kohlenhydratreichen Zutaten mit einem GI bis zu 35 sowie Proteinen in Form von Fleisch, Geflügel, Eiern oder Fisch. Er ist ideal zum Abnehmen – wenn Sie nur Kohlenhydrate mit einem GI bis 35 zu sich nehmen.

SUPPEN, SALAT UND ANDERE VORSPEISEN

Stimmen Sie sich mit einer niedrigglykämischen Gemüsesuppe auf das Mittagessen ein, etwa einem Gazpacho oder einer Pilzsuppe. Selbst zubereitete Suppen sind am besten, denn Fertigsuppen enthalten oft versteckten Zucker, Maisstärke und Mehl.

Als Vorspeise eignen sich auch verschiedene Gemüsesorten mit einem GI bis 35. Diese Gerichte können Sie durchaus mit Öl oder Butter zubereiten, z.B. in Olivenöl sautierte Zucchini. Erlaubt ist auch ein Beilagensalat mit Olivenöl und Käse, z.B. der Lauch-Spargel-Salat (*siehe S. 166–167*). Alle Speisen dürfen mit Fett zubereitet werden, aber keine Kohlenhydrate mit einem GI über 35 enthalten.

HAUPTGANG

Der Hauptgang sollte aus Fleisch, Fisch, Geflügel oder Eiern bestehen. Wie viel Sie davon zu sich nehmen, bleibt Ihnen überlassen. Verwenden Sie zur Zubereitung allerdings keinerlei Kohlenhydrate wie Semmelbrösel oder Mehl. Wenn Ihr Cholesterinspiegel erhöht ist, sollten Sie fettarme Eiweißquellen wie Tofu, Fisch, Hähnchenfleisch ohne Haut oder mageres Schweinefleisch wählen. Zum Abschluss dürfen Sie ein kleines Glas Wein oder Bier trinken und ein wenig Käse naschen (*Dessertvorschläge für Phase I finden Sie auf S. 90–91*).

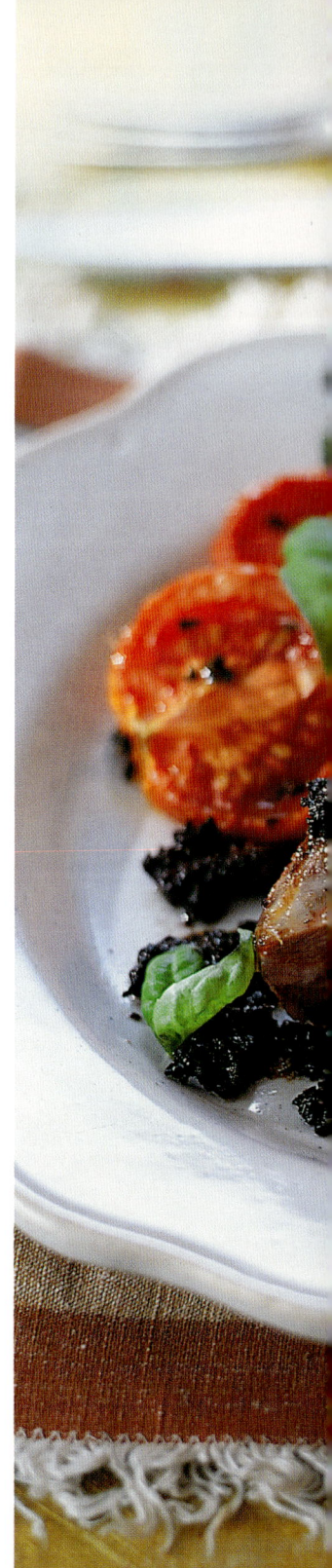

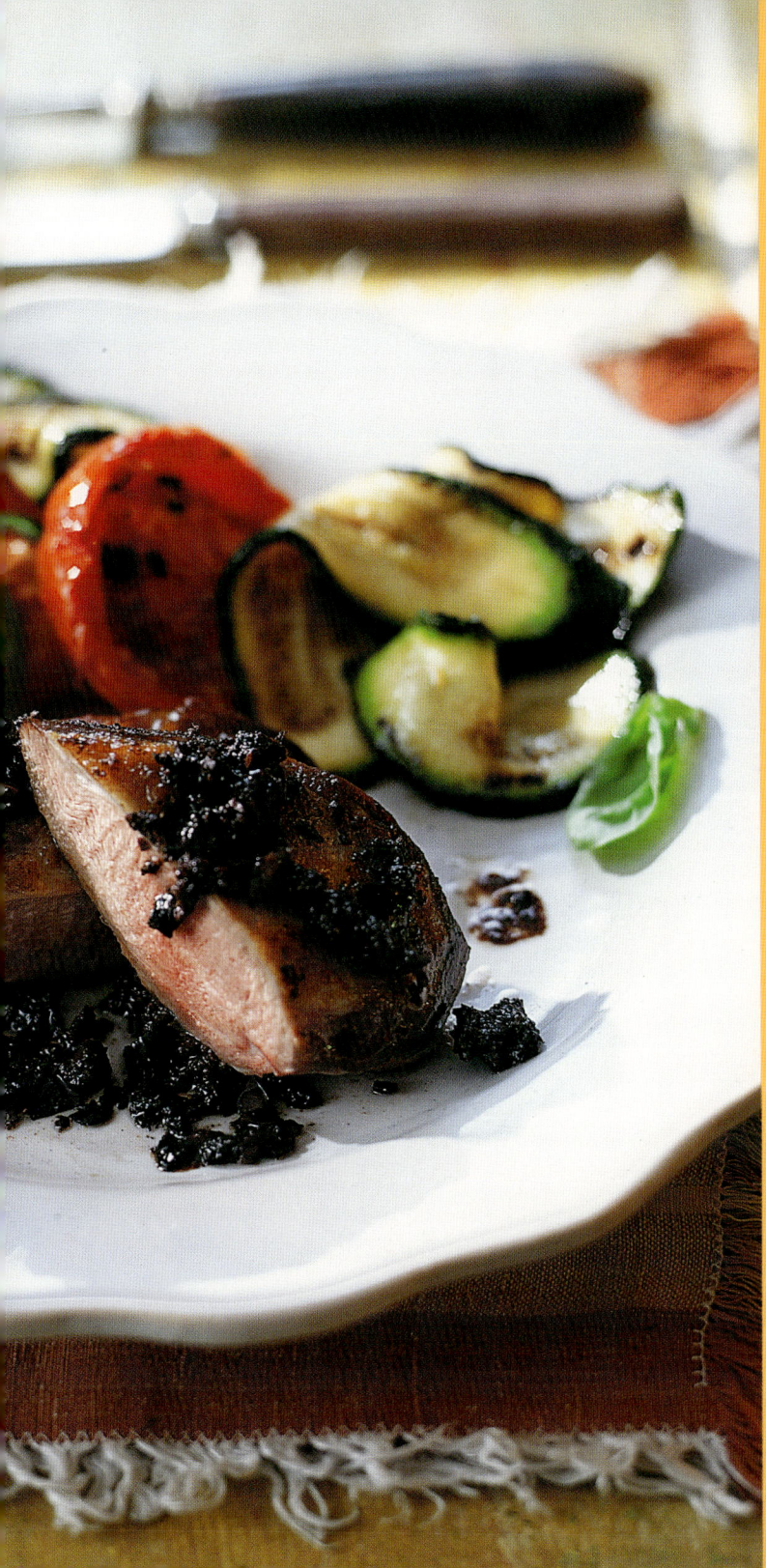

WAS DARF ICH ESSEN?

Das Mittagessen links enthält Proteine und Fett in einem ausgewogenen Verhältnis. Es besteht aus gebratenen Tomaten und Zucchini, magerer gegrillter Ente und einer Tapenade aus schwarzen Oliven. Weitere schmackhafte Mahlzeiten können Sie aus den unten aufgeführten Zutaten zusammenstellen. Bei der Zubereitung dürfen Sie Fett verwenden.

Kohlenhydrat-Anteil (GI bis 35)

Wählen Sie unter folgenden Zutaten:

- Gemüse mit niedrigem GI, z.B. Brokkoli, Paprika oder Spinat
- Hülsenfrüchte und Getreide mit niedrigem GI, z.B. Linsen, Quinoa oder Wildreis

Protein-Anteil

Wählen Sie unter folgenden Zutaten:

- Fleisch
- Fisch
- Geflügel
- Eier
- Sojaprodukte, z.B. Tofu

Getränke

Wählen Sie unter folgenden Getränken:

- Mineralwasser
- ein kleines Glas Wein oder Sekt (0,1 l)
- ein kleines Glas Bier (0,1 l)

Typ 2
Kohlenhydrat-Mahlzeit

Ein ballaststoffreiches Mittagessen dieses Typs sollte nicht öfter als drei- oder viermal pro Woche gegessen werden. Die Vorspeise kann aus einer Suppe, einem Salat oder einer Portion Gemüse mit niedrigem GI bestehen. Als Hauptgericht dürfen Sie kohlenhydratreiche Nahrungsmittel mit einem GI bis 50 verzehren.

SUPPEN, SALATE UND ANDERE VORSPEISEN

Eine klare Gemüsesuppe eignet sich hervorragend als Auftakt einer Kohlenhydrat-Mahlzeit. Wenn Sie eine Dosensuppe nehmen wollen, vergewissern Sie sich vorher, dass sie keine versteckten Zucker oder Fette enthält.

Ihre Vorspeise kann auch aus gedünstetem Gemüse mit einem GI bis zu 35 bestehen. Bei der Zubereitung sollten Sie keine gesättigten Fettsäuren verwenden, wie sie etwa in Butter vorkommen. Gedünstete Artischocken z.B. sind als sättigende Beilage oder Vorspeise ideal. Sie können natürlich auch einen Salat mit einem Dressing aus fettarmem Joghurt, Senf und Zitronensaft oder ein paar Spritzern Olivenöl mit Zitronensaft oder Balsamico-Essig essen.

HAUPTGANG

Der Hauptgang sollte aus ballaststoff- und kohlenhydratreichen Nahrungsmitteln mit einem GI bis zu 50 bestehen, darf aber kein Brot enthalten (nicht einmal Vollkornbrot). Linsen, Kichererbsen oder Bohnen, Basmati-Naturreis oder *al dente* gekochte Vollkornspaghetti sind zu empfehlen, z.B. Linsen mit Zwiebeln und einem Klecks fettarmem Naturjoghurt oder *al dente* gekochte Vollkornspaghetti mit etwas Olivenöl (*siehe rechts*). Verwenden Sie möglichst wenig Fett, und bevorzugen Sie Fette und Öle mit vielen ungesättigten Fettsäuren. Ein kleines Glas Wein oder Bier, gefolgt von einem fettarmen Dessert, runden die Mahlzeit ab (*Dessertvorschläge für Phase I finden Sie auf S. 90–91*).

DARF ICH PASTA PUR ESSEN?

Leider nein. Bei diesem Typ Mahlzeit sind sehr niedrigglykämische Gemüsesorten als »Beilage« zu Nudeln oder anderen ballaststoffreichen Kohlenhydratquellen mit mittlerem GI unerlässlich. Buntes Gemüse wie Tomaten und Paprika und grüner Salat versorgen den Körper mit lebenswichtigen Vitaminen und Mineralstoffen, und ihr ausgesprochen niedriger GI senkt das glykämische Resultat (*siehe S. 112–114*) der gesamten Mahlzeit. Essen Sie so viel Nudeln oder Naturreis, wie Sie wollen, aber vergessen Sie dabei nicht das Gemüse!

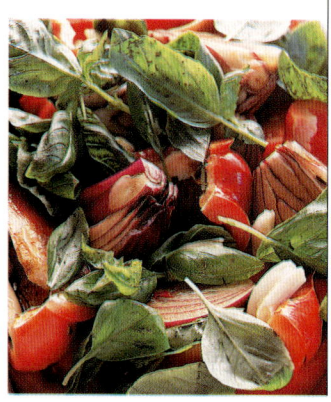

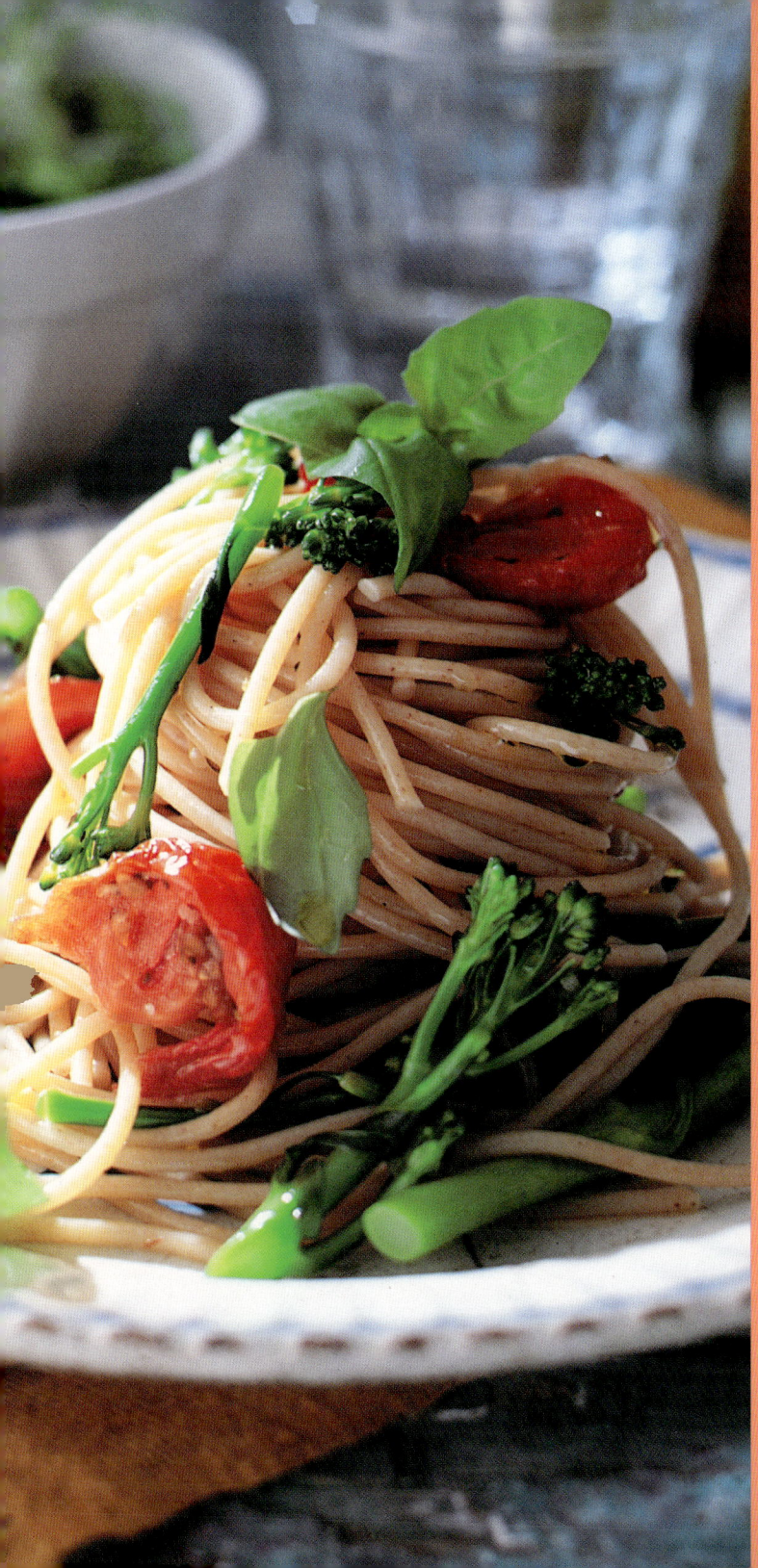

WAS DARF ICH ESSEN?

Das Mittagessen links enthält viele ballaststoffreiche Kohlenhydrate. Es besteht aus Vollkornspaghetti (kalt angerichtet) mit Kräutern und Gemüse und einem Beilagensalat. Weitere schmackhafte Mahlzeiten können Sie aus den unten aufgeführten Zutaten zusammenstellen. Verwenden Sie bei der Zubereitung sehr wenig Fett. Es sollte außerdem keine gesättigten Fettsäuren enthalten.

Kohlenhydrat-Anteil (GI bis 35)

Wählen Sie unter folgenden Zutaten:
- Gemüse mit niedrigem GI, z.B. Brokkoli, Paprika oder Spinat
- Hülsenfrüchte und Getreide mit niedrigem GI, z.B. Linsen, Quinoa und Wildreis

Ballaststoff-Anteil (mittlerer GI)

Wählen Sie unter folgenden Zutaten:
- Vollkornspaghetti (am besten kalt serviert)
- Hülsenfrüchte wie Kichererbsen oder Bohnen
- Getreide, z.B. ungeschälter Basmati- oder Langkornreis

Getränke

Wählen Sie unter folgenden Getränken:
- Mineralwasser
- ein kleines Glas Wein oder Sekt (0,1 l)
- ein kleines Glas Bier (0,1 l)

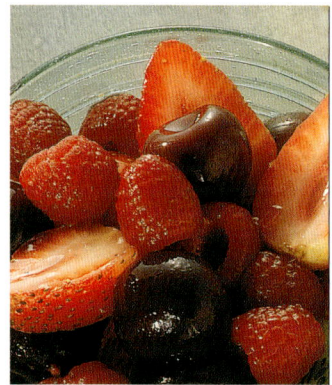

OBST

In Phase I dürfen Sie eine Reihe von Obstdesserts zu sich nehmen, da die meisten Obstsorten einen GI von maximal 35 haben. Frisches Obst, z.B. Himbeeren, Kirschen oder Erdbeeren, oder ein Kompott aus Äpfeln, Birnen, Aprikosen und Pfirsichen mundet nach einer Mahlzeit wunderbar. Wer möchte, kann stattdessen ein wenig zuckerfreien Fruchtaufstrich in fettarmen Joghurt oder Magerquark rühren. Diese Dessertvarianten sind nach einer ballaststoffreichen Kohlenhydrat-Mahlzeit ideal.

Dessert

Das Hauptproblem klassischer Desserts besteht darin, dass sie vorwiegend aus Mehl, Zucker und Butter bestehen. Das bedeutet aber nicht, dass Sie während Ihrer Diät überhaupt keinen Nachtisch essen dürfen – Sie sollten lediglich eine sinnvolle Auswahl treffen.

SCHOKOLADE UND ANDERE SÜSSIGKEITEN

In Phase I können Sie eine Reihe von Desserts zu sich nehmen. Sie müssen nur darauf achten, dass der GI der Zutaten maximal bei 35 liegt. Glücklicherweise gibt es eine Menge gesunder Dessertvarianten. Beispielsweise wissen nur sehr wenige Menschen, dass Bitterschokolade (mit einem Kakaoanteil von mindestens 70 Prozent) einen GI von nur 25 hat. Sie können daraus einen üppigen Nachtisch, z.B. einen Schokoladenkuchen (*Rezept siehe S. 232–233*), zubereiten oder einfach ein paar Stückchen davon naschen.

Auch Desserts aus Eiern, niedrigglykämischem Obst (siehe links) und Fruktose sind erlaubt. Aus den entsprechenden Zutaten lässt sich eine Vielzahl außerordentlich schmackhafter Desserts zaubern, z.B. eine Schokoladenmousse mit Himbeeren (*siehe S. 237*) und eine Schoko-Vanille-Creme (*siehe S. 236*).

Es gibt außerdem unendlich viele Möglichkeiten, Desserts figurfreundlich abzuwandeln. Beispielsweise können Sie mein Kirsch-Flan-Rezept (aus dem Buch *Meine Rezepte aus der Provence*) nach eigenem Gusto variieren. Weichen Sie 750 g entsteinte Kirschen in 6 Teelöffel Rum ein. Erhitzen Sie in einem Topf 200 ml Schlagsahne und 200 ml Milch. Lassen Sie die Mischung abkühlen, schlagen Sie in einer separaten Schüssel 6 Eier auf, fügen Sie 60 g Fruktose und einen Tropfen Vanilleessenz hinzu und rühren Sie die Sahne-Milch-Mischung unter. Kirschen und Rum hinzufügen, und alles in eine Flanform (Durchmesser 28 cm) füllen. Den Flan bei 130 °C im Ofen 50 Minuten lang stocken lassen und gekühlt servieren.

KÄSE ALS DESSERT

In Frankreich isst man Käse immer mit Messer und Gabel – eine Sitte, die man, wie ich finde, eigentlich überall auf der Welt einführen sollte. Nahezu alle Käsesorten weisen einen minimalen GI auf. Mit anderen Worten: Käse enthält außerordentlich wenig bis gar keinen Zucker; man nimmt also nicht zu, wenn man Käse isst. Nach einer Protein-Fett-Mahlzeit ist jede Art von Käse erlaubt – vorausgesetzt, Sie essen ihn ohne Brot.

In der Mehrzahl der Restaurants können Sie zum Abschluss eines Menüs zwischen einem süßen Dessert und Käse wählen. Wenn Sie während Phase I Ihrer Diät im Restaurant essen, sollten Sie sich ausnahmslos für Käse entscheiden, denn jeder andere Nachtisch enthält höchstwahrscheinlich Zucker und Mehl.

Essen Sie den Käse immer ohne Brot oder Kräcker. Wenn Ihr Cholesterinspiegel relativ hoch ist oder wenn Sie gerade eine ballaststoffreiche Kohlenhydrat-Mahlzeit zu sich genommen haben, sollten Sie nach Möglichkeit fettarmen (Frisch-)Käse wählen.

»In Frankreich isst man Käse mit Messer und Gabel – eine Sitte, die man überall auf der Welt einführen sollte.«

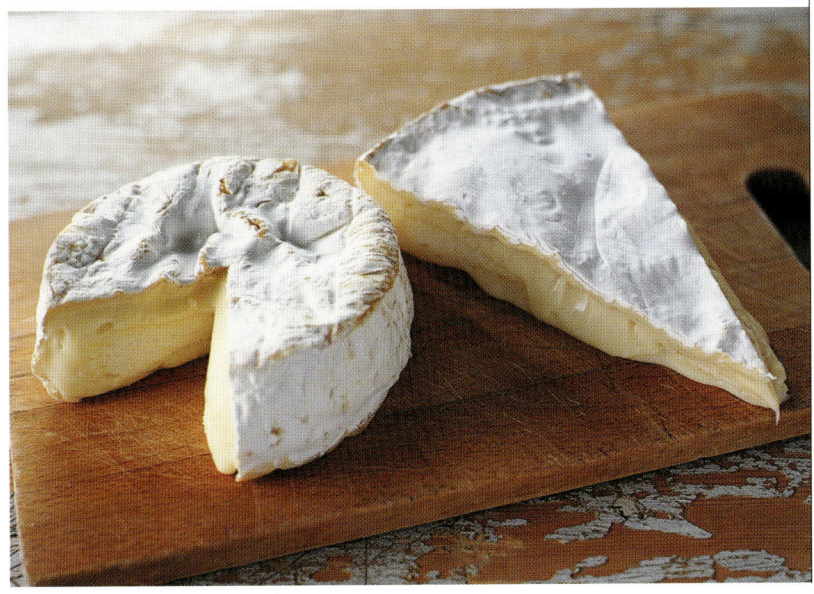

Links: Nicht nur in Frankreich gilt Käse, hier z.B. Brie und Camembert, als köstlicher Nachtisch.

Abendessen à la Montignac

Das Abendessen von Phase I ist fast identisch mit dem Mittagessen. Auch hier stehen zwei Varianten zur Auswahl: eine Protein-Fett-Mahlzeit und eine ballaststoffreiche Kohlenhydrat-Mahlzeit. Halten Sie sich einfach an die Richtlinien für das Mittagessen – und achten Sie darauf, dass das Abendessen etwas leichter ausfällt. Anders ausgedrückt, es soll mehr niedrigglykämisches Gemüse und weniger Fett oder ballaststoffreiche Kohlenhydrate enthalten. Wenn Sie mittags eine Kohlenhydrat-Mahlzeit gegessen haben, sollten Sie abends eine Protein-Fett-Mahlzeit zu sich nehmen.

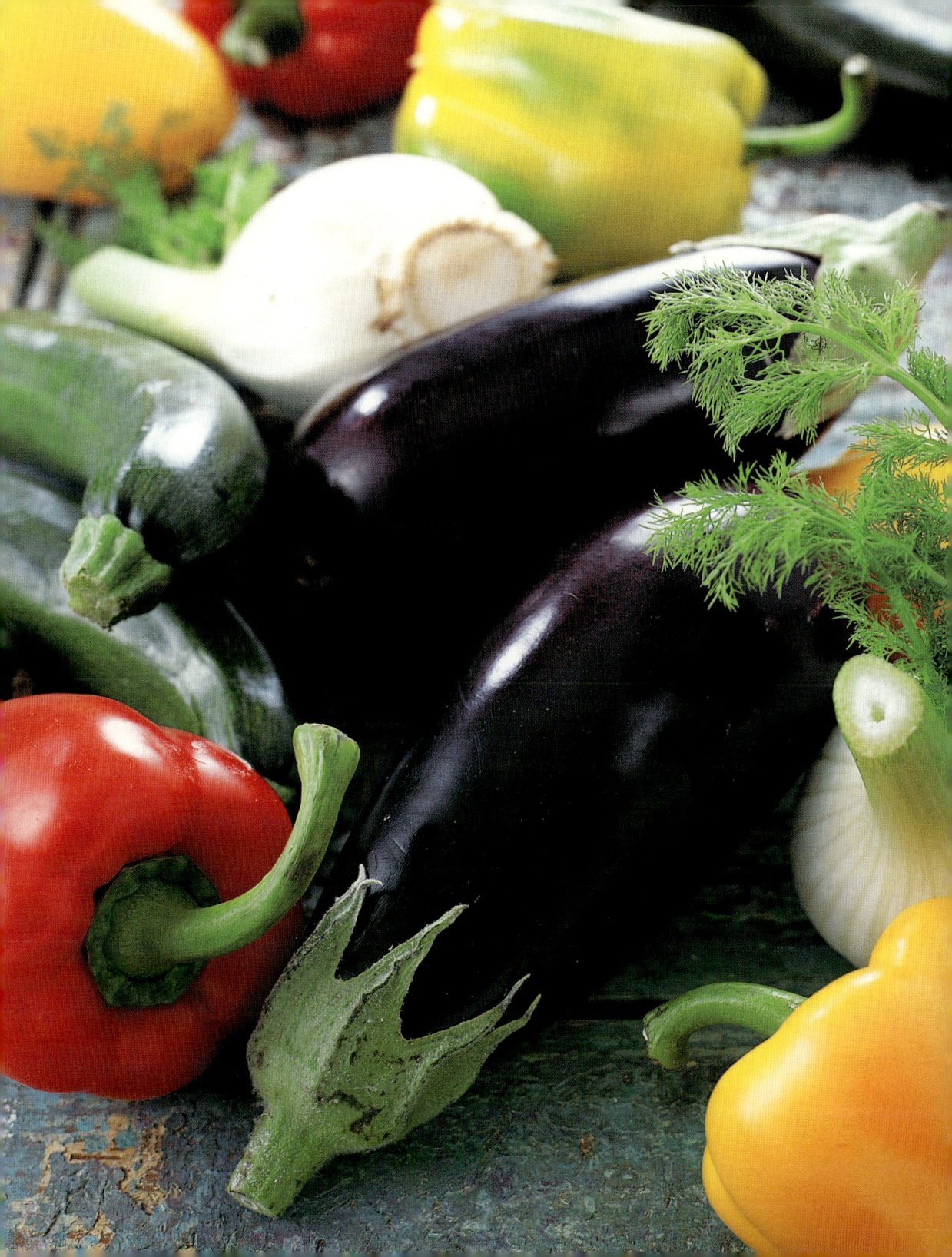

Typ 1
Protein-Fett-Mahlzeit

Bis auf das Mengenverhältnis der Zutaten ist dieses Abendessen identisch mit der mittäglichen Protein-Fett-Mahlzeit (*siehe
S. 86–87*). Das Abendessen wird mit weniger Fett zubereitet und
enthält mehr niedrigglykämisches Gemüse. Weil das Verhältnis
von Kohlenhydraten, Proteinen und Fett dabei überaus ausgewogen ist, sollte diese Variante möglichst oft gewählt werden.
Verzichten Sie auf kohlenhydratreiche Nahrungsmittel mit
einem GI über 35.

SUPPEN, SALATE UND ANDERE VORSPEISEN

Alle Vorspeisen sollten viel niedrigglykämisches Gemüse, aber weniger
Fett als die Entrees für das Mittagessen enthalten. Empfehlenswert sind
z.B. eine Gemüsesuppe, gegrilltes, sautiertes oder gebratenes Gemüse mit
einem GI bis zu 35 oder auch ein Salat aus verschiedenen Gemüsesorten. Sie dürfen Ihre Vorspeise mit Fett zubereiten (sollten aber weniger
davon verwenden als beim Mittagessen), solange Sie keine Kohlenhydrate mit einem GI über 35 verwenden.

HAUPTGANG

Wie beim Mittagessen sollte der Hauptgang aus Proteinquellen wie Fleisch,
Fisch, Eiern oder Geflügel bestehen, die ohne Semmelbrösel oder Mehl
zubereitet werden. Die Portion sollte etwas kleiner als die beim Mittagessen
sein. Fettes Fleisch ist nicht empfehlenswert, vor allem, wenn Sie mittags
bereits ein Steak oder etwas Vergleichbares gegessen haben. Entscheiden
Sie sich für Fisch oder mageres Fleisch, z.B. Hähnchenfleisch ohne Haut
oder ein mageres Stück Schweinefleisch. Wenn Sie möchten, trinken Sie
ein kleines Glas Wein oder Bier zum Essen und genehmigen Sie sich etwas
Käse oder dunkle Schokolade als Dessert (*Dessertvorschläge für Phase I finden
Sie auf S. 90–91*).

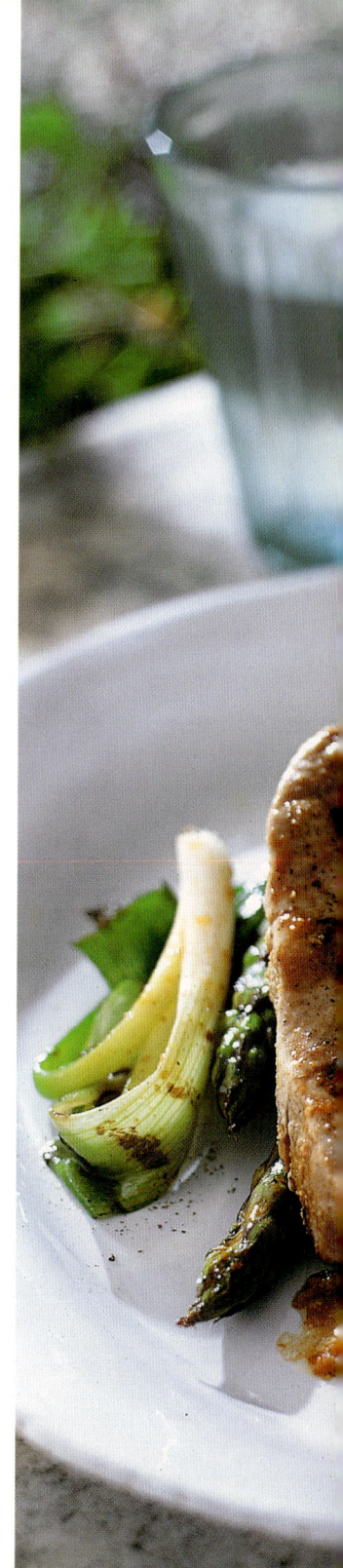

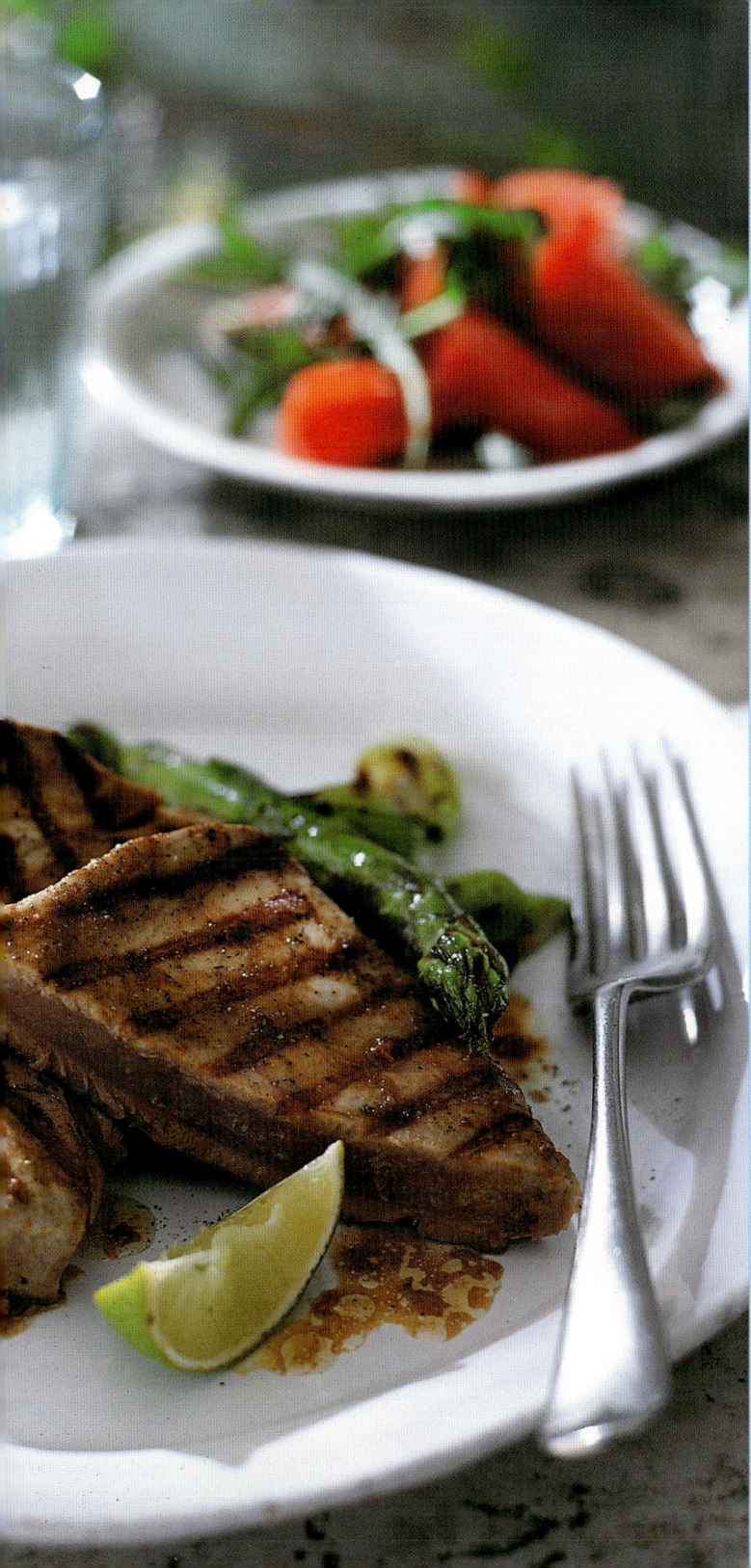

WAS DARF ICH ESSEN?

Das Abendessen links enthält
Proteine und Fett in einem ausge-
wogenen Verhältnis. Es besteht aus
Tomaten-Rucola-Salat, gegrilltem
Spargel und Frühlingszwiebeln sowie
gegrilltem Thunfisch in mediterraner
Marinade (*siehe S. 200–201*). Weite-
re schmackhafte Mahlzeiten können
Sie aus den unten aufgeführten
Zutaten zusammenstellen. Bei der
Zubereitung der Speisen dürfen Sie
Fett verwenden.

Kohlenhydrat-Anteil (GI bis 35)

Wählen Sie unter folgenden
Zutaten:

- Gemüse mit niedrigem GI, z.B.
  Brokkoli, Paprika oder Spinat
- Hülsenfrüchte und Getreide mit
  niedrigem GI, z.B. Linsen, Quinoa
  oder Wildreis

Protein-Anteil

Wählen Sie unter folgenden
Zutaten:

- Fleisch
- Fisch
- Geflügel
- Eier
- Sojaprodukte, z.B. Tofu

Getränke

Wählen Sie unter folgenden
Getränken:

- Mineralwasser
- ein kleines Glas Wein oder Sekt
  (0,1 l)
- ein kleines Glas Bier (0,1 l)

Typ 2
Kohlenhydrat-Mahlzeit

Dieses Abendessen sollte nur drei- bis viermal pro Woche auf den Tisch kommen. Als Zutaten eignen sich kohlenhydratreiche Nahrungsmittel mit einem GI bis 50, die ohne oder mit wenig Fett zubereitet werden. Nehmen Sie es nur an Tagen zu sich, an denen Sie mittags eine Protein-Fett-Mahlzeit gegessen haben.

SUPPEN, SALATE UND ANDERE VORSPEISEN

Als Vorspeise empfehle ich eine klare Gemüsesuppe oder eine cremige Suppe aus püriertem Gemüse mit einem GI bis 35 ohne Sahne. Stattdessen können Sie auch rohes oder gedünstetes Gemüse essen, z.B. Brokkoli, Paprika und Sellerie. Verwenden Sie bei der Zubereitung keine Fette mit überwiegend gesättigten Fettsäuren wie Butter. Sie können natürlich auch einen Salat mit einem Dressing aus fettarmem Joghurt, Senf und Zitronensaft oder ein paar Spritzern Olivenöl, etwas Zitronensaft oder Balsamico-Essig essen. Verwenden Sie so wenig Öl wie möglich. Am besten lassen Sie es ganz weg.

HAUPTGANG

Der Hauptgang sollte vorwiegend aus ballaststoffreichen Kohlenhydraten mit einem GI von maximal 50 bestehen, z.B. aus Linsen, Naturreis, Wildreis, Kichererbsen oder *al dente* gekochten Vollkornspaghetti. Ein gemischter Bohnensalat mit Paprika, Tomaten und Basilikum, mit ein paar Spritzern Olivenöl beträufelt (*siehe rechts*), ist ebenso empfehlenswert.

Verwenden Sie bei der Zubereitung wenig oder gar kein Fett. Falls Sie nicht darauf verzichten wollen, entscheiden Sie sich für ein Öl mit möglichst vielen ungesättigten Fettsäuren, z.B. Olivenöl. Zum Essen dürfen Sie ein kleines Glas Wein oder Bier (jeweils 0,1 l) trinken. Auch das Dessert sollte möglichst fettarm sein. Magerquark mit zuckerfreiem Fruchtaufstrich ist z.B. ideal.

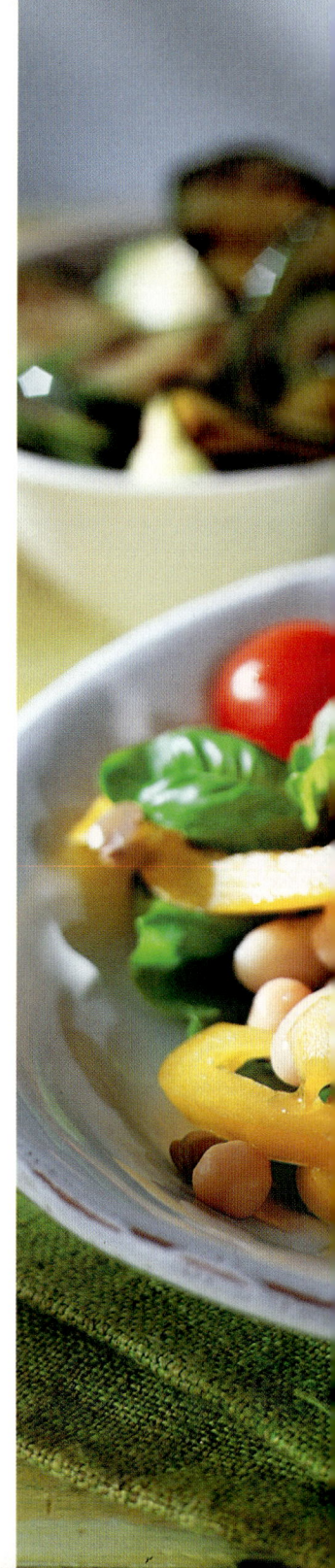

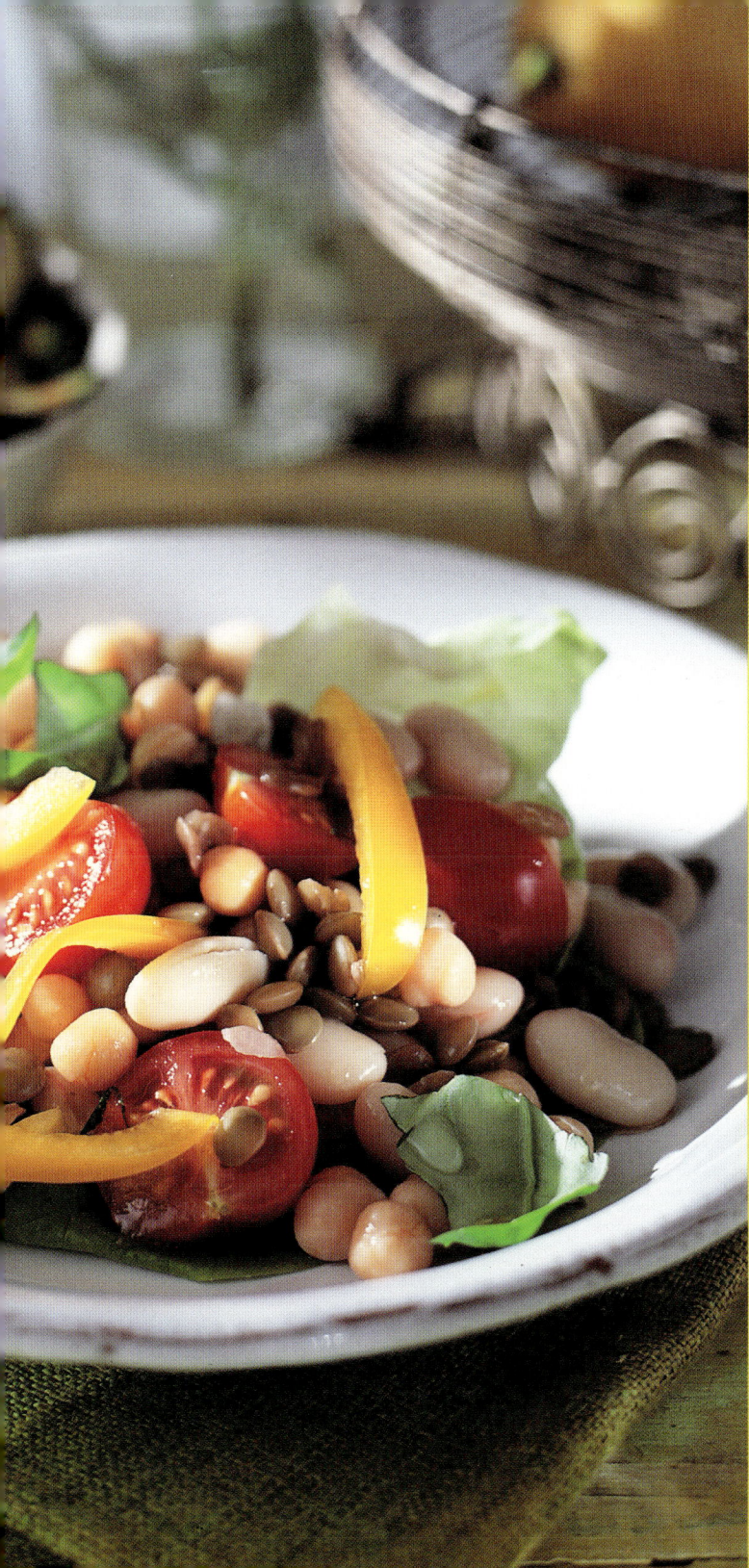

WAS DARF ICH ESSEN?

Das Abendessen links enthält
eine ausgewogene Mischung ballaststoffreicher Kohlenhydrate. Es
besteht aus einem Bohnensalat mit
Paprika, Tomaten und Basilikum
und gegrillten Zucchini. Weitere
schmackhafte Mahlzeiten können
Sie aus den unten aufgeführten
Zutaten zusammenstellen. Verwenden Sie bei der Zubereitung sehr
wenig Fett; es soll keine gesättigten
Fettsäuren enthalten.

Kohlenhydrat-Anteil
(GI bis 35)
Wählen Sie unter folgenden Zutaten:
- Gemüse mit niedrigem GI, z.B.
  Brokkoli, Paprika oder Spinat
- Hülsenfrüchte und Getreide mit
  niedrigem GI, z.B. Linsen, Quinoa
  oder Wildreis

Ballaststoff-Anteil
(mittlerer GI)
Wählen Sie unter folgenden Zutaten:
- Vollkornspaghetti (am besten kalt
  serviert)
- Hülsenfrüchte wie Kichererbsen
  oder Bohnen
- Getreide, z.B. ungeschälter Lang-
  korn- oder Basmatireis

Getränke
Wählen Sie unter folgenden
Getränken:
- Mineralwasser
- ein kleines Glas Wein oder Sekt
  (0,1 l)
- ein kleines Glas Bier (0,1 l)

SNACKS FÜR UNTERWEGS

Wenn Sie keine Zeit hatten, zu Hause einen Snack vorzubereiten, können Sie in einem Feinkostladen einkaufen. Italienische Feinkostgeschäfte sind besonders empfehlenswert, denn sie bieten eine breite Auswahl an Fleisch und Käse. Solche Imbisse enthalten allerdings viele gesättigte Fette und sollten daher nicht mit Brot verzehrt werden – nicht einmal mit Vollkornbrot.

Geeignete Snacks:

• gekochter oder luftgetrockneter Schinken

Ich empfehle Parmaschinken (*siehe rechts*), denn er wird sehr dünn geschnitten und man kann das Fett leicht entfernen.

• Puten- oder Hähnchenbrust

Kaufen Sie, falls erhältlich, Geflügelfleisch ohne Haut.

• Hartwurst

Entscheiden Sie sich für eine möglichst magere Sorte und lassen Sie die Wurst im Laden schneiden; ansonsten brauchen Sie ein Messer.

• hart gekochte Eier

Wenn Sie keine frischen hart gekochten Eier bekommen, können Sie auf Soleier ausweichen.

• Käse

Alle Käsesorten sind geeignet.

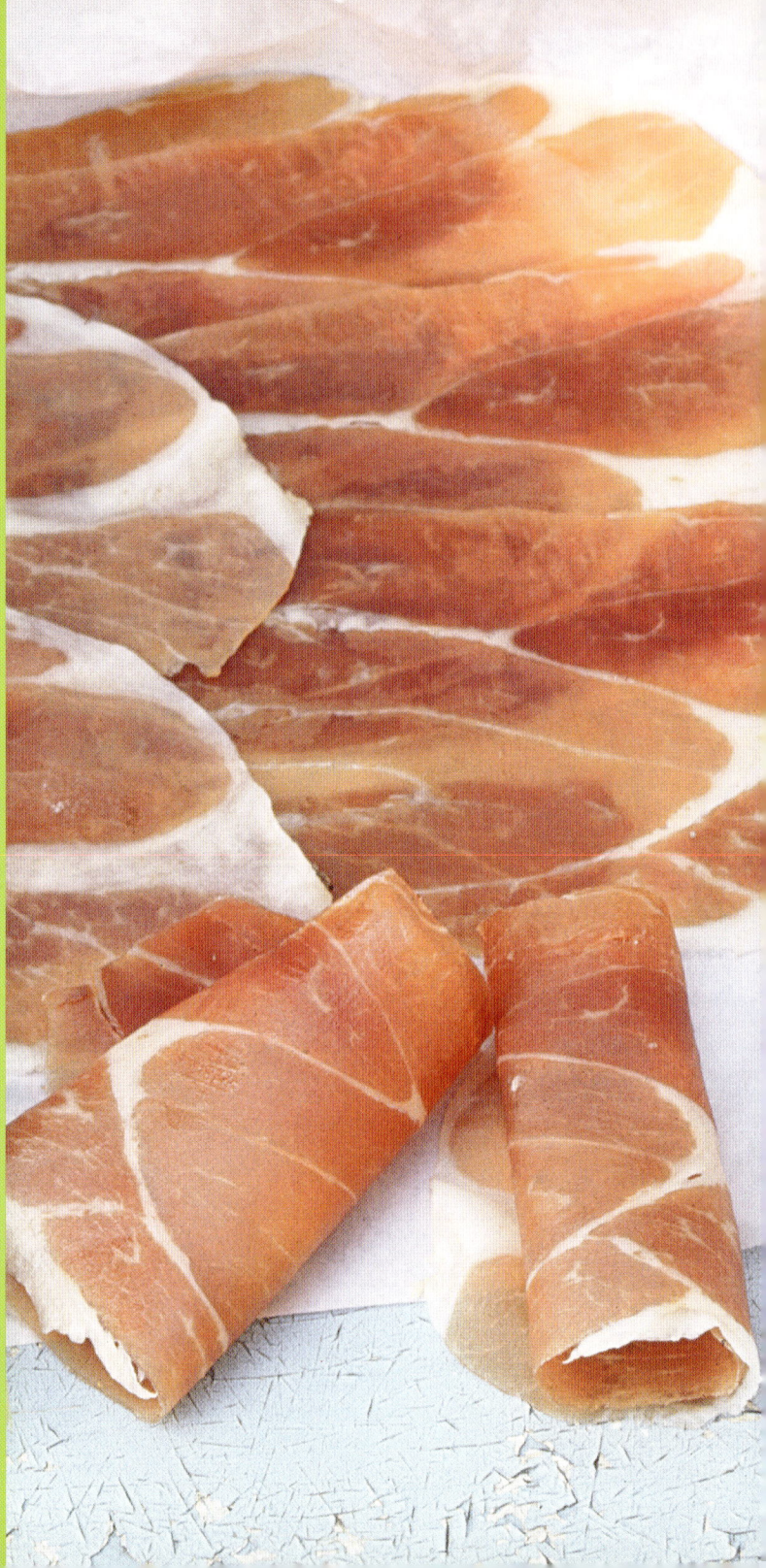

Snacks

War Ihr Mittagessen gehaltvoll genug, dann sollten Sie vor dem Abendessen keinen Hunger verspüren. Knurrt Ihnen dennoch der Magen, genehmigen Sie sich einen Snack – aber bitte keine »Kohlenhydratbomben« wie Kekse, Chips, Brot, Schokoriegel oder Popcorn. Wie Sie wissen, müssen Sie, um abzunehmen, auf Nahrungsmittel mit einem GI über 35 verzichten. Wenn Sie sich an die folgenden Ratschläge halten, können Sie nichts falsch machen.

PROTEIN IST LEBENSWICHTIG

Ein Snack sollte den »kleinen Hunger zwischendurch« stillen, ohne den Blutzuckerspiegel durcheinander zu bringen. Am besten gelingt dies mit einer Kombination aus niedrigglykämischen Kohlenhydraten und Eiweiß. Wie bereits erwähnt (*siehe S. 24–25*) macht Eiweiß länger satt als Zucker. Wählen Sie Kohlenhydratquellen mit einem GI bis zu 35, und essen Sie dazu z.B. etwas Fleisch, Wurst oder Käse.

Planung ist das A und O

Wenn Sie klug vorausplanen, geraten Sie nicht so leicht in Versuchung, ungesunde Snacks zu sich zu nehmen. Ein idealer Snack für Phase I besteht aus geschnittenem rohem Gemüse, z.B. Karotten, Sellerie, Tomaten und Paprika, oder aus magerem Fleisch und etwas Käse (z.B. Cheddar oder Gruyère). Sie können davon essen, so viel Sie wollen, denn alle genannten Nahrungsmittel haben einen sehr niedrigen GI.

Bereiten Sie Ihren Snack zu Hause zu und nehmen Sie ihn in einer Lunchbox mit zur Arbeit. So können Sie einer Unterzuckerung vorbeugen (*siehe S. 15–16*) und vermeiden es, entstehenden Unterzucker aus lauter Verzweiflung womöglich mit Keksen und Cola zu bekämpfen. Wenn der Hunger Sie doch einmal unvorbereitet trifft, können Sie immer noch ein Feinkostgeschäft aufsuchen und etwas Gesundes einkaufen (*siehe links*).

VEGETARISCHE SNACKS

Ein schneller und leichter Snack besteht z.B. aus frischem oder getrocknetem Obst mit einem GI von höchstens 35. Davon können Sie nach Herzenslust essen. Das im Obst enthaltene Protein wird allerdings schnell verdaut und bald werden Sie wieder Hunger bekommen. Ich empfehle daher gehaltvollere Snacks mit mehr Eiweiß, da Proteine langsamer verstoffwechselt werden als Kohlenhydrate. Nüsse, z.B. Haselnüsse, Walnüsse oder Mandeln (*siehe unten*) sind eine gute Alternative. Auch fettarmer Joghurt ist eine gesunde, eiweißreiche Zwischenmahlzeit.

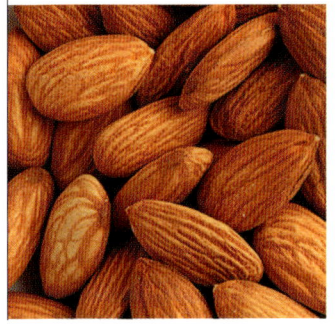

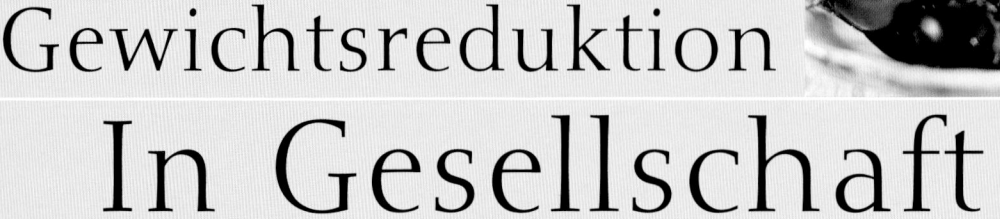

Gewichtsreduktion
In Gesellschaft

Seien Sie kein Spielverderber bei Partys (und versuchen Sie, Freunde, die Sie zu einem Gläschen überreden wollen, nicht zu düpieren). Erzählen Sie nicht herum, dass Sie keine Cocktails trinken.

Heben Sie Ihr Glas an die Lippen, sooft Sie wollen, aber befeuchten Sie nur die Lippen, anstatt zu trinken.

Übernehmen Sie die erste Runde, wenn Sie mit Freunden ausgehen. Bestellen Sie für sich ein Mineralwasser mit Limette oder ein Glas Tomatensaft. Ihre Freunde werden glauben, dass Sie einen Wodka-Tonic oder eine Bloody Mary trinken.

MONTIGNACS DIÄTSTRATEGIEN

Bestellen Sie lieber Rot- oder Weißwein oder Sekt statt Spirituosen als Aperitif. Wein und Sekt enthalten weniger Alkohol als Spirituosen und gefährden Ihren Diäterfolg weniger.

Trinken Sie ein Glas Sekt vor dem Essen, wenn es sich nicht anders machen lässt. Ehe Sie den ersten Schluck nehmen, essen Sie eine Kleinigkeit, vorausgesetzt, sie enthält keine »schlechten« Kohlenhydrate.

Zerteilen Sie Ihr Brötchen oder Weißbrot und lassen Sie es auf dem Teller liegen. Auf einer Party wird das niemand bemerken.

Greifen Sie zu Käse, Oliven, Fleisch oder Räucherlachs, wenn Ihnen das Tablett mit den Canapés vor die Nase gehalten wird. Essen Sie etwas und genießen Sie anschließend Ihr Glas Sekt oder Wein ohne Schuldgefühle.

Menüplan zur Gewichtsreduktion

Wenn Sie Inspiration für die Zusammenstellung von Mahlzeiten und Snacks benötigen, können Sie sich an folgender Übersicht orientieren. Der Plan enthält drei ballaststoffreiche Kohlenhydrat-Mahlzeiten; wenn Sie mögen, können Sie aber auch vier Kohlenhydrat-Mahlzeiten zu sich nehmen.

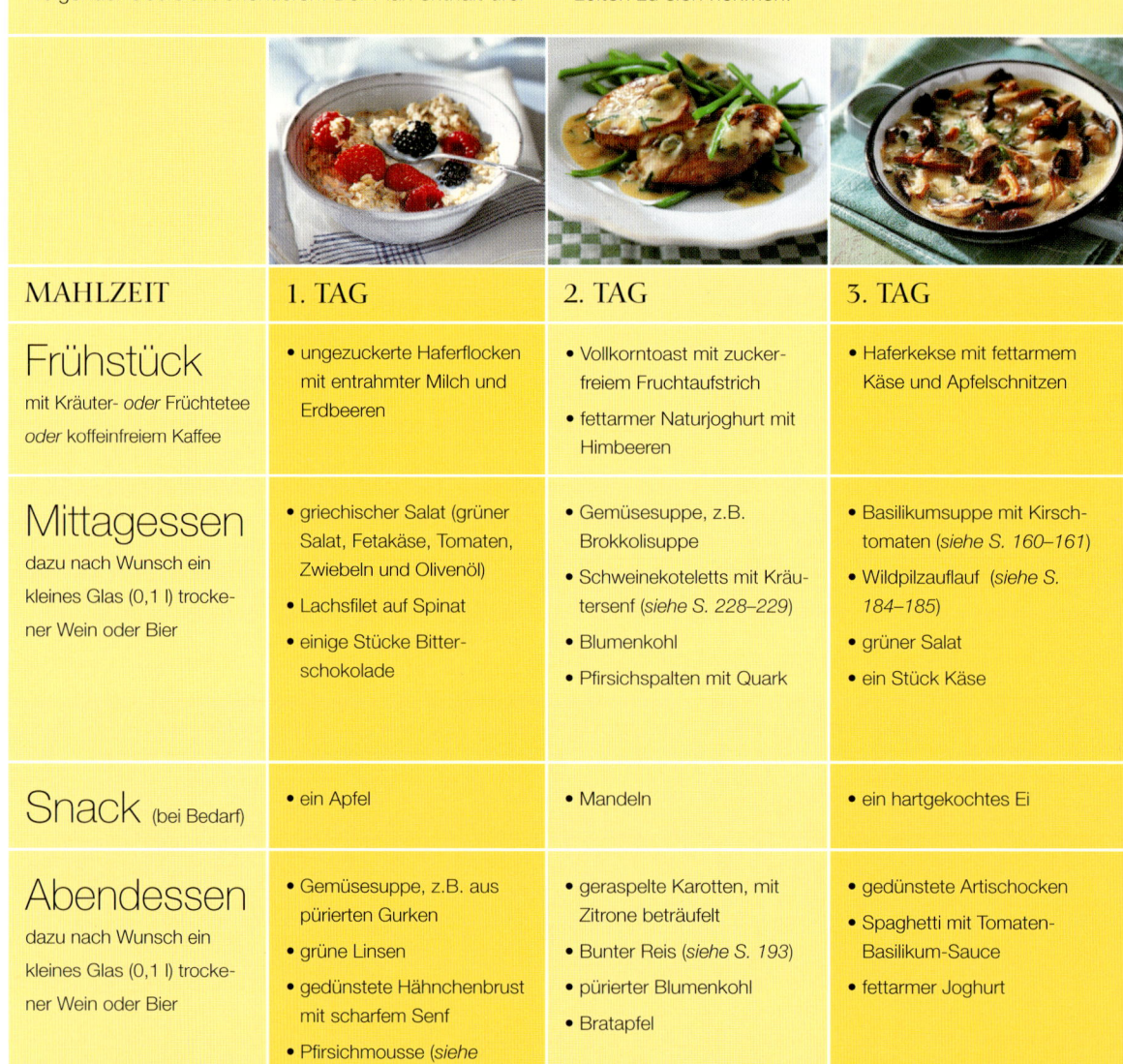

MAHLZEIT	1. TAG	2. TAG	3. TAG
Frühstück mit Kräuter- *oder* Früchtetee *oder* koffeinfreiem Kaffee	• ungezuckerte Haferflocken mit entrahmter Milch und Erdbeeren	• Vollkorntoast mit zucker-freiem Fruchtaufstrich • fettarmer Naturjoghurt mit Himbeeren	• Haferkekse mit fettarmem Käse und Apfelschnitzen
Mittagessen dazu nach Wunsch ein kleines Glas (0,1 l) trocke-ner Wein oder Bier	• griechischer Salat (grüner Salat, Fetakäse, Tomaten, Zwiebeln und Olivenöl) • Lachsfilet auf Spinat • einige Stücke Bitter-schokolade	• Gemüsesuppe, z.B. Brokkolisuppe • Schweinekoteletts mit Kräu-tersenf (*siehe S. 228–229*) • Blumenkohl • Pfirsichspalten mit Quark	• Basilikumsuppe mit Kirsch-tomaten (*siehe S. 160–161*) • Wildpilzauflauf (*siehe S. 184–185*) • grüner Salat • ein Stück Käse
Snack (bei Bedarf)	• ein Apfel	• Mandeln	• ein hartgekochtes Ei
Abendessen dazu nach Wunsch ein kleines Glas (0,1 l) trocke-ner Wein oder Bier	• Gemüsesuppe, z.B. aus pürierten Gurken • grüne Linsen • gedünstete Hähnchenbrust mit scharfem Senf • Pfirsichmousse (*siehe S. 235*)	• geraspelte Karotten, mit Zitrone beträufelt • Bunter Reis (*siehe S. 193*) • pürierter Blumenkohl • Bratapfel	• gedünstete Artischocken • Spaghetti mit Tomaten-Basilikum-Sauce • fettarmer Joghurt

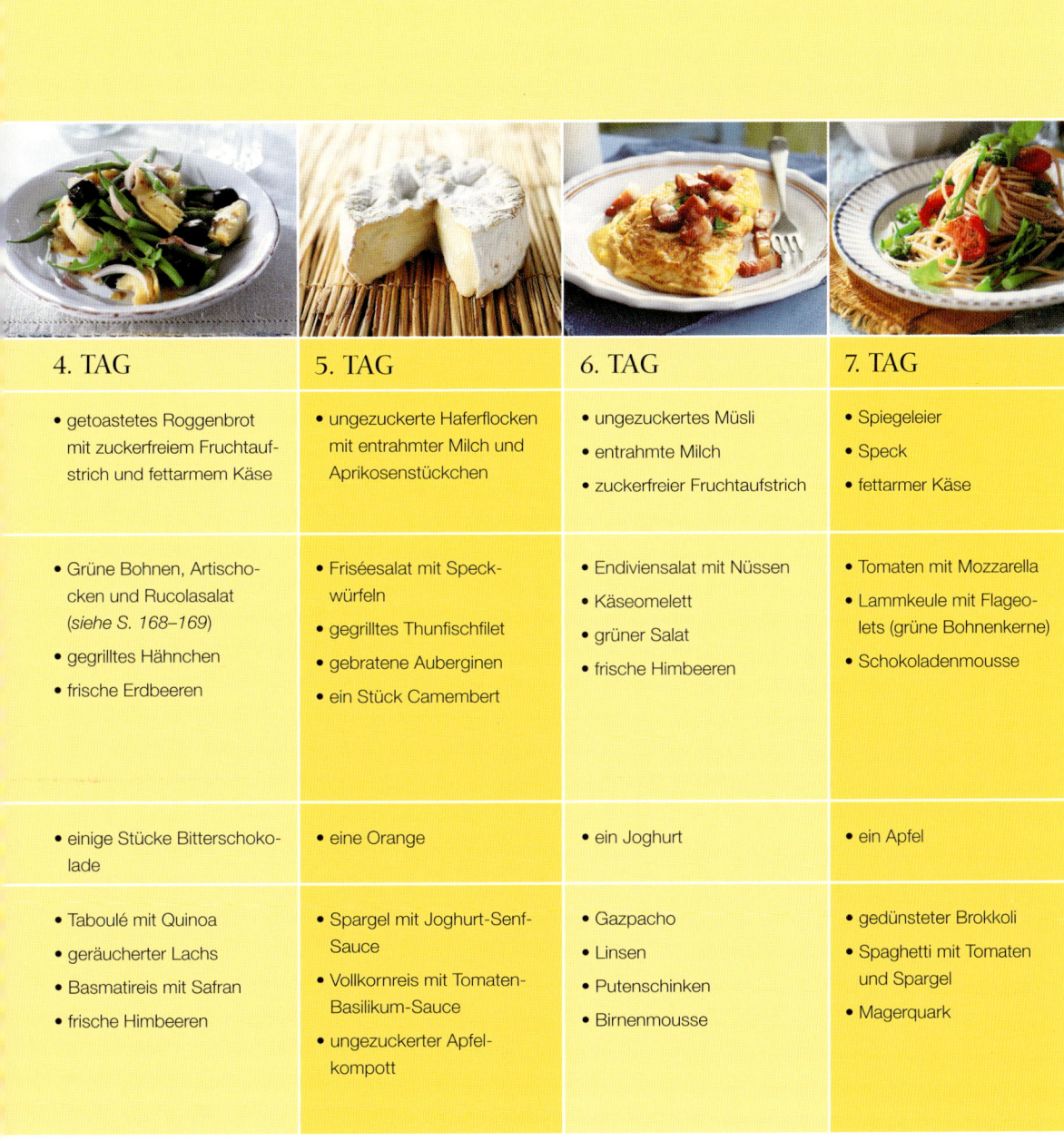

4. TAG

- getoastetes Roggenbrot mit zuckerfreiem Fruchtaufstrich und fettarmem Käse

- Grüne Bohnen, Artischocken und Rucolasalat (*siehe S. 168–169*)
- gegrilltes Hähnchen
- frische Erdbeeren

- einige Stücke Bitterschokolade

- Taboulé mit Quinoa
- geräucherter Lachs
- Basmatireis mit Safran
- frische Himbeeren

5. TAG

- ungezuckerte Haferflocken mit entrahmter Milch und Aprikosenstückchen

- Friséesalat mit Speckwürfeln
- gegrilltes Thunfischfilet
- gebratene Auberginen
- ein Stück Camembert

- eine Orange

- Spargel mit Joghurt-Senf-Sauce
- Vollkornreis mit Tomaten-Basilikum-Sauce
- ungezuckerter Apfelkompott

6. TAG

- ungezuckertes Müsli
- entrahmte Milch
- zuckerfreier Fruchtaufstrich

- Endiviensalat mit Nüssen
- Käseomelett
- grüner Salat
- frische Himbeeren

- ein Joghurt

- Gazpacho
- Linsen
- Putenschinken
- Birnenmousse

7. TAG

- Spiegeleier
- Speck
- fettarmer Käse

- Tomaten mit Mozzarella
- Lammkeule mit Flageolets (grüne Bohnenkerne)
- Schokoladenmousse

- ein Apfel

- gedünsteter Brokkoli
- Spaghetti mit Tomaten und Spargel
- Magerquark

Eine Liste »guter« Kohlenhydrate

Da nur kohlenhydrathaltige Nahrungsmittel Zucker enthalten, sind sie die einzigen, auf die der GI angewandt wird. Fette und Proteinquellen sind zuckerarm und wirken sich daher kaum auf den Blutzuckerspiegel aus. Im Folgenden finden Sie eine kleine Auswahl »guter« Kohlenhydratquellen für die Gewichtsreduktion.

Avocados	10	Sonnenblumenkerne	15
Artischocken	15	Spargel	15
Blattsalat (alle Sorten)	15	Spinat	15
Blumenkohl	15	Walnüsse	15
Brokkoli	15	Zucchini	15
Erdnüsse	15	Zwiebeln	15
Fenchel	15	Auberginen	20
Gurken	15	Fruktose	20
Haselnüsse	15	Limetten	20
Kohl (alle Arten)	15	Zitronen	20
Kräuter	15	Chinesische Fadennudeln (aus Sojamehl)	22
Kürbiskerne	15	Bitterschokolade (70 % Kakao)	25
Lauch	15	Brombeeren	25
Mandeln	15	Erdbeeren	25
Oliven	15	Flageolet-Bohnen	25
Paprika (grün, rot, gelb)	15	Himbeeren	25
Paranüsse	15	Kirschen	25
Pekannüsse	15	Linsen (grün)	25
Pilze	15	Sojabohnen (gekocht)	25
Rosenkohl	15	Spalterbsen (gelb, 20 Minuten gekocht)	25
Sellerie, Knolle	15	Äpfel (frisch)	30
Sellerie, Stange	15	Aprikosen (frisch)	30

Birnen	30		Wildreis	35
Fruchtaufstrich (zuckerfrei)	30		Feigen (getrocknet)	40
Grapefruit	30			
Grüne Bohnen	30			
Karotten (roh)	30		**Nur zum Kohlenhydrat-Protein-Frühstück:**	
Kichererbsen (gekocht)	30		Schwarzbrot	40
Knoblauch	30		Vollkornbrot	40
Linsen (braun, rot, gelb)	30		Roggenvollkornbrot	45
Milch (teilentrahmt oder entrahmt)	30		Vollkornbrot mit Kleie	45
Mungbohnen (eingeweicht und 20 Minuten gekocht)	30			
Nektarinen	30		**Nur zu Kohlenyhdrat-Mahlzeiten:**	
Pfirsiche	30		Hartweizenspaghetti (*al dente* gekocht)	40
Tomaten	30		Vollkornspaghetti (*al dente* gekocht)	40
Trockenbohnen (außer Saubohnen)	35		Naturreis, Basmati	50
Äpfel (getrocknet)	35		Naturreis, Langkorn	50
Aprikosen (getrocknet)	35		Süßkartoffeln	50
Dörrpflaumen	35			
Erbsen (frisch oder getrocknet, gekocht)	35			
Feigen (frisch)	35			
Kidneybohnen	35			
Naturjoghurt	35			
Orangen	35			
Pflaumen	35			
Quinoa	35			
Satsumas	35			

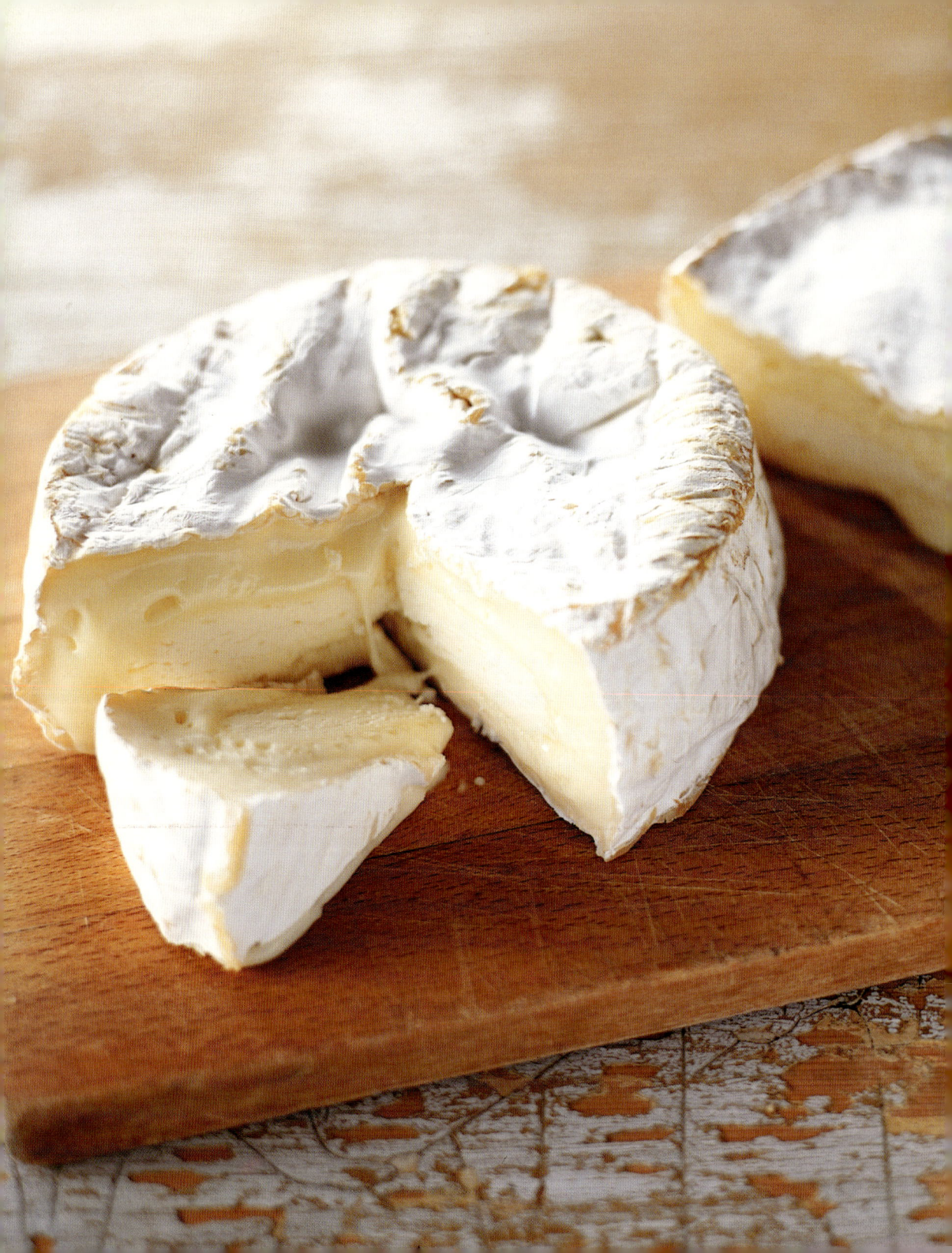

GEWICHTS-STABILISIERUNG

Kurz und gut

In diesem Kapitel lernen Sie einige neue Regeln für die zweite Phase der Montignac-Methode kennen. Wahrscheinlich werden Sie als Erstes feststellen, dass es gar nicht viele Regeln gibt. Das liegt daran, dass Flexibilität das Hauptmerkmal dieser Phase ist. Eigentlich geht es eher darum, Sie für eine gute, gesunde Lebensweise zu gewinnen, die vom französischen Savoir-vivre inspiriert ist. Je länger Sie bei diesem Programm bleiben, desto leichter wird es Ihnen fallen, das Richtige zu essen und Ihr Gewicht zu halten.

DIE ZIELE

Das Hauptziel der Phase II ist die Gewichtsstabilisierung. Sie können das Programm auf zwei verschiedene Weisen nutzen: Entweder im Anschluss an das Programm zur Gewichtsreduktion in Phase I, um Ihr neues Gewicht zu halten und Ihre Bauchspeicheldrüse gesund zu erhalten; oder – wenn Sie nicht unbedingt abnehmen wollen – Sie steigen gleich in Phase II ein und lassen Phase I einfach aus.

Gewichtsstabilisierung

In Phase II dürfen Sie Kohlenhydrate mit einem GI bis 50 essen. Wenn Sie sich an diese und an die anderen Richtlinien des Programms halten, werden Sie Ihr Gewicht halten.

Betrachten Sie Phase II aber nicht als separaten Essensplan, sondern als eine flexible Erweiterung des Programms zur Gewichtsreduktion. Es ist außerordentlich wichtig, dass Sie bei den Grundregeln der Phase I (*siehe S. 48-49*) bleiben und die neuen Elemente der Phase II schrittweise über mehrere Wochen hinweg einführen. Wenn es Ihnen lediglich darum geht, Ihr jetziges Gewicht zu halten, und Sie direkt mit Phase II beginnen, sollten Sie unbedingt von Anfang an sämtliche Regeln befolgen (*siehe S. 110-111*).

»Je länger Sie bei diesem Programm bleiben, desto leichter wird es Ihnen fallen, das Richtige zu essen und Ihr Gewicht zu halten.«

Die gesunde Bauchspeicheldrüse

Nach Phase I ist Ihre Bauchspeicheldrüse gesund. Wenn Sie jedoch in alte
Gewohnheiten zurückfallen und »schlechte« Kohlenhydrate mit hohem GI
essen, wird Ihre Bauchspeicheldrüse darunter leiden. Dadurch kommen Sie
in ein Stadium des Hyperinsulinismus mit all seinen Begleiterscheinungen
wie Schwerfälligkeit und Gewichtszunahme.

Man wird nicht übergewichtig, weil man zu viel, sondern weil man das
Falsche isst. Das bringt den Organismus dazu, zu viel Insulin zu produzieren
und überschüssige Glukose als Körperfett zu speichern. Mit dem Montignac-
Programm bleibt Ihre Bauchspeicheldrüse gesund. Je länger Sie bei der Stange bleiben, desto besser wird Ihre Bauchspeicheldrüse arbeiten, desto leichter
wird es Ihnen fallen, Ihr Gewicht zu halten, und desto besser können Sie,
was Ihre Ernährung betrifft, die richtige Wahl treffen.

GI bis 50 zur Gewichtsstabilisierung

Das Phase-II-Programm erlaubt ein großes Spektrum hoch-
wertiger, köstlicher Nahrungsmittel und es gibt dabei weniger Regeln und Beschränkungen als in Phase I. Wenn Sie
Ihr Gewicht halten möchten und Ihre Bauchspeicheldrüse
gesund bleiben soll, sollten Sie Nahrungsmittel mit einem
GI von maximal 50 auf den Speiseplan setzen. Wer gelegentlich Kohlenhydrate mit höherem GI isst, sollte den
Schaden mit Hilfe des GR-Prinzips *(siehe S. 112-114)* begrenzen. Das Diagramm verdeutlicht den Zusammenhang
zwischen GI und Körpergewicht.

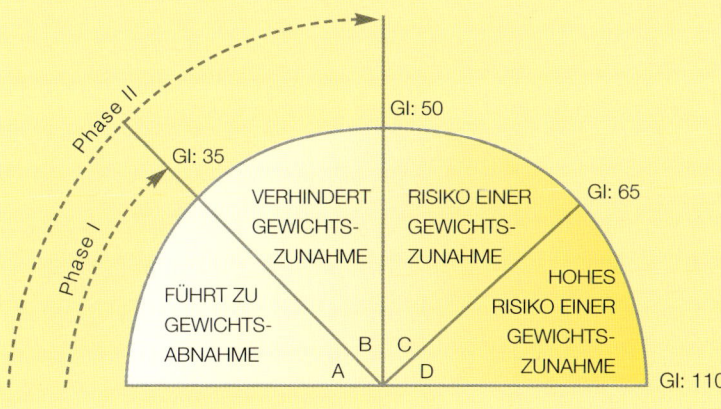

A: GI bis 35
führt zu Gewichtsabnahme

B: GI von 36 bis 50
verhindert Gewichtszunahme

C: GI von 51 bis 65
Risiko einer Gewichtszunahme

D: GI über 65
hohes Risiko einer Gewichtszunahme

Gewichts-stabilisierung
Die Regeln

1 **Halten Sie Ihr Gewicht** mit diesem Programm. Eigentlich handelt es sich um eine flexible Erweiterung des Phase-I-Programms. Wer nicht abnehmen möchte, kann Phase I überspringen und direkt mit Phase II beginnen. So halten Sie Ihr Gewicht und Ihre Bauchspeicheldrüse bleibt gesund.

2 **Bewährte Frühstücksvarianten:** Bleiben Sie bei dem Protein-Kohlenhydrat-Frühstück und dem Protein–Fett-Frühstück. Das Protein-Kohlenhydrat-Frühstück ist die gesündere Variante, daher sollten Sie sie nach Möglichkeit bevorzugen.

3 **Flexible Hauptmahlzeiten:** Es sind keine Varianten mehr für Mittag- und Abendessen vorgegeben. Beherzigen Sie aber stets die goldene Regel: Wählen Sie immer Kohlenhydratquellen mit einem GI von maximal 50. Wenn Sie Kohlenhydrate mit höherem GI essen möchten, müssen Sie diese als »Ausnahme« zählen *(siehe gegenüberliegende Seite und S. 116-117)* oder das GR-Prinzip *(siehe gegenüberliegende Seite und S. 112-114)* anwenden.

4 **Essen Sie Vollkornbrot** als Teil des Kohlenhydrat-Protein-Frühstücks und als Imbiss. Weil selbst gutes Vollkornbrot sehr viel Stärke enthält, sollte Brot grundsätzlich nur zu diesen Mahlzeiten gegessen werden.

5 **Wenden Sie das GR–Prinzip an** *(siehe S. 112-114)*, wenn Sie Kohlenhydrate mit einem GI über 50 essen möchten. Damit reduzieren Sie die Wirkung hochglykämischer Nahrungsmittel auf Ihren Blutzuckerspiegel.

6 **Zwei hochglykämische »Ausnahmen«** *(siehe S. 116-117)* pro Monat sind durchaus möglich, ohne dass Sie Gefahr laufen, zuzunehmen – vorausgesetzt, Sie planen diese Ausnahmen im Voraus und begrenzen ihre Auswirkungen durch genau darauf abgestimmte Maßnahmen.

7 **Zwei kleine Gläser Wein** am Tag oder ein kleines Bier (0,33 l) zu den Hauptmahlzeiten sind erlaubt. Gelegentlich dürfen Sie sich auch einen Aperitif oder Digestif genehmigen (siehe S. 128-129). Keinesfalls jedoch sollten Sie Alkohol auf nüchternen Magen trinken.

Das GR-Prinzip

Gutes Essen gehört zu den schönsten Erfahrungen, die wir machen können: Kochen ist wie die Musik oder die Malerei eine echte Kunst. Deshalb wäre es schade, sich für immer von Speisen zu verabschieden, die zwar einen relativ hohen GI, aber auch großen kulinarischen Wert haben. Wenn Sie das Prinzip des glykämischen Resultats (GR) einer Mahlzeit berücksichtigen, können Sie viele dieser Köstlichkeiten genießen, ohne dick zu werden.

WAS IST DAS GR-PRINZIP?

Das Prinzip des glykämischen Resultats gehört zu den wichtigsten Aspekten der Phase II. Das glykämische Resultat ist genau das, was sein Name besagt: der durchschnittliche GI aller Kohlenhydrate, die während einer Mahlzeit gegessen werden. Entscheidend ist also nicht der GI einer einzelnen Kohlenhydratquelle, sondern die kombinierte Wirkung unterschiedlicher Kohlenhydrate. Wenn Sie also während einer Mahlzeit ein hochglykämisches Nahrungsmittel essen, ist das noch nicht unbedingt eine Katastrophe für Ihren Blutzuckerspiegel und Ihr Gewicht.

Wie funktioniert das GR-Prinzip?

Das GR-Prinzip beruht im Grunde auf den Kontroll- und Ausgleichsfunktionen des Organismus, und es erlaubt Ihnen, bestimmte hochglykämische Nahrungsmittel zu sich zu nehmen, sofern Sie dazu – oder besser noch davor – Kohlenhydrate mit sehr niedrigem GI und vielen Ballaststoffen essen. Wenn Sie also Kohlenhydrate mit einem GI über 50 essen, können Sie deren Effekt auf Ihre Bauchspeicheldrüse durch den Verzehr eines Nahrungsmittels mit sehr niedrigem GI ausgleichen.

Ein Beispiel: Ein Kartoffelgericht treibt den Blutzuckerspiegel bekanntlich in die Höhe, während Gemüse mit vielen Ballaststoffen und niedrigem GI ihn nur leicht steigen lässt. Essen Sie nun beides zusammen, pendelt

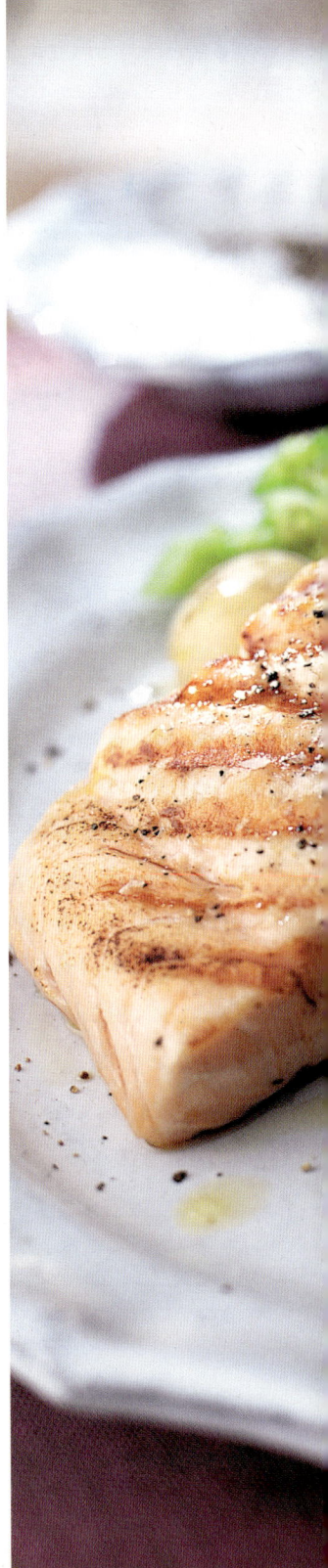

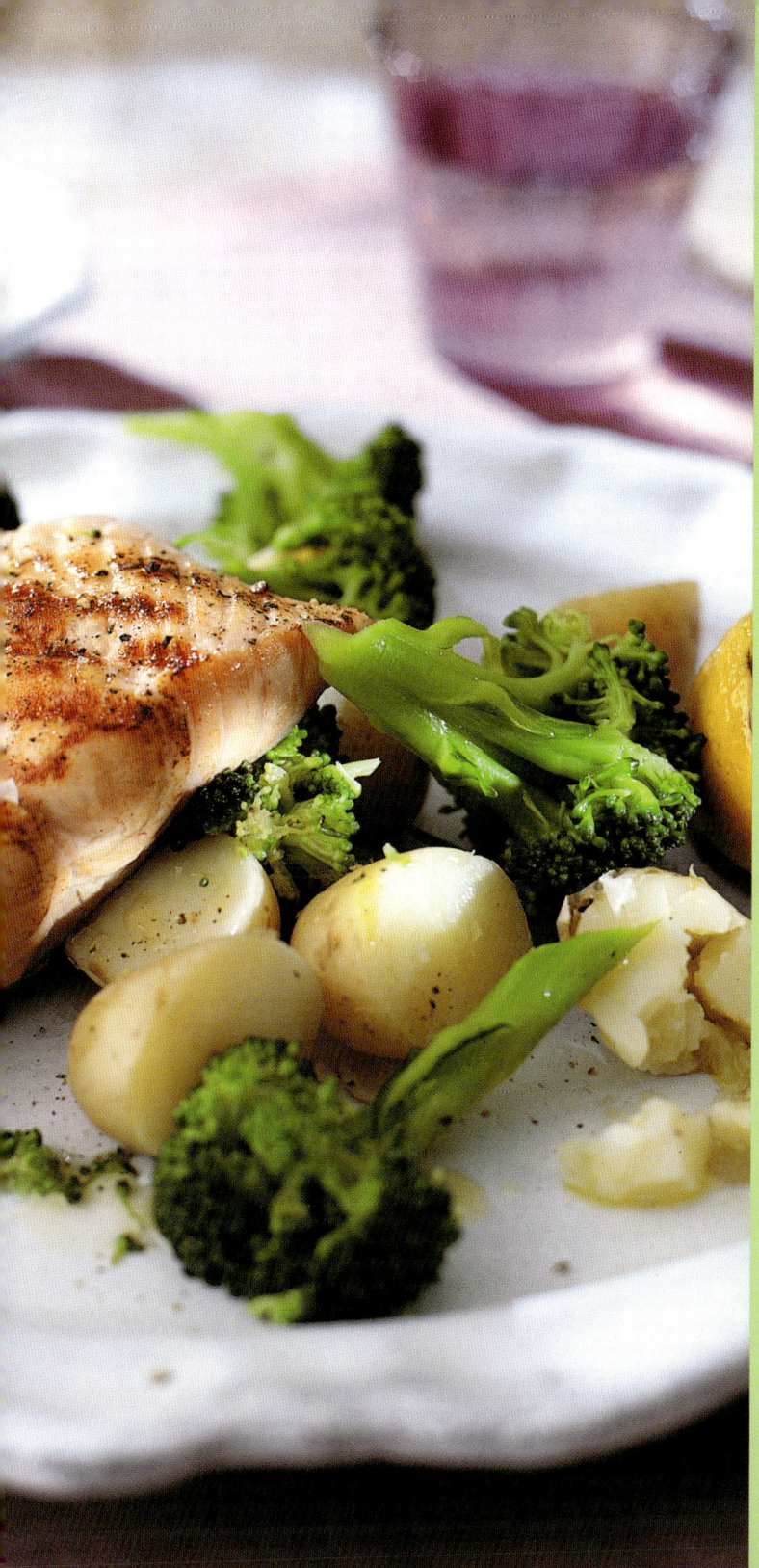

SO FUNKTIONIERT'S

Dieses Gericht *(links)* ist ein gutes Beispiel für die Anwendung des GR-Prinzips. Die Berechnung unten ist nicht exakt, sie dient lediglich dazu, das glykämische Resultat einer Mahlzeit annäherungsweise zu bestimmen. Serviert wurden gekochte Kartoffeln (hochglykämisch), gedünsteter Brokkoli (sehr niedriger GI) und gegrillter Lachs. Brokkoli senkt das glykämische Resultat der Mahlzeit, wenn Sie die Bestandteile dieses Gerichts in folgender Reihenfolge zu sich nehmen:

• **Der Brokkoli** sollte zuerst gegessen werden. Brokkoli hat einen niedrigen GI von 15, der den hohen GI der Kartoffeln ausgleicht.

• **Nun folgen die Kartoffeln.** Sie wurden mit der Schale gekocht und haben daher einen GI von 65. Wenn Sie das zum GI des Brokkolis addieren, erhalten Sie einen Wert von 80. Teilen Sie diese Zahl nun durch zwei, um das glykämische Resultat (GR) zu erhalten.

• **Das GR** der beiden Nahrungsmittel liegt bei 40 - ein absolut akzeptabler Wert in Phase II der Montignac-Methode.

• **Versuchen Sie nicht,** das glykämische Resultat einer Mahlzeit zu senken, indem Sie besonders große Portionen niedrigglykämischer Kohlenhydrate verspeisen.

sich der Blutzuckerspiegel zwischen beiden Werten ein, je nachdem wie hoch der Anteil an Kartoffeln und Gemüse bei der Mahlzeit jeweils ist.

Die Grenzen des GR-Prinzips

Das GR-Prinzip ist keine feste Formel, sondern eher eine Faustregel für den Fall, dass Sie in Phase II Kohlenhydrate mit einem GI über 50 essen möchten. Um den potenziellen Schaden durch ein hochglykämisches Nahrungsmittel auszugleichen, sollten Sie stets das GR-Prinzip anwenden, indem Sie *zuvor* ein niedrigglykämisches Nahrungsmittel essen, denn die Reihenfolge spielt dabei eine wichtige Rolle. Essen Sie zuerst das hochglykämische Nahrungsmittel, dann bleibt Ihr Blutzuckerspiegel hoch.

Das GR-Prinzip ist also eine Art Faustregel – und das Maßhalten ist der Schlüssel, wenn Sie es zur Gewichtskontrolle anwenden. Denn überschüssige Kohlenhydrate werden in Körperfett umgewandelt, egal wie hoch ihr GI ist. Wenn Sie also eine große Portion Kartoffeln essen, sollten Sie sich keineswegs zum Ausgleich eine ebenso riesige Portion Brokkoli schmecken lassen. Zu berücksichtigen ist nämlich nicht nur das glykämische Resultat, sondern die Kohlenhydratkonzentration *(siehe unten)* einer Mahlzeit.

Die Kohlenhydratkonzentration

Der GI eines kohlenhydratreichen Nahrungsmittels ist wichtig, aber er muss auch in Beziehung zur Kohlenhydratkonzentration gesetzt werden. Die Kohlenhydratkonzentration besagt, wie viel Gramm Kohlenhydrate ein Nahrungsmittel enthält. In dieser Hinsicht hält die folgende Tabelle *(siehe rechte Seite)* einige angenehme Überraschungen für Sie bereit. Eine gekochte Karotte z.B. hat einen GI über 85, ihr Kohlenhydratgehalt liegt jedoch nur bei 6 g pro 100 g. Eine kleine Portion gekochte Karotten wird also kaum einen Effekt auf Ihren Blutzuckerspiegel haben. Sie müssten fast 600 g davon essen, um eine vergleichbare Blutzuckerspitze zu erreichen wie mit 100 g Kartoffelchips. Andere hochglykämische Nahrungsmittel mit geringer Kohlenhydratkonzentration sind Melonen (6 g), weiße Rüben (3 g) und Wassermelonen (7 g). In Phase II müssen Sie sich bei diesen Nahrungsmitteln keine Beschränkungen auferlegen. Vorausgesetzt, Sie essen sie in kleineren Mengen und nicht zu häufig, nehmen Sie davon nicht zu.

»Gutes Essen gehört zu den schönsten Erfahrungen, die wir machen können, und Kochen ist wie die Musik oder die Malerei eine echte Kunst.«

Kohlenhydratkonzentration

Sie gibt an, wie viel Gramm Kohlenhydrate eine 100-Gramm-Portion eines Nahrungsmittels enthält. In Maßen dürfen in Phase II auch Nahrungsmittel, die zwar einen hohen GI, aber eine Kohlenhydratkonzentration von 10 g oder weniger pro Portion aufweisen, verzehrt werden. Diese sind mit einem Stern markiert.

Nahrungsmittel	Kohlenhydrat-konzentration	GI	Nahrungsmittel	Kohlenhydrat-konzentration	GI
Aprikosen (frisch)	10 g	30	Linsen (grün)	17 g	25
Aprikosen (getrocknet)	63 g	35	Marmelade (zuckerhaltig)	70 g	65
Bananen (reif)	20 g	60	Mehl, Type 1050 (wie für Mischbrot)	53 g	70
Bitterschokolade (70 % Kakao)	32 g	25	Melone*	6 g	60
Bratkartoffeln oder Chips	33 g	95	Milch (halbfett)	5 g	30
Chin. Fadennudeln (aus Sojamehl)	15 g	22	Naturjoghurt	5 g	35
Cornflakes	85 g	85	Naturreis, Basmati	23 g	50
Erbsen (getrocknet)	7 g	35	Naturreis, Langkorn	23 g	50
Erdnüsse	9 g	15	Quinoa	35 g	18
Fruchtaufstrich (zuckerfrei)	37 g	30	Reiswaffeln	24 g	85
Fruktose	100 g	20	Rosinen	66 g	65
grüne Bohnen	3 g	30	Rote Bete*	10 g	65
Honig	80 g	85	Sojabohnen (gekocht)	15 g	25
Karotten (gekocht)*	6 g	85	Spaghetti, Hartweizen (al dente)	25 g	40
Karotten (roh)	6 g	30	Sultaninen	66 g	65
Kichererbsen	22 g	30	Süßkartoffeln	20 g	50
Kidneybohnen	11 g	35	Wassermelone*	7 g	75
Kiwis	12 g	50	Weintrauben	16 g	45
Kürbis*	7 g	75	Weiße Rüben*	3 g	70
Linsen (braun, rot, gelb)	17 g	30	Zucker (Saccharose)	100 g	70

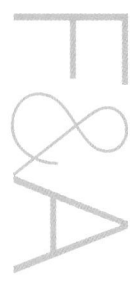

Was sind »Ausnahmen«?

Dieser Aspekt der Montignac-Methode ist eng mit dem GR-Prinzip verbunden *(siehe S. 112-114)*, und seine Umsetzung ist nicht ganz einfach. Vergewissern Sie sich also, dass Sie das GR-Prinzip wirklich verstanden haben, bevor Sie eine »Ausnahme« in Ihre Diät einbauen.

F Was genau ist eine »Ausnahme«?

Eine Ausnahme ist eine geplante Abweichung von Ihrem Ernährungsprogramm: Gelegentlich dürfen Sie hochglykämische Nahrungsmittel essen. Eine Ausnahme artet weder in ein unkontrolliertes Fressgelage aus, noch ist sie ein Zeichen von Willensschwäche. Ihre Bauchspeicheldrüse wird inzwischen wieder mit »Ausrutschern« fertig.

F Gibt es verbotene Nahrungsmittel?

Nein. Jedes hochglykämische Nahrungsmittel kann als Ausnahme gelten, vorausgesetzt, zwei Bedingungen sind erfüllt: Erstens sollte es sich um ein Nahrungsmittel handeln, das Sie normalerweise nicht essen. Zweitens sollten Sie bei der Auswahl das glykämische Resultat der Mahlzeit beachten.

F Wie oft sind Ausnahmen erlaubt?

Ich spreche nur ungern über Ausnahmen, weil ich befürchte, dass der ein oder andere ihre Einführung missbrauchen und wieder zunehmen könnte. Ausnahmen bieten Ihnen die Chance, ohne schlechtes Gewissen bei besonderen Gelegenheiten Ihre Leibspeisen zu essen. Deshalb ist es wichtig, dass Sie dieses Privileg nicht ausnutzen und pro Monat höchstens zweimal Gebrauch davon machen.

F Gibt es eine goldene Regel?

Ja. Wenn Sie eine Ausnahme planen, essen Sie die Leckerei, die Sie sich ausgesucht haben, am Ende einer Mahlzeit – niemals zu Beginn. Isst man zuerst Nahrungsmittel mit niedrigem GI, bleibt das glykämische Resultat vergleichsweise niedrig und löst nur eine minimale Insulinantwort aus. Essen Sie hingegen das hochglykämische Nahrungsmittel zuerst, bleibt der Blutzuckerspiegel auch dann hoch, wenn Sie anschließend etwas mit niedrigem GI essen. Ein Dessert nach dem Essen ist also erlaubt, Brot vor dem Essen dagegen nicht.

F Wie baue ich Ausnahmen ein?

Der Trick besteht darin, Ausnahmen genau zu planen und bei der Auswahl der anderen Nahrungsmittel große Vorsicht walten zu lassen. Wenn Sie sich z.B. ein Dessert nach dem Abendessen gönnen wollen, sollten Sie darauf achten, dass die restlichen Elemente Ihres Menüs Kohlenhydrate mit sehr niedrigem GI (und mageres, sättigendes Eiweiß) enthalten. Essen Sie diese Nahrungsmittel als Erstes, dann dürfen Sie sich ohne Schuldgefühle jeden Löffel Ihres Desserts auf der Zunge zergehen lassen.

F Gibt es Einschränkungen?

Idealerweise sollten Ihre Ausnahmen Nahrungsmittel mit geringer Kohlenhydratkonzentration sein, z.B. Wassermelonen, da deren Auswirkungen auf den Blutzuckerspiegel sich leichter ausgleichen lassen. Doch sobald Sie beginnen, zwischen »großen« und »kleinen« Ausnahmen zu unterscheiden, laufen Sie Gefahr, sich auf die großen zu konzentrieren und die kleinen zu übersehen. Denken Sie daran, dass auch kleine Ausnahmen nicht zur Regel werden sollten, wenn Sie Ihr Gewicht halten wollen.

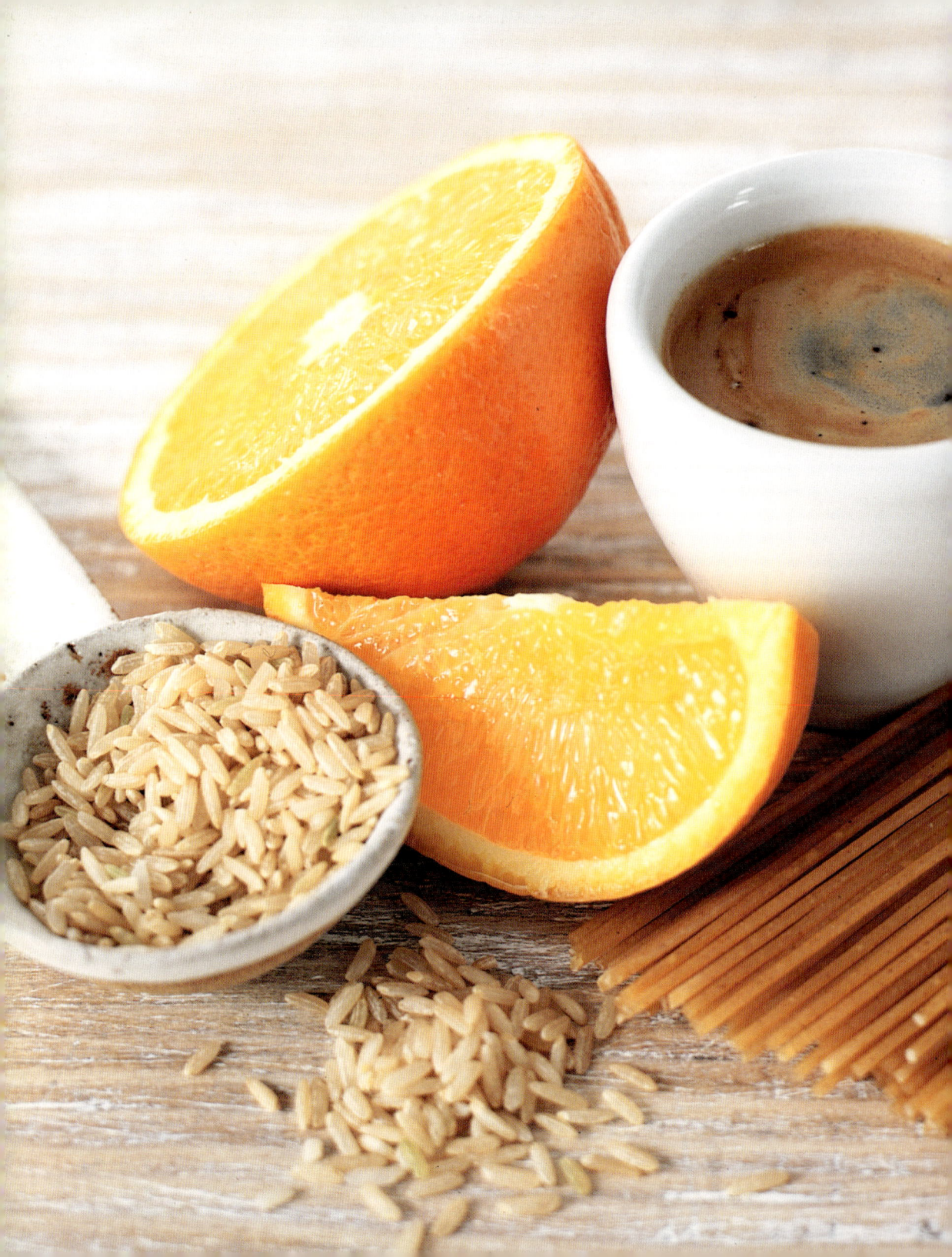

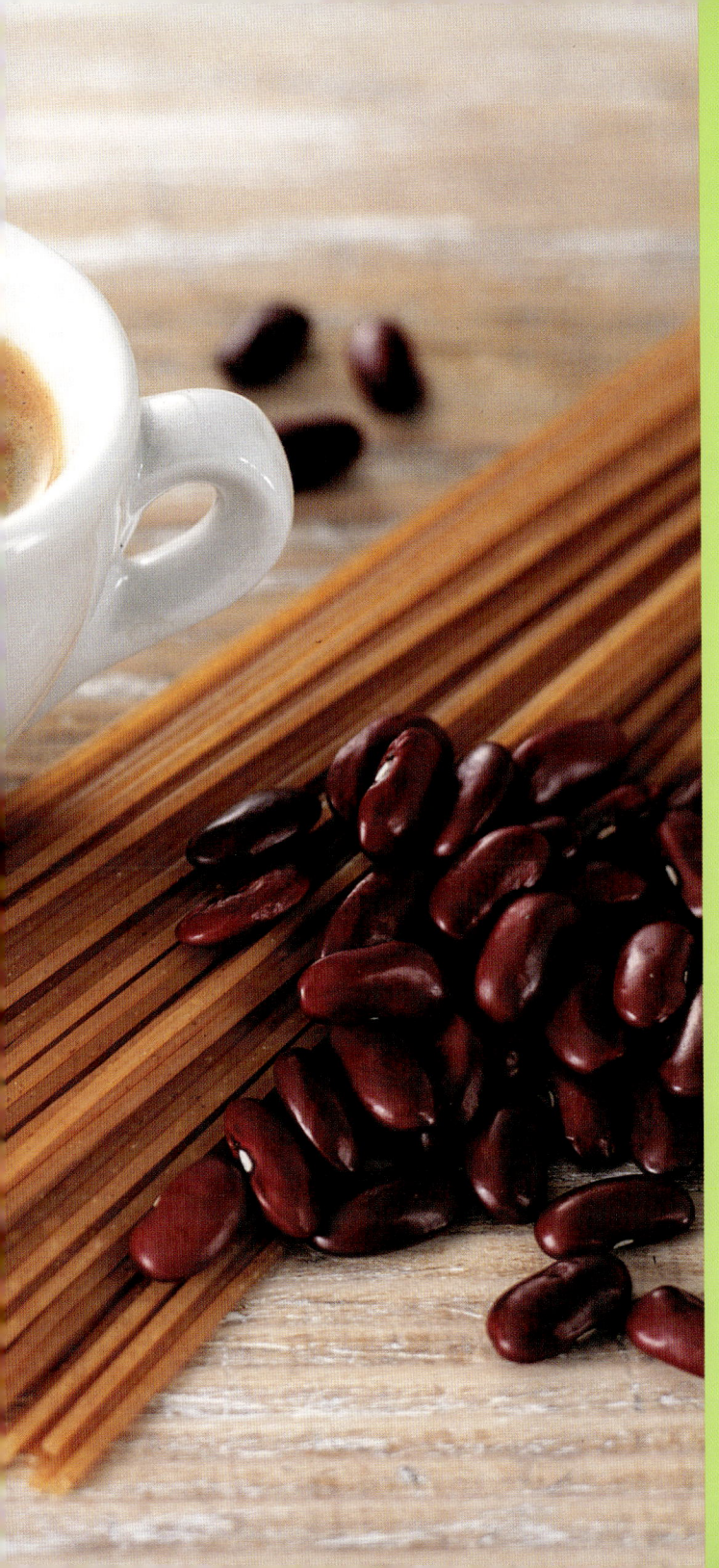

Klüger essen

Auch wenn das Phase-II-Programm als flexible Erweiterung des Phase-I-Programms *(siehe S. 44-105)* gelten kann, gibt es doch Nahrungsmittel, bei denen Sie weiterhin vorsichtig sein sollten. Auf den folgenden Seiten erfahren Sie, wie Sie die richtigen Nahrungsmittel auswählen.

- Stärkehaltige Nahrungsmittel allgemein

- Vollkornbrot

- Pasta »al dente«

- Obst

- Getränke

Stärke

Von bestimmten stärkehaltigen Nahrungsmitteln wie Kartoffeln, weißem Reis und Mais rate ich auch in Phase II ab. Diese kohlenhydratreichen Nahrungsmittel haben einen hohen GI. Wenn Sie sie regelmäßig essen, nehmen Sie unweigerlich zu. Die Montignac-Methode erlaubt Ihnen aber, „gute" stärkehaltige Nahrungsmittel ohne Einschränkungen zu genießen.

PASTA

In Phase II dürfen Sie Pasta essen, wann immer Sie möchten. Selbst weiße Nudeln sind erlaubt, sofern sie aus Hartweizen hergestellt wurden. Wenn Sie nicht sicher sind, ob eine Nudelsorte aus Hart- oder Weichweizen gemacht wurde, greifen Sie zu Vollkornnudeln, die einen relativ niedrigen GI haben. Bevorzugen Sie pastifizierte Sorten *(siehe S. 64-65)* wie Spaghetti und Linguine, und kochen Sie Pasta grundsätzlich *al dente*. Noch besser sind chinesische Fadennudeln aus Sojamehl. Mit einem GI von 22 haben sie den niedrigsten GI aller Nudelsorten.

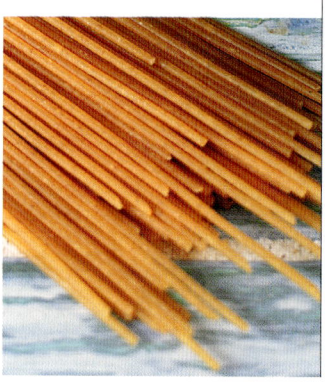

SÜSSKARTOFFELN UND KARTOFFELN

Süßkartoffeln sind ballaststoffreich und haben einen GI von 50. Dieser Wert macht Süßkartoffeln zu einem akzeptablen Nahrungsmittel, das Sie in Phase II bedenkenlos essen können. Verzehren Sie Süßkartoffeln immer mit Schale, damit der Ballaststoffgehalt erhalten bleibt und der GI nicht über 50 steigt.

Eine geschälte Kartoffel kann einen GI von 95 haben, da sie kaum Ballaststoffe enthält. Es versteht sich von selbst, dass geschälte Kartoffeln schlecht für Ihre schlanke Linie sind und in jedem Fall vom Speiseplan gestrichen werden sollten. Wenn Sie gelegentlich doch eine Kartoffel essen möchten, wenden Sie das GR-Prinzip an: Essen Sie zuvor ballaststoffreiches Gemüse mit niedrigem GI.

REIS UND ANDERE GETREIDESORTEN

Naturbelassener Basmati- oder Langkornreis sowie Wildreis sind ballaststoffreich und haben GI-Werte von maximal 50, das heißt, dass Sie diese Nahrungsmittel in Phase II nach Belieben essen können. Wildreis, der eigentlich keine Reissorte, sondern ein Hafergewächs ist, ist besonders empfehlenswert, weil sein GI bei 35 liegt. Ebenso niedrig ist der GI von Quinoa.

Der normale, polierte weiße Reis hat nahezu keine Ballaststoffe mehr, dafür aber viel Stärke – und damit einen GI von mindestens 70; sein GI ist also etwa so hoch wie der von reinem Zucker. Dieser Reis ist auch in Phase II nicht erlaubt. Wenn Sie weißen Reis essen möchten, dann so selten wie möglich und nur als Ausnahme.

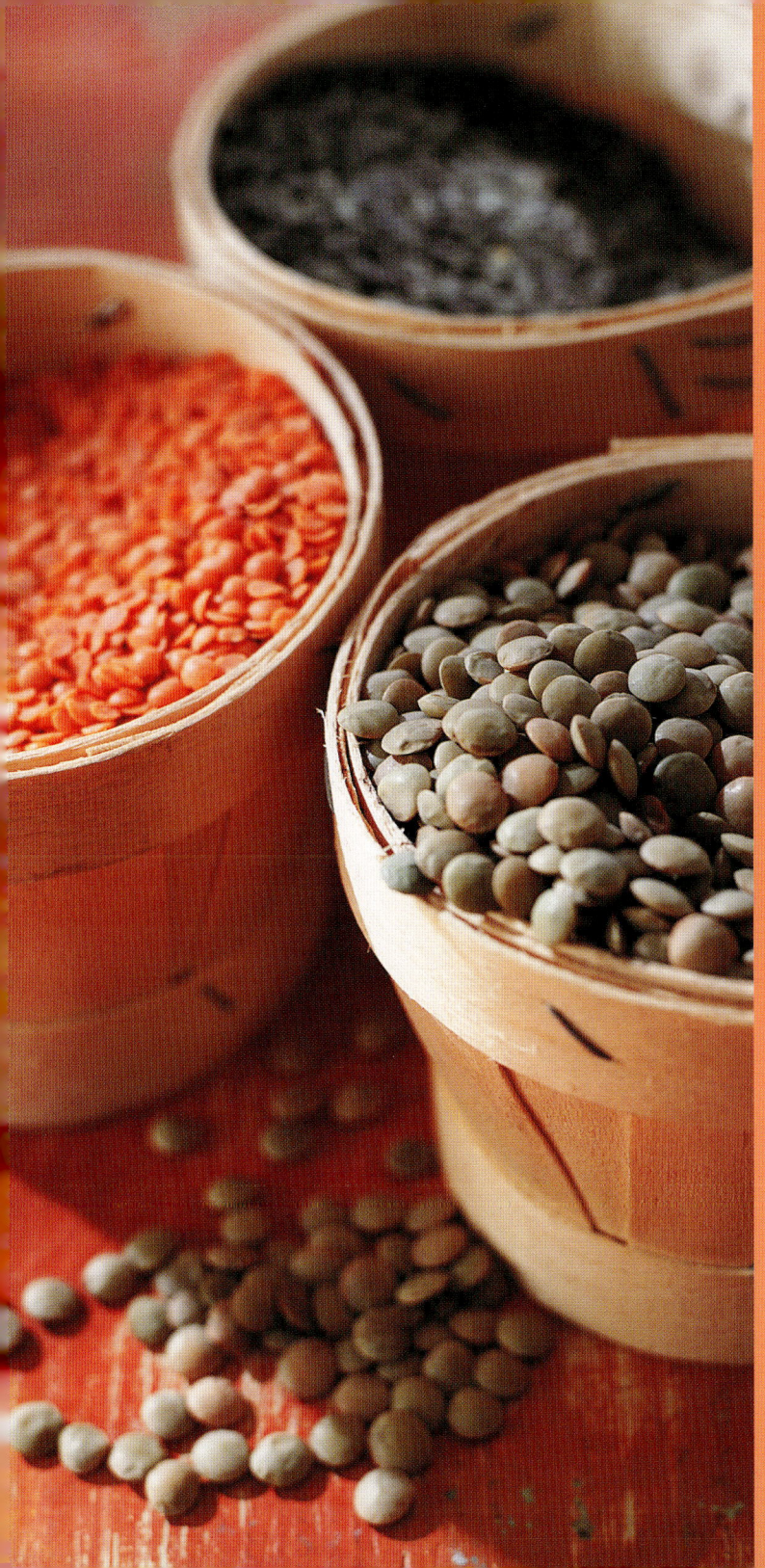

HÜLSENFRÜCHTE

Alle Sorten Linsen und andere Hülsenfrüchte wie Kicher-erbsen, Bohnen und Spalterbsen haben viele Ballaststoffe und einen sehr niedrigen GI zwischen 25 und 30. Hülsenfrüchte dürfen Ihren Speisezettel also bereichern, sooft Sie möchten – und zwar sowohl in Phase I als auch in Phase II. Kidneybohnen haben zwar einen etwas höheren GI von 35, dürfen aber ebenfalls uneingeschränkt verzehrt werden.

Darf ich Brot essen?

Brot bleibt auch in Phase II kritisch. Manche Brotsorten sind außerordentlich stärkereich (mit einem Kohlenhydratgehalt von 53 g pro 100 g) und können Ihre Bauchspeicheldrüse destabilisieren und zu einer Gewichtszunahme führen. Wenn Sie in Phase I abgenommen haben, erfahren Sie in diesem F&A-Überblick alles, was Sie wissen müssen, damit Sie die verlorenen Pfunde nicht wieder zunehmen.

F Macht Brot auch in Phase II dick?

Unter Umständen ja. Weißbrot, Baguettes, Brötchen und Croissants sind ein regelrechter Anschlag auf Ihre Taille. Selbst eine gesunde Bauchspeicheldrüse – und Ihre Bauchspeicheldrüse sollte jetzt bestens funktionieren – kann solche Mengen an Stärke und Zucker nicht verarbeiten. Wenn Sie jedoch nicht öfter als zweimal monatlich im Rahmen einer geplanten Ausnahme *(siehe S. 116-117)* zu solchen Weißmehl-Backwaren greifen, dürften Sie keine Probleme haben.

F Darf ich weiter Brot frühstücken?

Ja. Zu Ihrem Kohlenhydrat-Protein-Frühstück sollten Sie weiterhin nur Vollkorn- oder Roggenbrot essen. Wenn Sie das Phase-II-Programm etwa drei Monate lang durchgeführt haben, dürfen Sie Ihr Brot auch mit etwas fettarmer Margarine bestreichen, wenn Sie möchten. Zu einem Protein-Fett-Frühstück jedoch sollten Sie keinesfalls Brot essen – nicht einmal gutes Vollkornbrot!

F Welches Brot darf ich essen?

Am besten ist Vollkorn- oder Roggenbrot, das mit Mehl aus biologischem Anbau hergestellt wurde. Weißbrot ist grundsätzlich nicht erlaubt. Wie gesund Ihre Bauchspeicheldrüse auch sein mag: Wenn Sie regelmäßig Weißbrot essen, bringt das Ihren Stoffwechsel unweigerlich durcheinander und macht dick. Egal wo und wann Sie essen, ob zu Hause oder in einem 4-Sterne-Restaurant - beherzigen Sie stets die goldene Regel: Niemals Weißbrot!

F Wann darf ich Brot essen?

In Phase II dürfen Sie Brot nicht nur zum Frühstück, sondern auch als Snack essen. Diese Brot-Zwischenmahlzeit habe ich »Sandwich à la Montignac« (siehe S. 144-145) getauft. Das Brot sollte aus Vollkorn- oder Roggenmehl gebacken und getoastet sein, weil Toasten den GI senkt. Belegen Sie das Brot mit Gemüse, magerem Fleisch und fettarmem Käse. Es handelt sich um einen Snack, nicht um eine Beilage, daher sollte dieses Sandwich immer auf leeren Magen gegessen werden.

F Nie wieder Croissants?

Wer Croissants und Weißbrot liebt, sollte diese Nahrungsmittel zu den zwei gestatteten Ausnahmen pro Monat machen. Gelegentlich vermag auch ich einem köstlichen, buttertriefenden Croissant nicht zu widerstehen, also esse ich es am Ende einer Mahlzeit und verhalte mich bei den verbleibenden Mahlzeiten des Tages dann eben besonders vernünftig und vorsichtig bei der Zusammenstellung der von mir konsumierten Nahrungsmittel.

Obst

Zucker gilt in beiden Phasen der Montignac–Methode als ausgesprochen schädlich. Obst enthält zwar überaus viele Vitamine und Ballaststoffe, aber leider auch Zucker. Aus diesem Grund ist es wichtig, bei der Wahl der Obstsorte auf den GI zu achten. Die meisten Früchte haben glücklicherweise niedrige GI–Werte und sind deshalb nicht nur akzeptabel, sondern sogar empfehlenswert.

FRUCHTSAFT

Weil industriell hergestellte Fruchtsäfte meist viel Zucker, aber wenig Ballaststoffe enthalten, sollten Sie unbedingt darauf verzichten. Selbst vermeintlich »frisch gepressten« Säften wurde möglicherweise Zucker zugesetzt. Schlimmer noch: Viele dieser Säfte enthalten kein Fruchtfleisch mehr - und damit auch keine Ballaststoffe. Obwohl es natürlich gesünder ist, ganze Früchte zu essen, dürfen Sie ab und zu selbst hergestellte Fruchtsäfte trinken, z.B. frisch gepressten Orangensaft (siehe unten). Er enthält zwar kaum Ballaststoffe, hat aber nur einen mittelhohen GI von 45 und macht nicht dick.

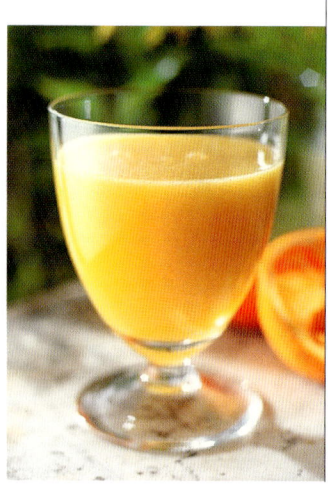

FRISCHE UND GETROCKNETE FRÜCHTE

In Bezug auf Obst gelten in Phase II dieselben Regeln wie in Phase I (*siehe S. 66-67*), das heißt, Sie dürfen frisches Obst essen, wenn Sie den GI der jeweiligen Obstsorte berücksichtigen. Während Sie in Phase I lediglich Obst mit einem GI bis 35 essen durften, ist in Phase II Obst mit einem GI bis 50 erlaubt. Glücklicherweise liegt der GI der meisten Frischobstsorten, z.B. von Äpfeln, Aprikosen, Kirschen, Feigen und Birnen, weit darunter. Sie dürfen jetzt aber auch Kiwis und Weintrauben essen, deren GI bei 50 bzw. 45 liegt. Die Liste hochglykämischer Obstsorten ist zum Glück sehr kurz. Melonen beispielsweise gehören dazu. Obwohl sie einen hohen GI haben, dürfen Sie sie in Phase II gelegentlich essen, da ihr Kohlenhydratgehalt (*siehe S. 114-115*) vergleichsweise niedrig ist.

Rohe Trockenfrüchte haben einen mittleren GI, enthalten aber viele Ballaststoffe und sind daher ideal, wenn Sie viel Sport treiben. Die meisten Trockenfrüchte, auch die in Müslimischungen verwendeten, sind in Phase II erlaubt. Besonders empfehlenswert sind getrocknete Aprikosen und Pflaumen, da ihr GI nur bei 35 liegt; getrocknete Feigen sind mit einem GI von 40 ebenfalls akzeptabel. Auf Rosinen, Sultaninen, getrocknete Bananen und Kokosflocken sollten Sie lieber verzichten. Insbesondere getrocknete Bananen sind mit einem GI von 65 ein Angriff auf Ihre schlanke Linie.

OBSTKONSERVEN

Hin und wieder dürfen Sie auch ungezuckertes Obst aus der Dose essen. Allerdings enthalten Obstkonserven in vielerlei Fällen künstliche Konservierungsmittel; darüber hinaus enthält Dosenobst weniger Ballaststoffe als frische oder getrocknete Früchte. Verzichten sollten Sie in jedem Fall auf Dosenobst, das in Sirup eingelegt wurde. Auch mit Zucker oder Traubensaft gesüßte Marmeladen sind weiterhin für Sie tabu. Greifen Sie, wann immer sich Ihnen die Möglichkeit dazu bietet, zu zuckerfreien Fruchtaufstrichen oder zu mit Fruktose oder Süßstoffen gesüßten Alternativen.

»Die meisten Trockenfrüchte, auch die in Müslimischungen verwendeten, sind in Phase II erlaubt.«

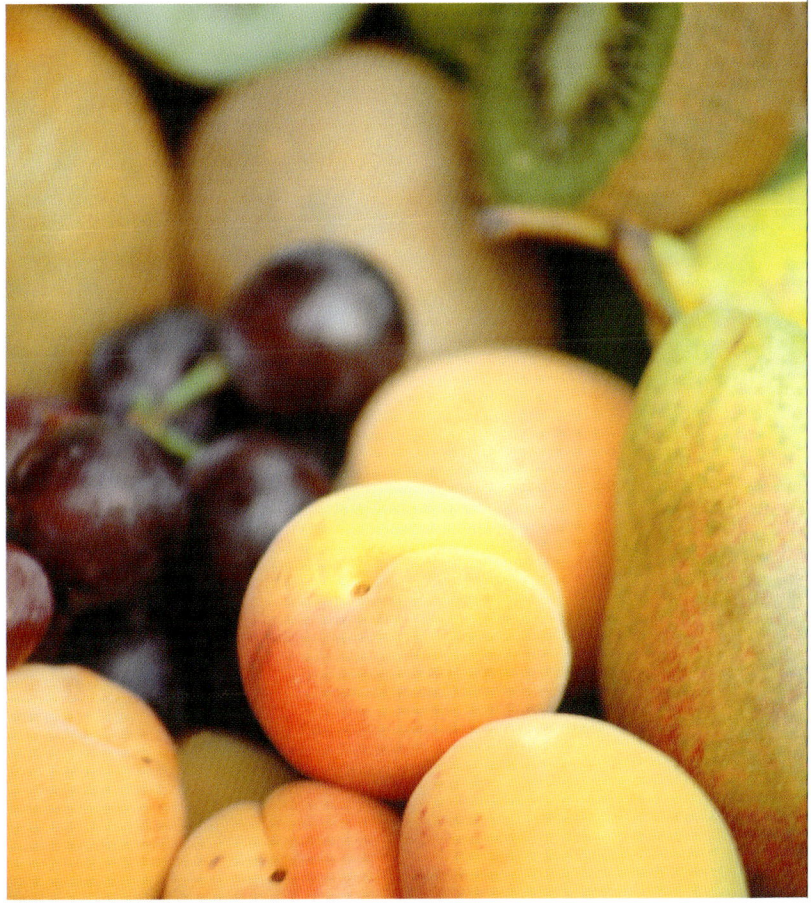

Links: *Kiwis, Trauben, Apriko-sen und Birnen helfen Ihnen in Phase II, schlank zu bleiben.*

Getränke

Auch in Phase II können Koffein und Zucker Ihren Stoffwechsel beeinträchtigen, deshalb sind die Grundregeln für den
Umgang mit koffein- oder zuckerhaltigen Getränken die gleichen wie in Phase I *(siehe S. 70-71)*. Da Ihre Bauchspeicheldrüse
jedoch nicht mehr so empfindlich ist wie zu Beginn der Diät,
dürfen Sie ab und zu auch mal ein Auge zudrücken.

SOFTDRINKS

Softdrinks sollten auch in Phase II gemieden werden. Die meisten handels-
üblichen Limonaden enthalten zu viel Zucker und Koffein und Diätgetränke
sind mit künstlichen Süßstoffen versetzt, die sich auf den Blutzuckerspiegel
ähnlich auswirken wie Zucker (siehe S. 52). Ein großes Glas Mineralwasser
mit einem Schnitz Zitrone oder Limette ist die beste Alternative.

TEE UND KAFFEE

Auch in Phase II sollten Sie nach Möglichkeit nur koffeinfreien Kaffee trin-
ken. Ein Kompromiss sind Kaffeesorten, die nur aus Arabica-Bohnen beste-
hen: Sie schmecken fast wie der gewohnte Kaffee, enthalten aber weniger
Koffein. Teetrinker dürfen schwach aufgebrühten Schwarztee, Kräuter- und
Früchtetees trinken. Mittlerweile ist die Toleranzschwelle, jenseits derer Ihre
Bauchspeicheldrüse Insulin ausschüttet, so weit gestiegen, dass etwas Koffein
Ihren Stoffwechsel nicht mehr aus dem Gleichgewicht bringen wird.

MILCH

Verzichten Sie auf Vollmilch. Vollmilch ist ein komplexes Nahrungsmittel,
das Eiweiß wie auch gesättigte Fette und Kohlenhydrate (Laktose bzw. Milchzucker) enthält. Der wässrige Anteil der Milch (Molke, die ebenfalls Laktose
enthält) regt die Bauchspeicheldrüse zur Insulinproduktion an, daher besteht
die Gefahr, dass die in der Milch enthaltenen gesättigten Fette im Fettgewebe
des Körpers gespeichert werden. Bleiben Sie lieber bei entrahmter Milch.

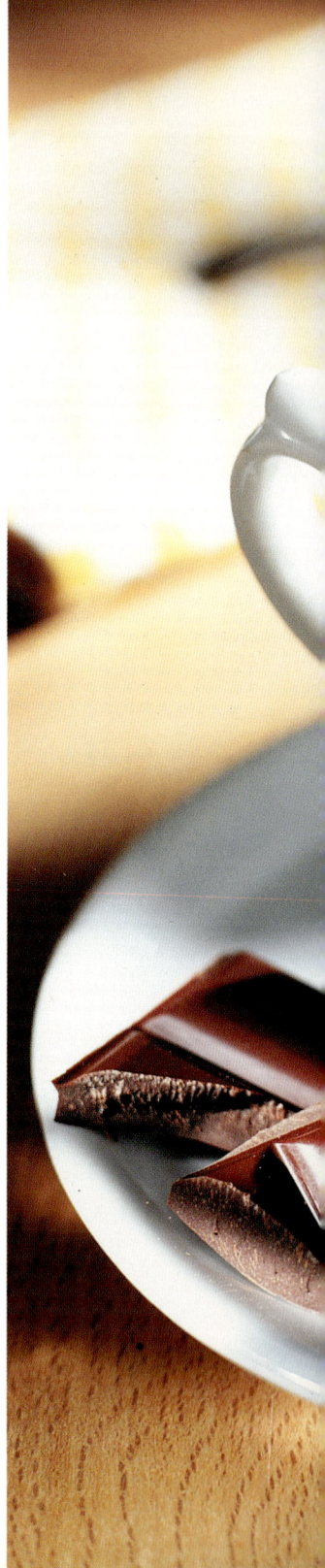

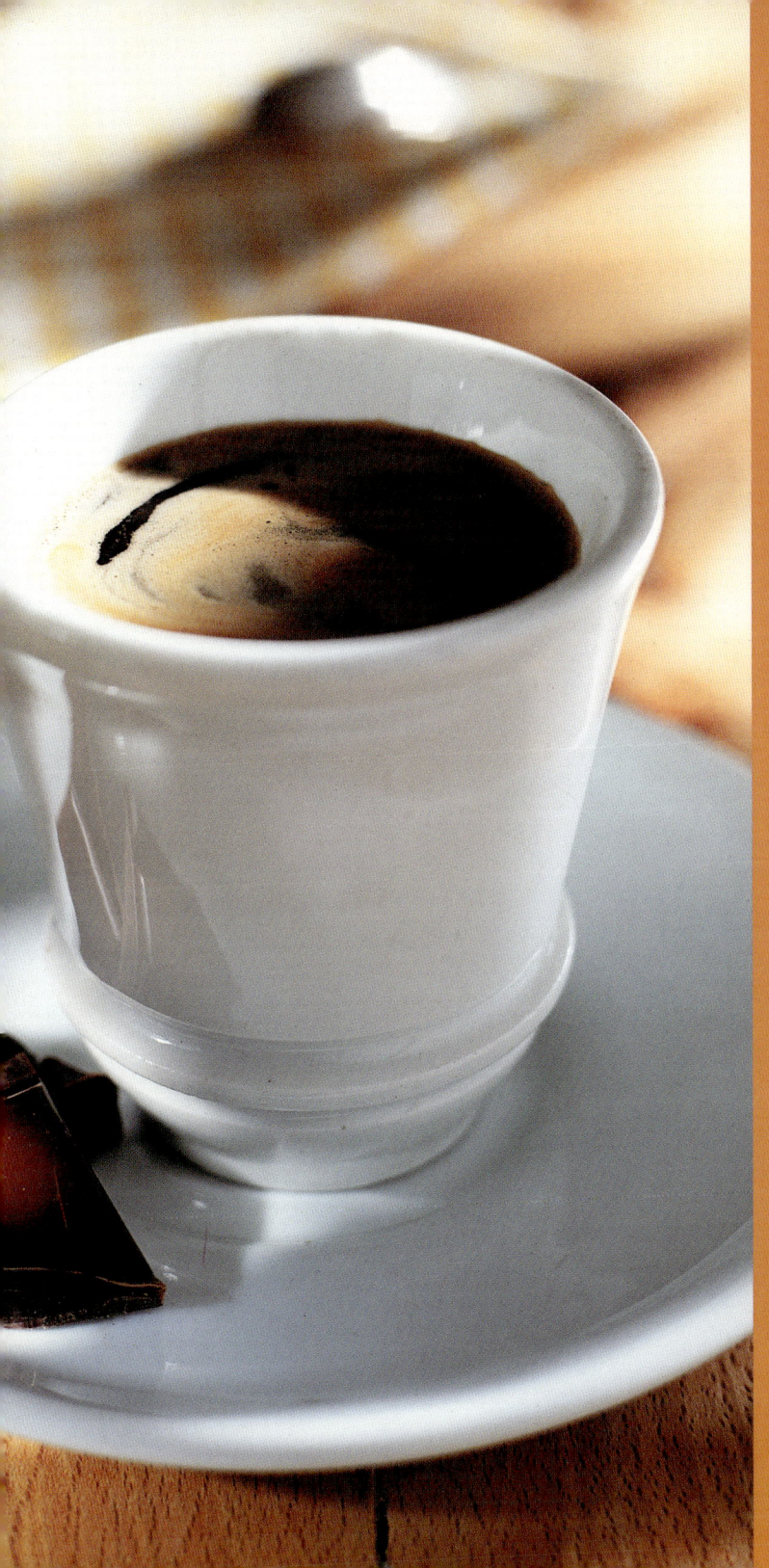

ESPRESSO

Kaum jemand weiß, dass ein echter italienischer Espresso gar nicht besonders viel Koffein enthält, denn der hohe Dampfdruck sorgt zwar für ein wunderbares Aroma, löst aber vergleichsweise wenig Koffein aus dem Kaffeemehl heraus.

In Phase II, wenn das Ziel, das Sie sich gesetzt hatten, erreicht ist und Ihre Bauchspeicheldrüse wieder normal funktioniert, dürfen Sie sich gelegentlich einen Espresso gönnen.

Verwöhnen Sie sich also gelegentlich, indem Sie ein Menü mit einem wirklich guten Espresso beschließen und ein paar Stückchen Bitterschokolade dazu essen.

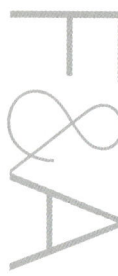

Darf ich Alkohol trinken?

In Phase II ist Alkohol – mit Bedacht und in Maßen getrunken – erlaubt. Ihre Bauchspeicheldrüse sollte mittlerweile ihr Gleichgewicht wieder gefunden haben und die richtige Menge Insulin ausschütten, um den Blutzuckerspiegel stabil zu halten. Die goldene Regel lautet hier, vor dem ersten Schluck immer einen kleinen eiweiß- und fetthaltigen Imbiss, z.B. etwas Käse, zu sich zu nehmen.

F Wie viel Wein und Sekt darf ich trinken?

In Phase II dürfen Sie an einem Tag bis zu vier kleine Gläser (0,1 l) Wein oder Sekt trinken (natürlich nicht auf einmal!), ohne dass Ihr Stoffwechsel aus dem Gleichgewicht gerät. Wenn der GI Ihrer Mahlzeit nicht über 50 liegt, sind mehrere kleine Gläser gestattet. Wie in Phase I (siehe S. 72-73) sollten Sie Alkohol aber niemals auf nüchternen Magen trinken und sich möglichst auf Rotwein, trockenen Weißwein und hochwertigen Sekt beschränken.

F Und was ist mit Bier?

In Phase II dürfen Sie zu jeder Hauptmahlzeit 0,33 l Bier trinken. Vergessen Sie aber nicht, dass Bier viel Zucker enthält, der leicht als Körperfett gespeichert wird. Wie schon in Phase I sollten Sie Bier nicht zwischen den Mahlzeiten trinken. Wenn Sie einmal nicht widerstehen können, rechnen Sie die Situation zu den Ausnahmen und trinken Sie das beste Bier, das Sie bekommen können – aber nie auf nüchternen Magen!

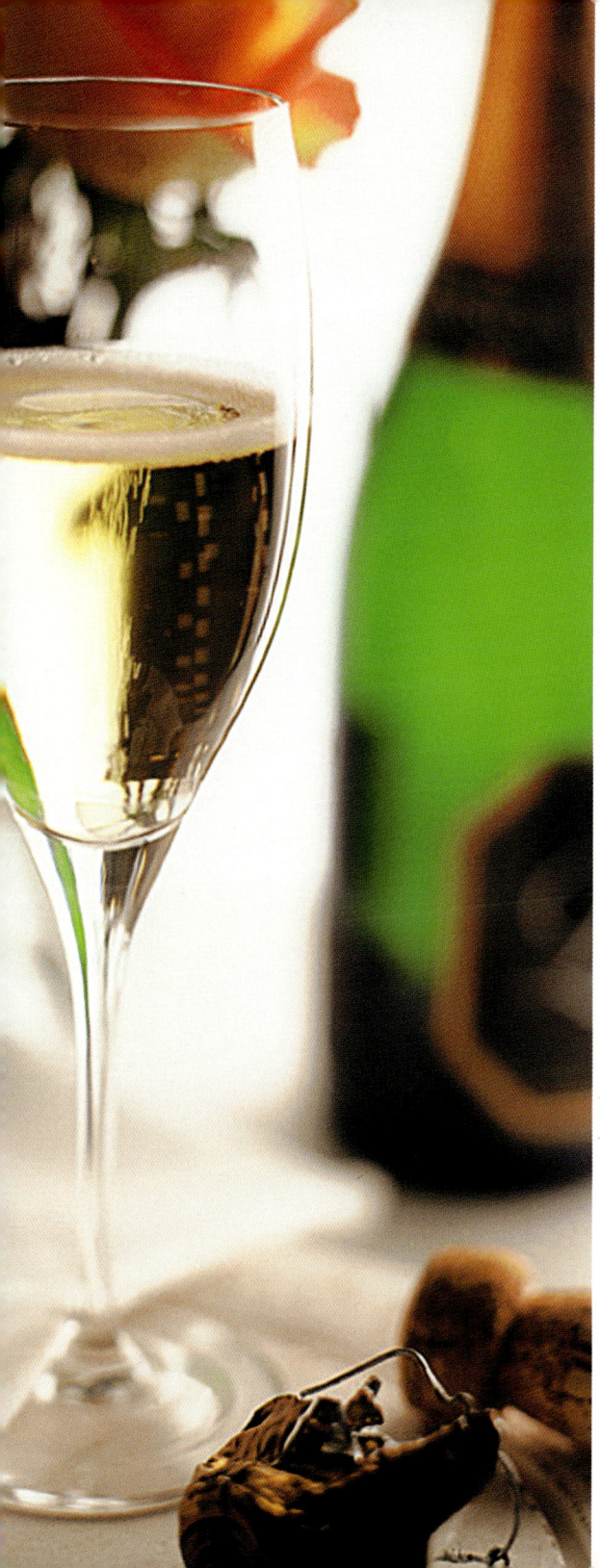

F Ist ein Aperitif erlaubt?

Ja, solange Sie sich zurückhalten und dafür sorgen, dass Sie etwas eiweiß- und fetthaltiges im Magen haben. Greifen Sie lieber zu gutem Rotwein oder Sekt statt zu Spirituosen, denn was den Alkoholgehalt betrifft, entspricht ein Glas Wodka etwa drei bis vier Gläsern Rotwein oder Sekt. Wenn Sie unbedingt etwas Hochprozentiges möchten, sollten Sie es pur oder mit Wasser gemischt trinken und sich auf ein Gläschen beschränken.

F Ist ein Digestif nach dem Essen okay?

Wenn Sie zum Essen 0,1 Liter Wein getrunken haben, wird ein Schluck Cognac oder Sherry danach keinen allzu großen Schaden anrichten. Wer allerdings bei der Bemessung seiner Drinks allzu großzügig ist, sollte mich nicht für die Folgen verantwortlich machen – das gilt vor allem, wenn Sie schon während des Essens mehrere Gläser Wein getrunken haben. Ein hochprozentiger Drink entspricht etwa drei oder vier Gläsern Wein.

WEIN IST GESUND

Wissenschaftler bestätigen, dass Wein, insbesondere Rotwein, positive gesundheitliche Wirkungen hat. Diese Effekte lassen sich vor allem auf die im Wein enthaltenen hochwirksamen Antioxidanzien zurückführen, die den Organismus unter anderem vor schädlichen Stoffwechselprodukten schützen. In Maßen getrunken soll Wein einigen Krebsarten, Herz-Kreislauf-Erkrankungen und sogar der Alzheimer-Krankheit vorbeugen können. Außerdem verringert Wein offenbar die Insulinausschüttung der Bauchspeicheldrüse und wirkt sich damit positiv auf Hyperinsulinismus aus.

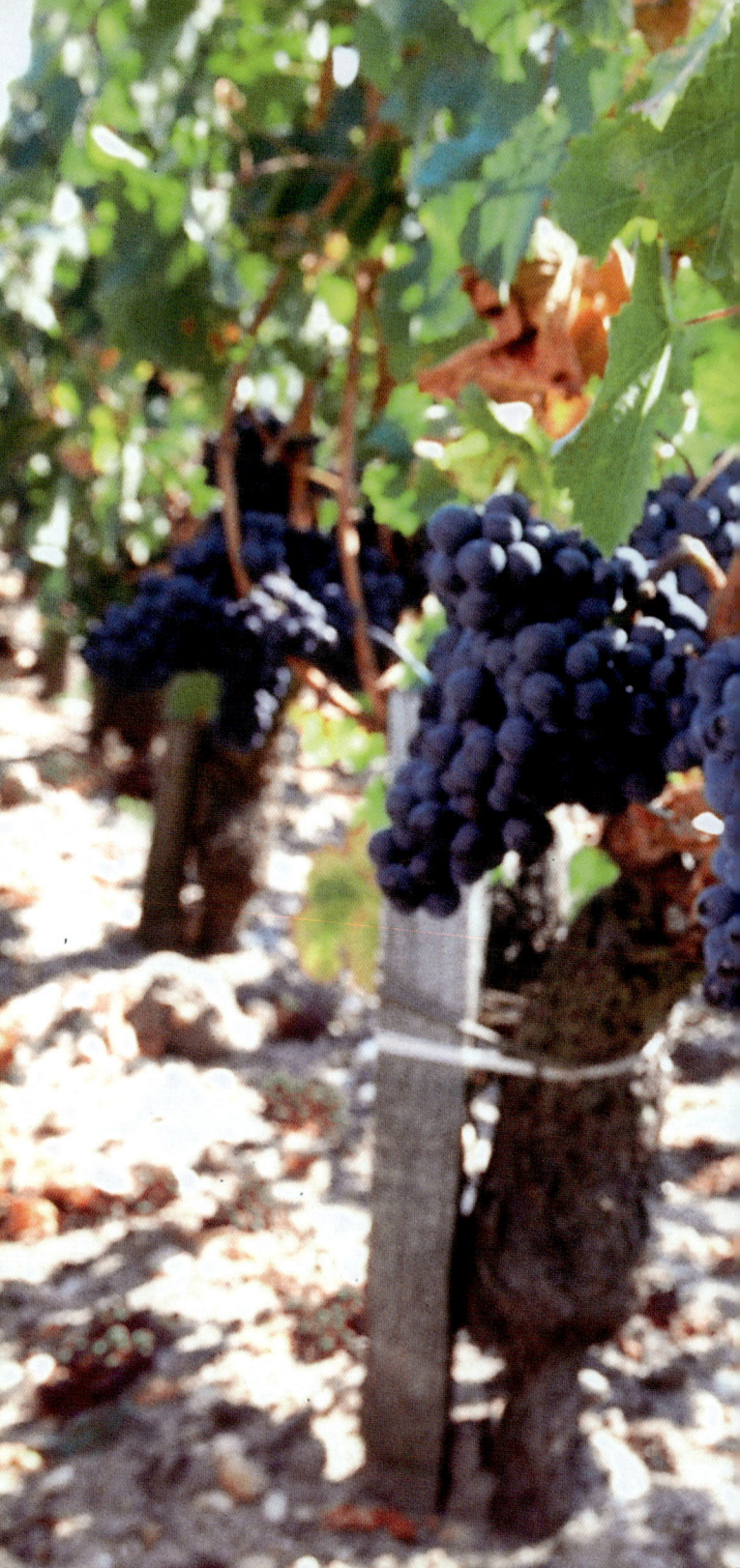

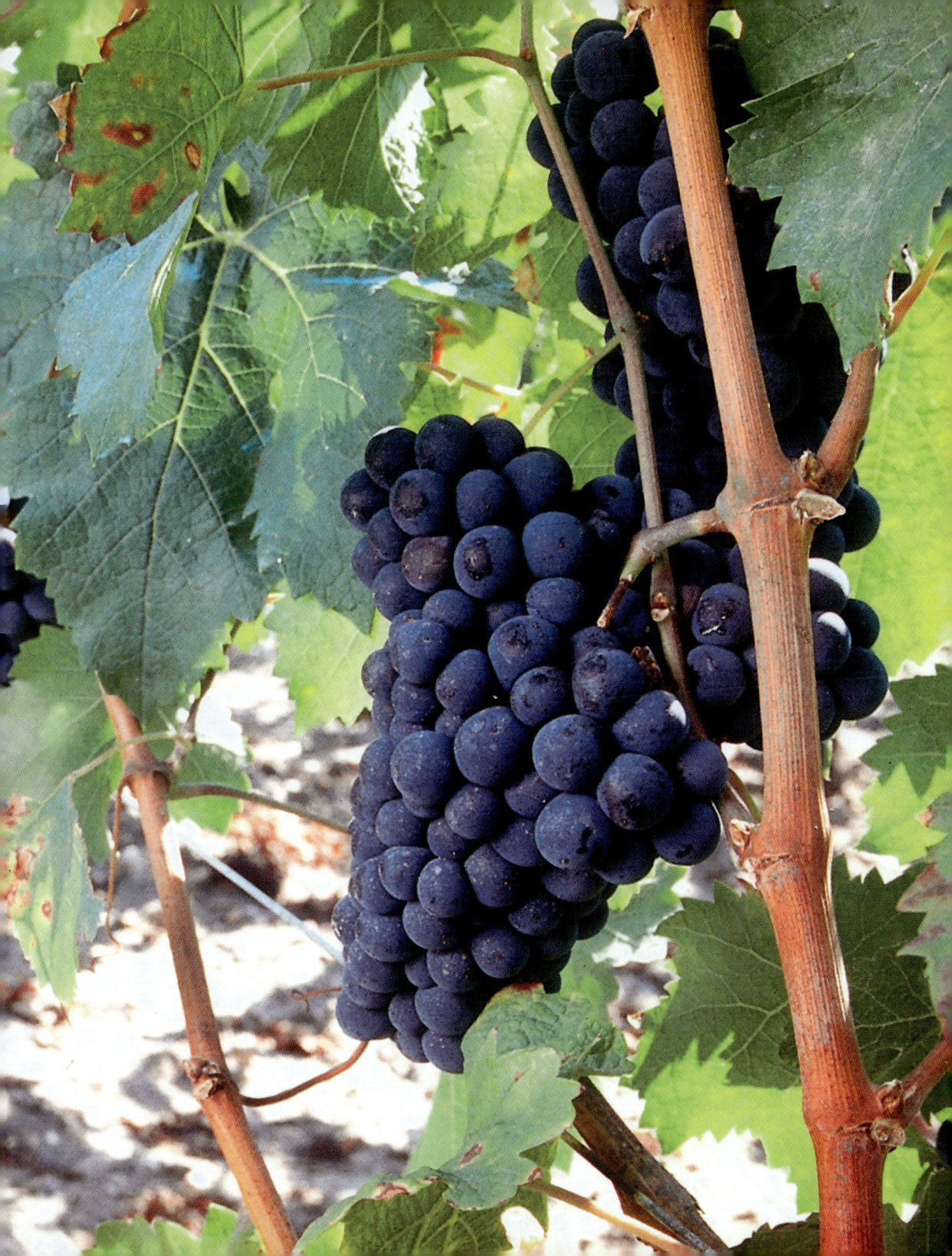

Gewichts- stabilisierung
Zusammenfassung

Halten Sie Ihr Gewicht und sorgen Sie dafür, dass Ihre Bauchspeicheldrüse gesund bleibt.

Die Regeln zur Gewichtsstabilisierung sollten Schritt für Schritt über mehrere Monate eingeführt werden. Das Programm sollte als flexible Erweiterung des Programms in Phase I verstanden werden.

Kohlenhydrate mit einem GI bis 50 sind erlaubt. Sie machen weder dick, noch überfordern sie die Bauchspeicheldrüse.

Kombinieren Sie eiweiß- und fetthaltige Nahrungsmittel mit jedem beliebigen kohlenhydrathaltigen Nahrungsmittel, dessen GI unter 50 liegt.

Nutzen Sie das GR–Prinzip *(siehe S. 112-114)*, wenn Sie Kohlenhydrate mit einem GI über 50 essen möchten, indem Sie hochglykämische Kohlenhydrate mit niedrigglykämischem Gemüse kombinieren.

Wein und Bier sind erlaubt – an einem Tag bis zu vier Gläser Wein (0,1 l) oder zwei kleine Biere (0,33 l), aber nie auf nüchternen Magen. Gelegentlich dürfen Sie sich auch einen Espresso genehmigen.

Vollkornbrot ist zum Frühstück und als kleiner Snack – als Sandwich à la Montignac *(siehe S. 144-145)* – erlaubt. Zu allen anderen Zeiten sollten Sie auf Brot verzichten.

Zwei hochglykämische Speisen pro Monat, »Ausnahmen« *(siehe S. 116-117)* genannt, sind gestattet. Wenn möglich, sollten Sie als Ausnahme ein Nahrungsmittel mit niedriger Kohlenhydratkonzentration *(siehe S. 115)* wählen, zunächst gesunde Kohlenhydrate mit niedrigem GI essen und sich bei den nächsten Mahlzeiten zurückhalten.

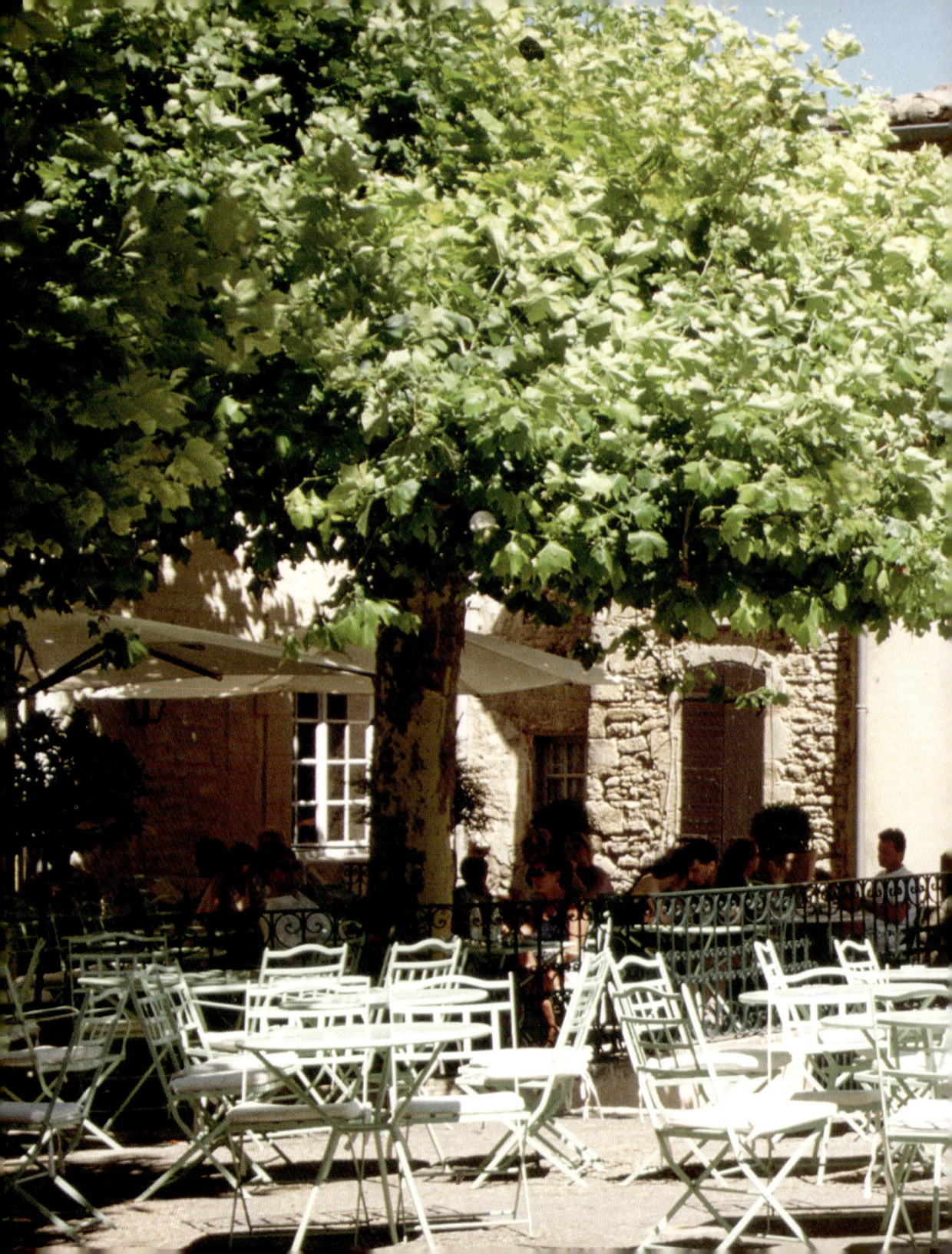

PHASE II: MENÜAUSWAHL

Frühstück

Das Frühstück der Stabilisierungsphase ist eine herzhafte Mahlzeit, von der man nicht zunimmt. Sie können sich für ein Kohlenhydrat-Protein-Frühstück aus »guten« Kohlenhydraten und einer fettarmen oder fettfreien Proteinquelle entscheiden oder ein eiweißreiches Protein-Fett-Frühstück wählen, das viele gesättigte Fette, aber keine Kohlenhydrate enthält. Das Kohlenhydrat-Protein-Frühstück ist das gesündere von beiden und sollte mindestens fünfmal pro Woche auf dem Speiseplan stehen.

Typ 1: Kohlenhydrat–Protein–Frühstück

Das Kohlenhydrat-Protein-Frühstück aus Phase I (*siehe S. 80–81*) sollte auch in Phase II einen Grundbaustein Ihres Ernährungsplans bilden. Es enthält sehr wenig gesättigte Fettsäuren, dafür fettarme oder fettfreie

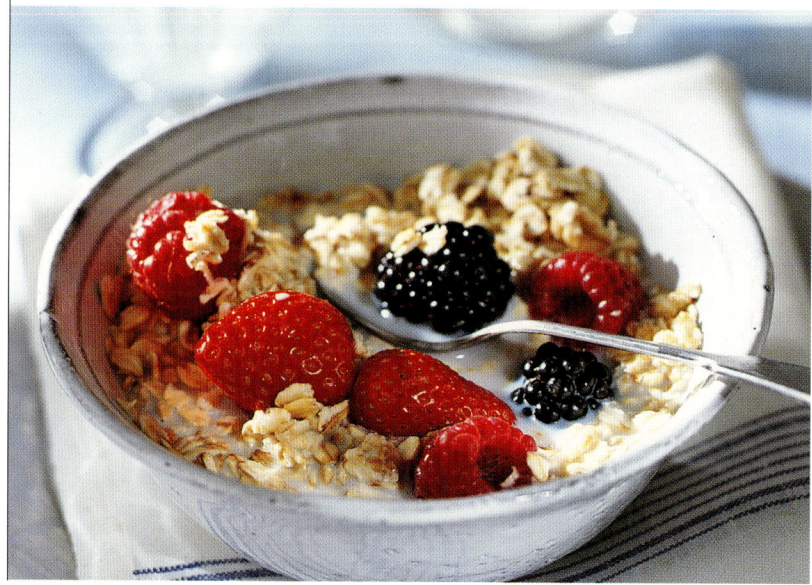

Rechts: Haferflocken mit entrahmter Milch und frischen Beeren sind ein ideales Kohlenhydrat-Protein-Frühstück.

Eiweißquellen und ballaststoffreiche Kohlenhydrate. Wenn Sie Lust haben, können Sie niedrigglykämisches Obst dazu essen. Aus gesunden Kohlenhydrat- und Proteinquellen lässt sich eine solche Vielfalt an Frühstücksvarianten kreieren, dass Sie dieses Frühstück vermutlich niemals satt haben werden.

Der Kohlenhydrat-Anteil an Ihrem Frühstück sollte aus ballaststoffreichen, möglichst zuckerarmen Nahrungsmitteln bestehen. Dazu gehören z.B. Vollkornbrot, Roggenbrot, zuckerfreie Haferkekse oder ungesüßte Vollkornzerealien (z.B. Haferflocken). Wenn Sie nach drei Monaten Reduktionsdiät zuckerfreie Fruchtaufstriche nicht mehr sehen können, dürfen Sie stattdessen durchaus etwas fettarme Margarine auf Ihr Toastbrot streichen.

Als Protein-Anteil eignen sich eiweißreiche Nahrungsmittel, die wenig oder gar keine gesättigten Fettsäuren enthalten, also z.B. entrahmte Milch, fettarmer oder fettfreier Naturjoghurt oder Hüttenkäse, Magerquark sowie fettarmer Käse. Wenn Sie gerne süß essen, können Sie ein wenig zuckerfreien Fruchtaufstrich unter den Joghurt oder Quark rühren.

Typ 2: Protein-Fett-Frühstück

Das herzhafte Protein-Fett-Frühstück ist ideal fürs Wochenende, wenn man entspannt und ausgiebig schlemmen möchte. Es sollte keinerlei Kohlenhydrate enthalten. Wegen seines hohen Gehalts an gesättigten Fettsäuren sollte es nicht mehr als zweimal pro Woche gegessen werden.

Als Proteinelement eignen sich Schinken, Fisch, Käse oder Eier, die gekocht oder als Rührei, Spiegelei oder Omelett zubereitet werden können. Rührei mit Grillwürstchen ist eine perfekte Kombination, die bis zum Mittagessen sättigt (*weitere Vorschläge siehe S. 82–83*). Bei der Zubereitung können Sie Butter oder andere Speisefette verwenden. Auch fettreiche Beilagen wie Schinkenspeck sind erlaubt. Essen Sie sich satt, aber achten Sie darauf, dass Sie nichts Kohlenhydrathaltiges mit einem GI über 35 verzehren.

Aus Gründen der Ausgewogenheit sollte Ihr Mittag- und Abendessen viele »gute« Kohlenhydrate und wenig gesättigte Fette enthalten.

»Das Protein-Fett-Frühstück ist ideal fürs Wochenende, wenn man entspannt und ausgiebig schlemmen möchte.«

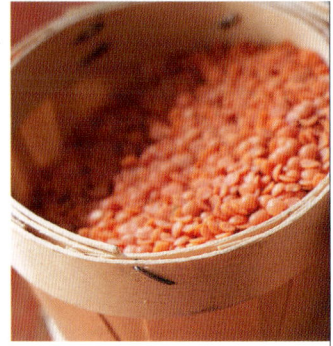

KOHLENHYDRATE UND GI

Während der Gewichtsstabilisierung können Sie unter vielen verschiedenen kohlenhydrathaltigen Nahrungsmitteln mit einem GI bis 50 wählen und diese mit Proteinquellen und Fetten aller Art verzehren. Zu den »guten« Kohlenhydratquellen gehören Linsen, Pasta *(al dente gekocht)*, Naturreis, Wildreis und Süßkartoffeln. Idealerweise kombinieren Sie dazu einige ballaststoffreiche, niedrigglykämische Gemüse, die mehr Vitamine enthalten als beispielsweise Spaghetti und Naturreis. Ihr hoher Ballaststoffanteil senkt überdies das glykämische Resultat *(siehe S. 112–114)* der Mahlzeit.

Rechts: Eine herzhafte Mahlzeit aus magerem Roastbeef, gegrillten Pilzen und Brokkoli.

Mittagessen

Während der Gewichtsstabilisierungsphase können Sie Ihr Mittagessen freier gestalten als in Phase I. Statt Richtlinien für die Nährstoffzusammensetzung gibt es nur eine einzige Regel: Der GI der gesamten Mahlzeit muss unter 50 liegen. Wenn Sie sich an diese Empfehlung halten, werden Sie nicht zunehmen und Ihre Bauchspeicheldrüse bleibt gesund.

Ein reichhaltiges Mittagessen

Als Mittagsmahlzeit empfehle ich eine Suppe, einen Salat, eine Beilage und einen Hauptgang. Trinken Sie dazu ruhig ein Glas Wein oder Bier und runden Sie das Essen mit einem geeigneten Dessert ab *(siehe dazu S. 140–141)*. Sie sollten sich richtig satt essen, damit Sie bis zum Abendessen keinen Hunger bekommen. Kombinieren Sie etwas Fett und Protein in Form von Fleisch, Hähnchen, Fisch, Tofu oder Eiern mit kohlenhydratreichen Nahrungsmitteln, deren GI unter 50 liegt. Sparen Sie nicht an niedrigglykämischem Gemüse. Es enthält wertvolle Nährstoffe, die das glykämische Resultat der Mahlzeit senken *(siehe linke Spalte)*.

Ausgewogenheit und Sparsamkeit sind Trumpf

Als Kohlenhydratlieferanten für das Mittagessen eignen sich Pasta (al dente gekocht) oder Naturreis. Sie dürfen Ihre Mahlzeiten mit Öl oder Sahne zubereiten, wenn Sie dabei Vernunft walten lassen: Ertränken Sie den Salat nicht in Öl und baden Sie Gemüse nicht in Sahne. Aus Gründen der Ausgewogenheit sollten Sie viele verschiedene Proteinquellen zu sich nehmen, z.B. Fisch, Geflügel, Fleisch und Eier. Sie dürfen nicht mit Semmelbröseln oder Mehl zubereitet werden.

Gesättigte Fette (enthalten z.B. in Fleisch und Sahne) sollten Sie nur in Maßen verzehren, denn sie erhöhen das Risiko für Herz-Kreislauf-Erkrankungen. Wenn Sie Fleisch einkaufen, schneiden Sie alles sichtbare Fett ab, und verwenden Sie zum Garen, wann immer möglich, gute Pflanzenöle mit vielen ungesättigten Fettsäuren, z.B. Olivenöl.

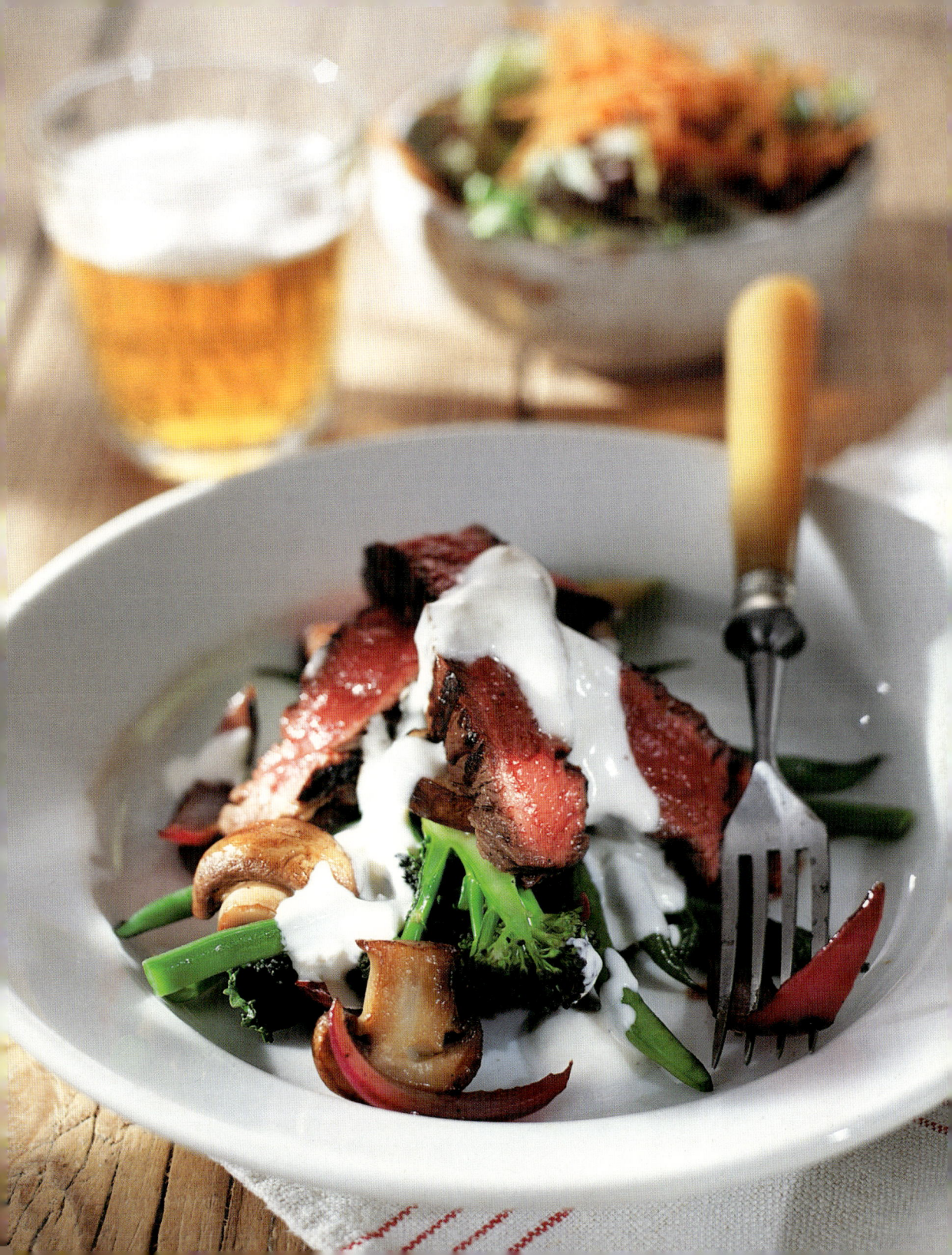

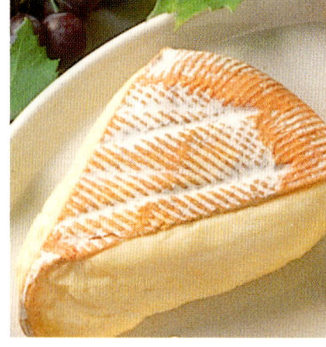

KÄSE

In Phase II dürfen Sie nach jedem Mittag- oder Abendessen Käse als Dessert zu sich nehmen. (Zur Erinnerung: In Phase I durften Sie nach einer Kohlenhydrat-Mahlzeit nur fettarmen Käse essen.) Diese neue Freiheit rührt daher, dass Ihre Bauchspeicheldrüse nun normal funktionieren sollte. Mit anderen Worten: Wenn Sie Zuckerhaltiges mit einem GI bis 50 gegessen haben, wird Ihre Bauchspeicheldrüse kein überschüssiges Insulin produzieren, das zur Umwandlung und Speicherung der in Käse enthaltenen gesättigten Fettsäuren beitragen könnte.

Dessert

Dieser Abschnitt des Buches liegt mir persönlich besonders am Herzen: Ich verrate Ihnen kein Geheimnis, wenn ich sage, dass ich eine Naschkatze bin und Desserts liebe. Selbstverständlich sind alle Nachtische des Programms zur Gewichtsreduktion auch in Phase II erlaubt. Darüber hinaus dürfen Sie nun Süßes mit einem GI bis 50 zu sich nehmen. Dies eröffnet eine Reihe von neuen Möglichkeiten.

Nouvelle pâtisserie

Wenn Sie Ihre Mahlzeit nicht mit einem der bekannten Desserts aus Phase I *(siehe S. 90–91)* abrunden möchten – frisches und gekochtes Obst, Magerquark und Naturjoghurt, Bitterschokolade (mit 70 Prozent Kakaoanteil) und Käse *(siehe Kasten links)* – dürfen Sie sich einen Nachtisch der »Nouvelle pâtisserie« (der Nouvelle Cuisine der Desserts) gönnen. Derartige Desserts enthalten vergleichsweise wenig Zucker und so gut wie kein Mehl.

Französische Desserts

Sie werden mir wahrscheinlich die Bemerkung verzeihen, dass französisches Feingebäck meiner Ansicht nach das beste der Welt ist. In Phase II meines Ernährungsprogramms dürfen Sie sich diese süßen Delikatessen ab und zu gönnen. Denken Sie aber daran: Entscheiden Sie sich für die leichtesten Leckereien mit möglichst wenig Zucker und Mehl – sie sind, nebenbei bemerkt, auch geschmacklich die besten. Eine Schokoladenmousse aus Bitterschokolade hat wenig Kohlenhydrate und ist besonders aromatisch.

Für die »Chefköche« unter Ihnen ein kleiner Tipp: Die Schokoladenmousse mit Himbeeren *(siehe S. 237)* ist göttlich. Sie enthält nahezu keine Kohlenhydrate und hat einen sehr niedrigen GI. Während der Gewichtsstabilisierungsphase dürfen Sie nach Belieben davon essen, in Phase I nur gelegentlich.

Wenn Sie Kuchen bevorzugen, sollten Sie sich für hochwertigen Schokoladenkuchen entscheiden. Für einen *Fondant au chocolat* aus Bitterschokolade beispielsweise braucht man nur sehr wenig Mehl und überhaupt
keinen zusätzlichen Zucker. Die Schokolade ist süß genug, um diesen
Kuchen zu einem Leckerbissen zu machen, der Ihre Diät nicht ernsthaft
in Frage stellt.

Wer gerne selbst bäckt, sollte den üppigen Schokoladenkuchen von
S. 232–233 ausprobieren. Er wird ohne Mehl oder zusätzlichen Zucker
zubereitet und kann daher bedenkenlos als Nachtisch während der
Gewichtsstabilisierungsphase gegessen werden.

Keines der Desserts in diesem Buch *(Rezepte siehe S. 232–237)* hat einen
hohen GI, und alle sind in beiden Phasen der Diät empfehlenswert. Um
es auf den Punkt zu bringen: Kaum ein Nachtisch (aus diesem Buch
oder Ihrem Lieblingsrestaurant) ist für Ihren Organismus so nachteilig
wie eine einzige geschälte Kartoffel.

»Entscheiden Sie sich für die leichtesten Leckereien mit möglichst wenig Zucker und Mehl – sie sind, nebenbei bemerkt, auch die besten.«

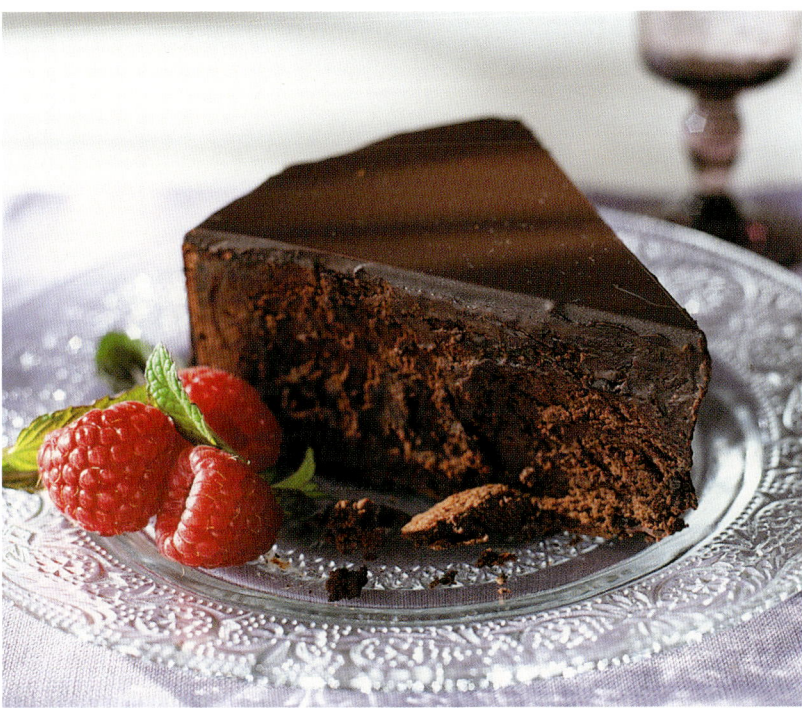

Links: *Dieser Schokoladen-kuchen* (siehe S. 232–233) *ist ein köstliches Dessert mit niedrigem GI.*

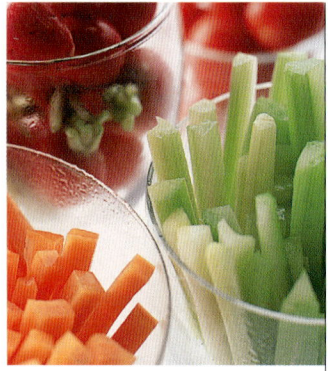

KOHLENHYDRATE UND GI

Wie beim Mittagessen dürfen Sie beim Abendessen kohlenhydrat- reiche Nahrungsmittel mit einem GI bis 50 zu sich nehmen. Dazu gehören ungeschälter Basmati- oder Langkornreis, *al dente* gekochte Spaghetti, Kichererb- sen, Kidneybohnen und Linsen. Sparen Sie nicht an ballaststoff- reichem Gemüse mit niedrigem GI, denn es liefert eine Vielzahl an Nährstoffen, und die darin enthaltenen Ballaststoffe senken das glykämische Resultat *(siehe S. 112–114)* Ihrer Mahlzeit.

Rechts: Parmaschinken- röllchen mit Kabeljau (siehe S. 204-205) – ein gesundes Abendessen der Gewichts- stabilisierungsphase.

Abendessen

Das Abendessen der Gewichtsstabilisierungsphase ist fast iden- tisch mit dem Abendessen von Phase I. Statt Richtlinien für die Nährstoffzusammensetzung gibt nur eine einzige Regel: Der GI der gesamten Mahlzeit muss unter 50 liegen. Im Vergleich zum Mittagessen sollte das Abendessen leichter sein.

Leichtigkeit ist Trumpf

Da die meisten Menschen zu später Stunde nicht mehr besonders aktiv sind, wird das im Abendessen enthaltene Fett besonders leicht in Körper- fett umgewandelt und gespeichert. Das Abendessen sollte deshalb die leichteste Mahlzeit des Tages sein. Nehmen Sie weniger Fett und mehr Gemüse zu sich als beim Mittagessen, und wenn Sie Lust auf etwas Defti- ges haben, entscheiden Sie sich für Fisch oder mageres Fleisch statt für einen Braten mit Speckschwarte. Parmaschinkenröllchen mit Kabeljau *(siehe rechts und S. 204–205)* eignen sich, mit Salat serviert, beispielsweise hervorragend.

Wie das Mittagessen können Sie das Abendessen aus einer Suppe, einem Salat, einer Beilage, einem Hauptgang und einem Dessert *(Vorschläge siehe S. 140–141)* zusammenstellen. Dazu dürfen Sie Rotwein, Weißwein oder Bier trinken. Kombinieren Sie kohlenhydratreiche Nahrungsmittel mit einem GI bis 50 mit Fett und Proteinen in Form von magerem Fleisch, Geflügel, Fisch, Tofu oder Eiern. Genießen Sie jeden Bissen und essen Sie sich satt, aber achten Sie darauf, sich nicht zu überessen.

Fette und Proteine

Bereiten Sie Ihre Mahlzeit mit einem Speisefett Ihrer Wahl zu, aber nehmen Sie weniger als beim Mittagessen. Denken Sie daran, dass Ihr Körper abends kein Fett braucht und zugeführtes Fett nachts als Körperfett speichert. Als Proteinquelle empfehlen sich mageres Fleisch (schneiden Sie alles sichtbare Fett ab!), Eier und vor allem Fisch. Sogar fetter Kaltwasserfisch ist geeignet, denn das Öl, das er enthält, wird nicht in Körperfett umgewandelt.

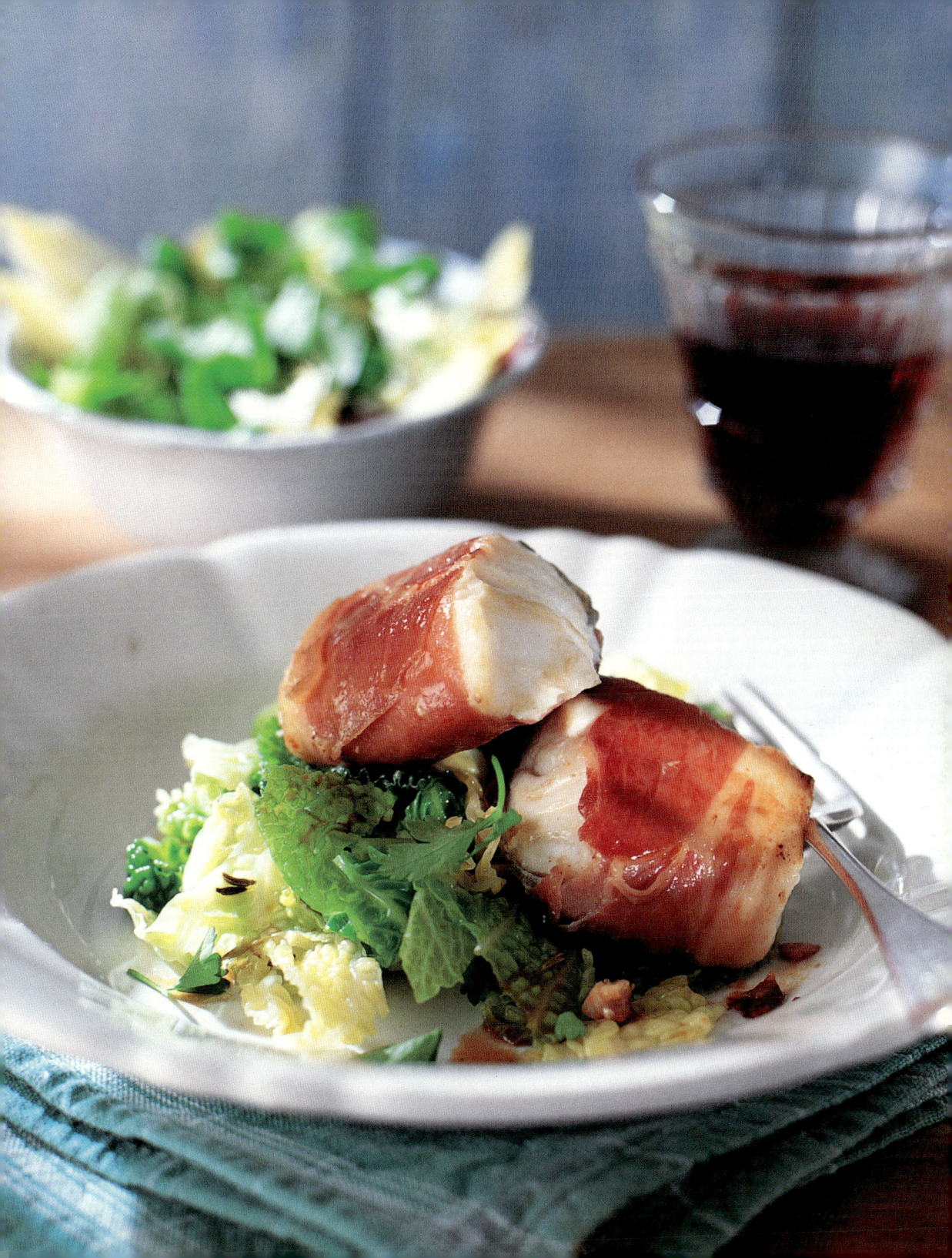

Snacks

Eigentlich sollten die Mahlzeiten so gehaltvoll sein, dass Sie zwischendurch keinen Hunger bekommen. Falls Ihnen trotzdem der Magen knurrt, genehmigen Sie sich keine Kekse, Chips oder Popcorn und kein Brot. Um Ihr Gewicht zu stabilisieren, dürfen Sie nur Nahrungsmittel mit einem GI bis 50 zu sich nehmen. Halten Sie sich an die folgenden Ratschläge, um Ihre Bauchspeicheldrüse nicht zu einer übermäßigen Insulinausschüttung anzuregen.

Schneller Snack

Alle Snacks des Programms zur Gewichtsreduktion (*siehe S. 98–99*) sind auch in Phase II erlaubt. Eine Handvoll Haselnüsse, Walnüsse oder Mandeln, ein fettarmer, zuckerfreier Joghurt-Drink oder Obst in beliebiger Menge sind genau das Richtige für zwischendurch – sofern der GI bei maximal 50 liegt.

Selbstverständlich können Sie auch ins nächste Feinkostgeschäft gehen, ein paar gekochte Eier, Fleischaufschnitt oder Käse kaufen und ohne Brot verzehren. Dank seines Protein- und Fettgehalts sättigt ein solcher Snack für eine geraume Weile, ohne den Blutzuckerspiegel über die Maßen ansteigen zu lassen und eine heftige Insulinausschüttung zu provozieren.

Zum Mitnehmen

Eine Vielzahl von Snacks lässt sich gut zu Hause vorbereiten: z.B. eine Rohkostmischung aus klein geschnittenen Karotten, Tomaten und Paprika oder Aufschnitt aus magerem Fleisch wie Putenbrust oder Schinken mit Käse, z.B. Cheddar, Gruyère oder Brie, angerichtet.

Auch ein Nizzasalat ist in Windeseile zubereitet (mit Blattsalat, gekochtem Ei, Thunfisch, Tomaten, Sardellen und schwarzen Oliven, beträufelt mit Zitronensaft und Olivenöl). Wenn Sie Ihren Imbiss in einer gut schließenden Box mit zur Arbeit nehmen, sind Sie gegen Hungerattacken gewappnet und können zwischendurch etwas Vernünftiges essen, egal wo Sie sich gerade befinden.

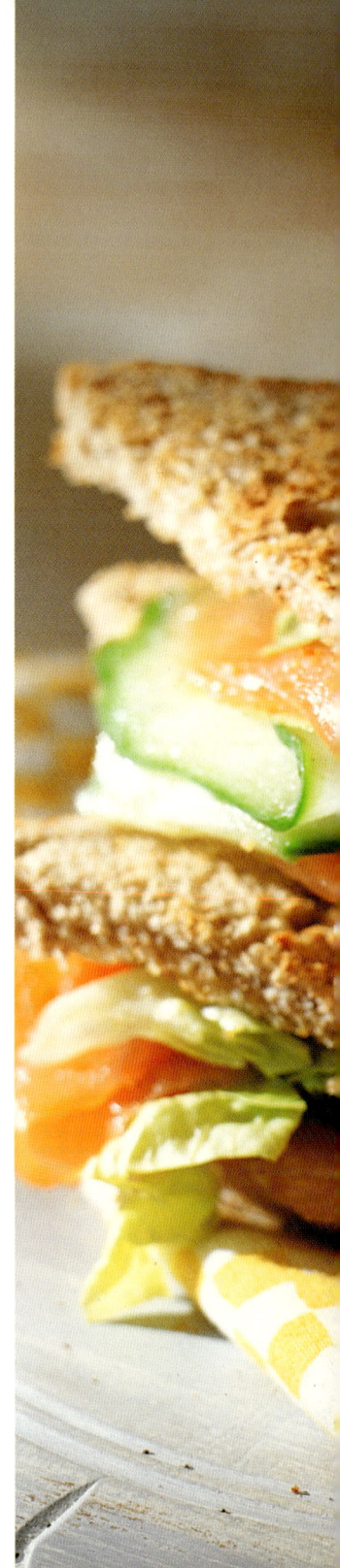

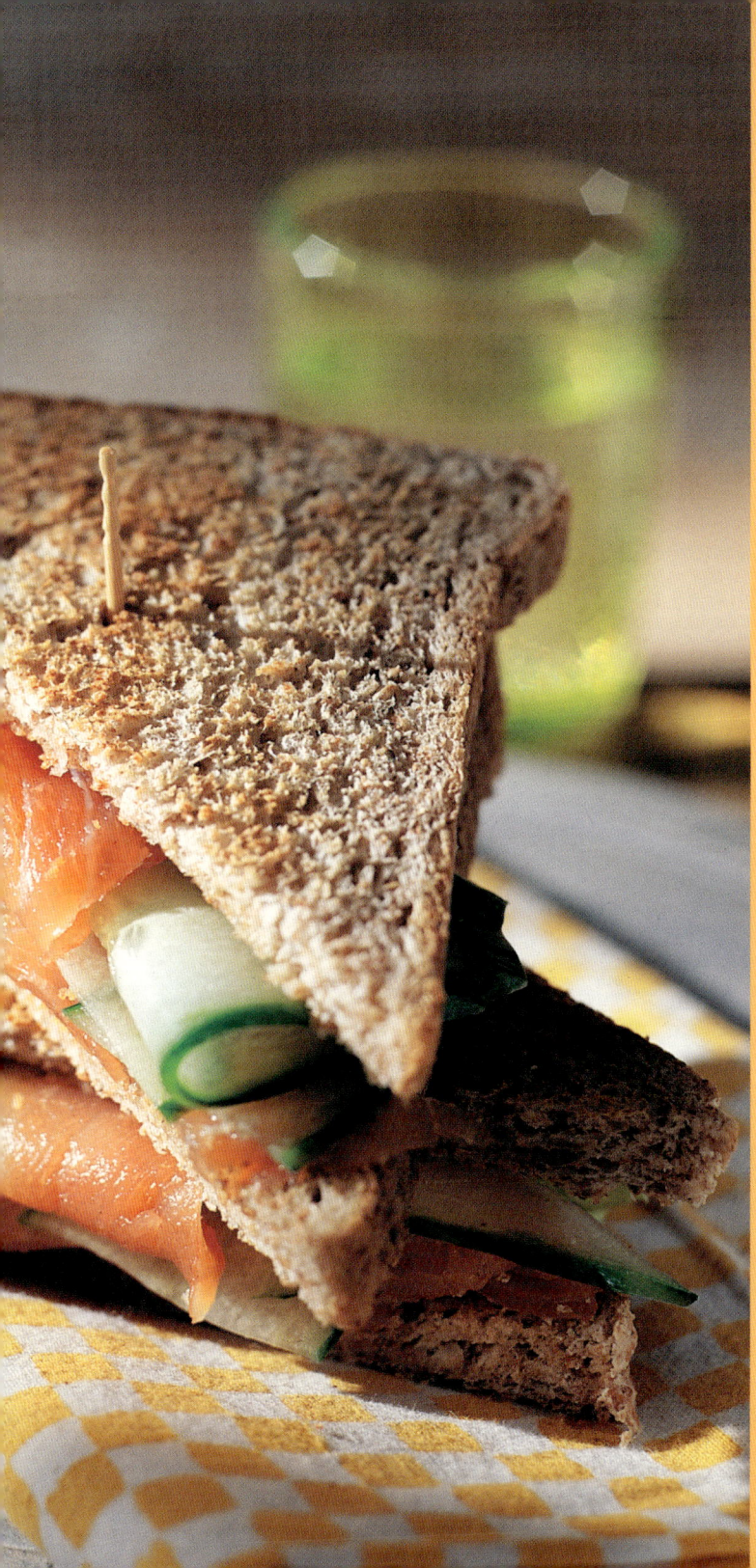

SANDWICH À LA MONTIGNAC

Als Zutat für einen Snack ist in Phase II auch Brot erlaubt. Für ein Sandwich à la Montignac beispielsweise toasten Sie Vollkorn- oder Roggenbrot, um seinen GI zu senken, und belegen es mit magerer Wurst, magerem Fleisch oder Fisch und kohlenhydrathaltigen Nahrungsmitteln Ihrer Wahl. Diese müssen aber einen GI unter 35 haben. Auf Fett sollten Sie allerdings verzichten, nur ein paar Tropfen Olivenöl sind akzeptabel. Als Belag eignen sich:

- **Fisch,** z.B. Hering, Thunfisch und Räucherlachs

- **mageres Fleisch,** z.B. Hähnchen- und Putenfleisch ohne Haut

- **Gemüse und Salatgemüse** mit niedrigem GI, z.B. Kopfsalat, Pilze, Gurken, rohe Karotten, Paprika und Zwiebeln

- **zuckerfreier Senf** oder Meerrettich

- **Hülsenfrüchte** mit niedrigem GI, z.B. Kichererbsen und Linsen

- **fettarme Milchprodukte,** z.B. Naturjoghurt, Magerquark und Käse

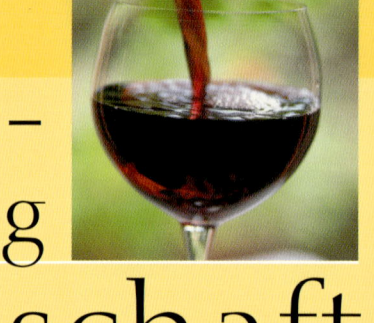

Gewichts-
stabilisierung
In Gesellschaft

Seien Sie anspruchsvoll. Lassen Sie Ihr Essen im Restaurant ohne Mehl zubereiten. Es ist effektiver, sich dem Kellner gegenüber als Allergiker auszugeben, als zu erklären, dass man auf Diät ist.

Bei Dinnerpartys sollten Sie erst nach Beginn des Essens zu Alkoholischem greifen. Wenn möglich, entscheiden Sie sich für Rotwein. Essen Sie etwas Käse dazu und mäßigen Sie sich beim Trinken.

Wenn Ihnen eine Terrine auf Toast serviert wird, essen Sie den Belag (er besteht hauptsächlich aus Eiweiß und Fett) und lassen Sie das Brot liegen. Auf einer Party wird das niemand bemerken.

Bei Cocktailpartys stellen Sie Ihr halb volles Glas unauffällig auf einer freien Fläche ab – und schon sind Sie es los, ohne unhöflich zu wirken.

Canapés sind indiskutabel, denn ihre Basis sind gewöhnlich »schlechte« Kohlenhydrate. Der Belag allerdings, oft eine Scheibe Lachs, Wurst oder hartgekochtes Ei, ist nicht zu verachten. Genießen Sie nur den Belag.

Ausgeklügelte Strategien sind auf Cocktailpartys nicht immer notwendig. Denken Sie daran: Käse, Schinken oder Wurst und Spieße mit Cocktailwürstchen dürfen Sie jederzeit essen.

Essen Sie einen Protein–Fett–Snack, bevor Sie auf eine Party gehen, wenn Sie das Gefühl haben, den kulinarischen Versuchungen, die Ihnen dort geboten werden, nicht widerstehen zu können.

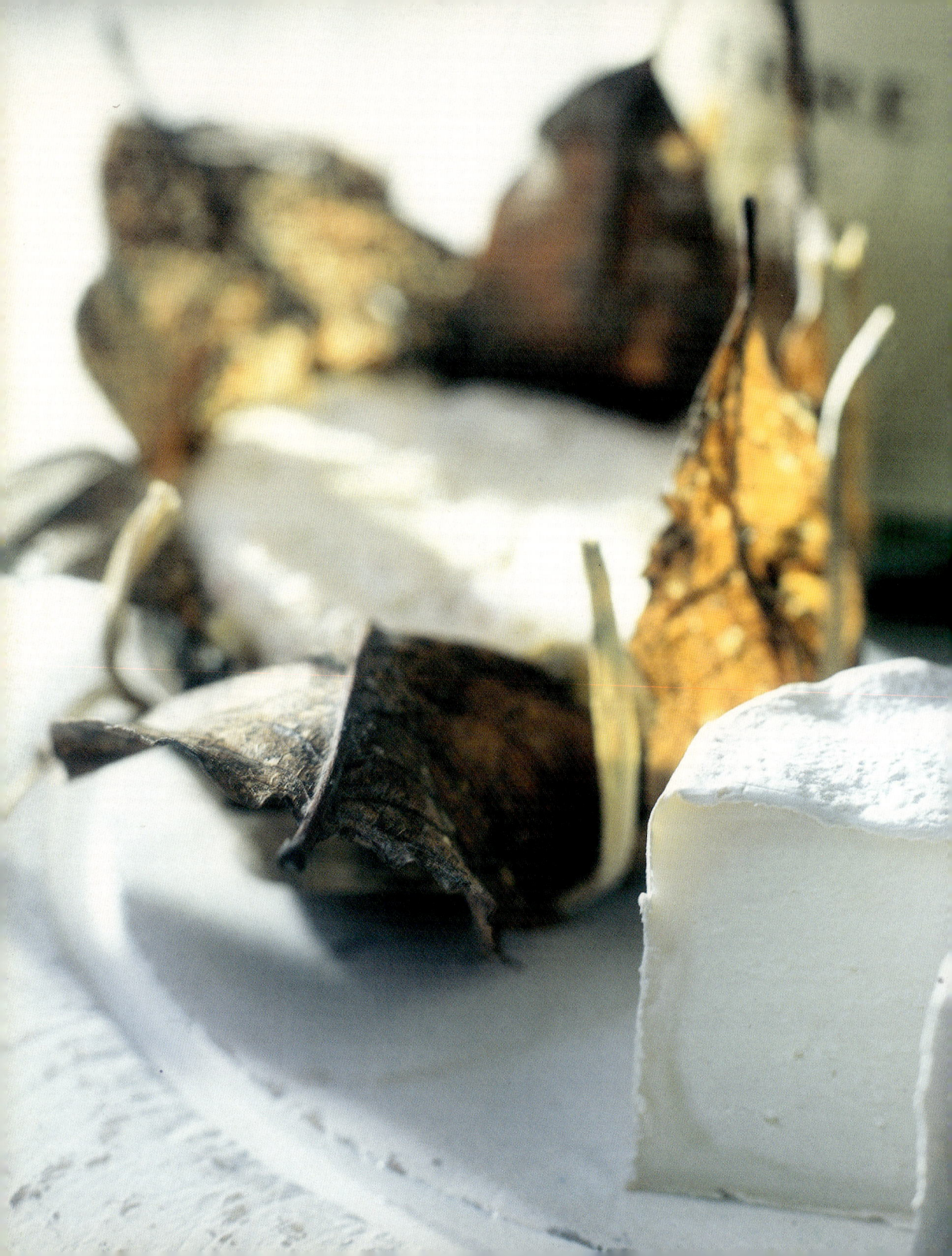

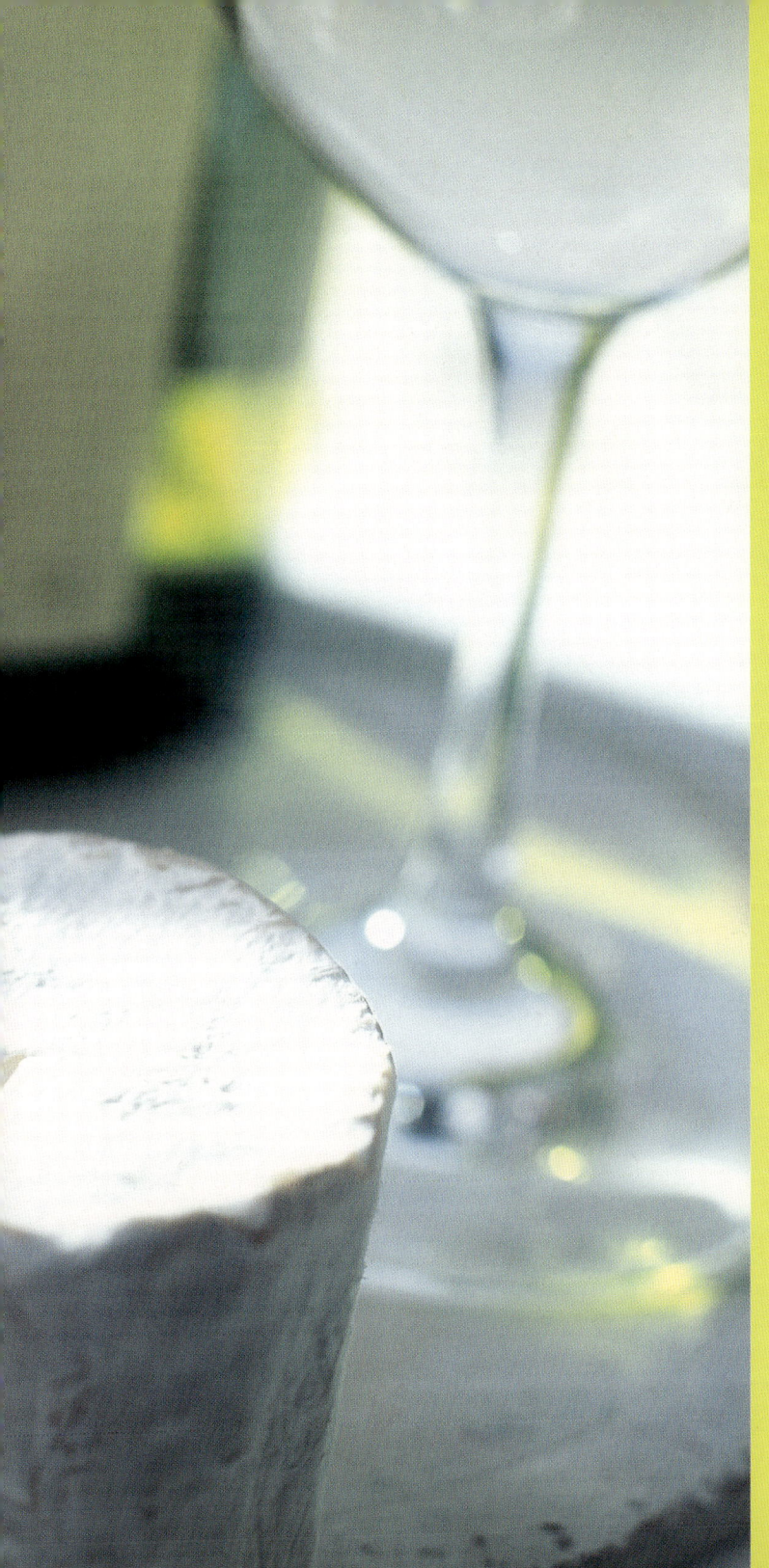

COCKTAIL–TIPPS

Auf einer Cocktailparty
sollten Sie immer einen kleinen Protein-Fett-Imbiss, z.B. etwas Käse, verspeisen, bevor Sie zu einem alkoholischen Getränk greifen. Auf nüchternen Magen getrunken, gelangt Alkohol schneller ins Blut. Das kann dazu führen, dass Sie zunehmen. Wenn Sie nicht um einen alkoholhaltigen Aperitif herumkommen, entscheiden Sie sich für eines der folgenden Getränke:

• **Sekt** ist als Aperitif noch am akzeptabelsten. Vor dem ersten Schluck sollten Sie aber einen Protein-Fett-Snack zu sich genommen haben. Trinken Sie vor einer Mahlzeit niemals mehr als ein Glas.

• **Trockener Rotwein** ist die zweitbeste Option. Er ist reich an Antioxidanzien *(siehe S. 130 und 246)* und kann Ihre Glukosetoleranz verbessern. Auch hier gilt: Trinken Sie vor einer Mahlzeit höchstens ein Glas und essen Sie immer zuerst einen Protein-Fett-Snack.

• **Trockener Weißwein** ist ebenfalls geeignet, enthält aber keine Antioxidanzien. Trinken Sie niemals mehr als ein Glas davon und essen Sie vorher einen Protein-Fett-Snack.

Menüplan zur Gewichtsstabilisierung

Das Programm zur Gewichtsstabilisierung ist streng genommen keine Diät. Es gibt keinerlei Einschränkungen hinsichtlich der Mengen oder Kalorien, die Sie verzehren dürfen. Wenn Sie Inspiration für die Zusammenstellung Ihrer Mahlzeiten und Snacks benötigen, können Sie sich an folgender Übersicht orientieren.

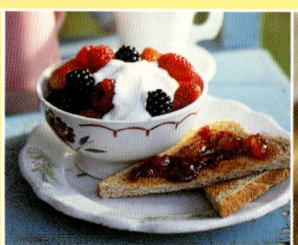 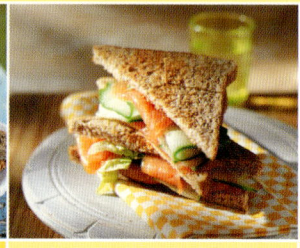 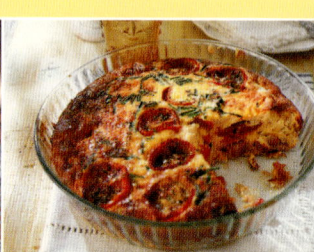

MAHLZEIT	1. TAG	2. TAG	3. TAG
Frühstück mit Kräuter- oder Früchtetee oder koffeinfreiem Kaffee	• Vollkorntoast mit zucker-freiem Fruchtaufstrich • fettarmer Naturjoghurt mit Himbeeren	• zuckerfreie Haferflocken mit entrahmter Milch und Beeren	• Haferkekse, belegt mit fettarmem Käse und Apfelschnitzen
Mittagessen mit einem Glas trockenem Wein (0,2 l) oder einem Glas Bier (0,2 l)	• marinierte Champignons • Schweinekoteletts in Kapernsauce *(siehe S. 224)* • sautierter Spinat • ein Stück Käse	• Sandwich à la Montignac *(siehe S. 145)*	• Basilikumsuppe mit Kirsch-tomaten *(siehe S. 160-161)* • Garnelen mit Pastis *(siehe S. 202)*, Naturreis mit Feta-käse • einige Stücke Bitterschoko-lade
Snack (optional)	• Mandeln	• ein Apfel	• Naturjoghurt
Abend-essen mit einem Glas trockenem Wein (0,2 l) oder einem Glas Bier (0,2 l)	• Melone • Linguine mit Ratatouille *(siehe S. 194)* • einige Stücke Bitterschoko-lade	• Weißweinsuppe *(siehe S. 162)* • Kabeljau im Linsenbett *(siehe S. 198)*, gedünstete Artischocken • Apfelschnitze mit Quark	• Linsensuppe mit Speck-streifen *(siehe S. 164)* • Gruyère-Quiche à la Montignac *(siehe S. 186-187)* • Apfelkompott

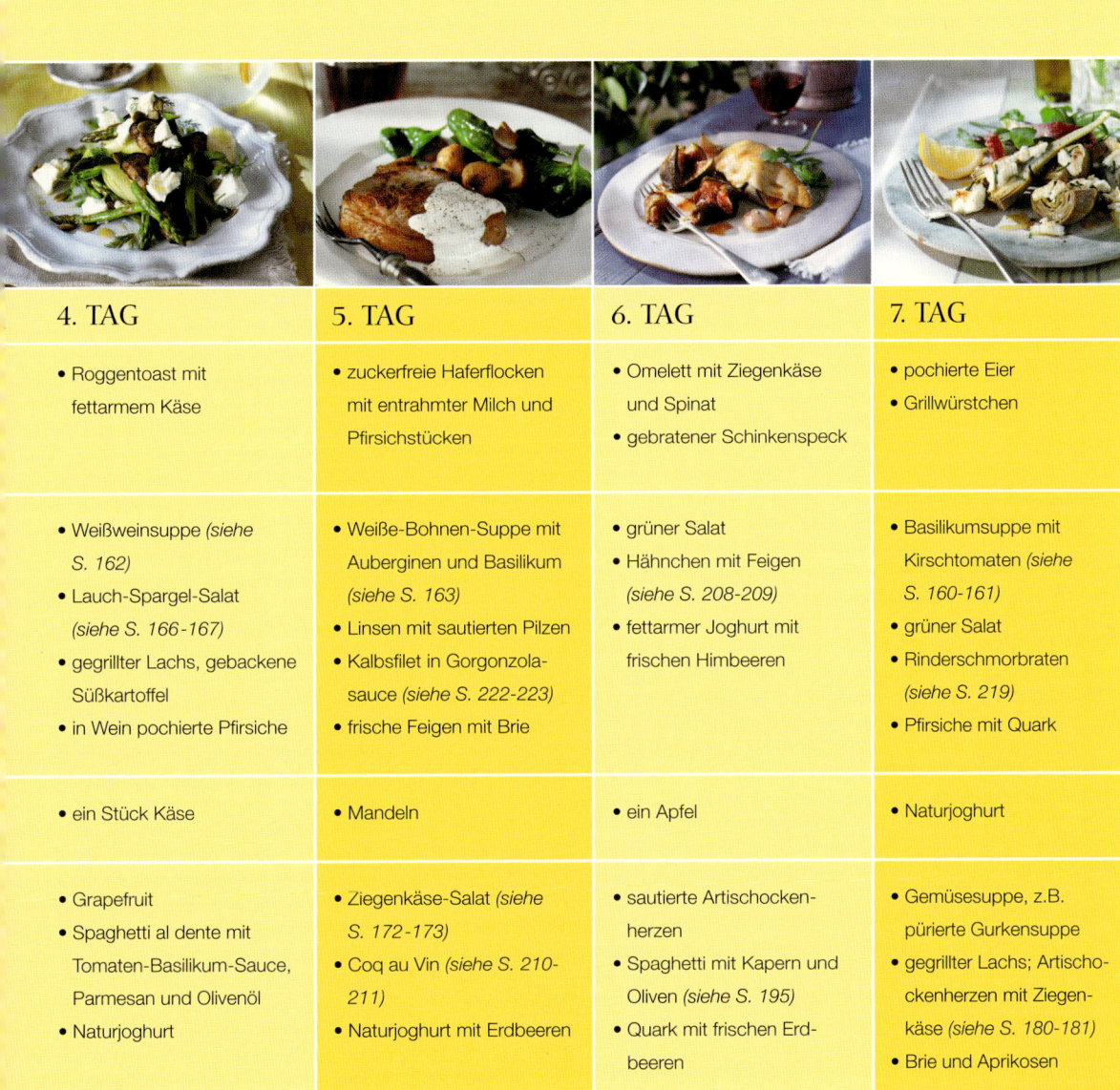

4. TAG	5. TAG	6. TAG	7. TAG
• Roggentoast mit fettarmem Käse	• zuckerfreie Haferflocken mit entrahmter Milch und Pfirsichstücken	• Omelett mit Ziegenkäse und Spinat • gebratener Schinkenspeck	• pochierte Eier • Grillwürstchen
• Weißweinsuppe *(siehe S. 162)* • Lauch-Spargel-Salat *(siehe S. 166-167)* • gegrillter Lachs, gebackene Süßkartoffel • in Wein pochierte Pfirsiche	• Weiße-Bohnen-Suppe mit Auberginen und Basilikum *(siehe S. 163)* • Linsen mit sautierten Pilzen • Kalbsfilet in Gorgonzola-sauce *(siehe S. 222-223)* • frische Feigen mit Brie	• grüner Salat • Hähnchen mit Feigen *(siehe S. 208-209)* • fettarmer Joghurt mit frischen Himbeeren	• Basilikumsuppe mit Kirschtomaten *(siehe S. 160-161)* • grüner Salat • Rinderschmorbraten *(siehe S. 219)* • Pfirsiche mit Quark
• ein Stück Käse	• Mandeln	• ein Apfel	• Naturjoghurt
• Grapefruit • Spaghetti al dente mit Tomaten-Basilikum-Sauce, Parmesan und Olivenöl • Naturjoghurt	• Ziegenkäse-Salat *(siehe S. 172-173)* • Coq au Vin *(siehe S. 210-211)* • Naturjoghurt mit Erdbeeren	• sautierte Artischocken-herzen • Spaghetti mit Kapern und Oliven *(siehe S. 195)* • Quark mit frischen Erd-beeren	• Gemüsesuppe, z.B. pürierte Gurkensuppe • gegrillter Lachs; Artischo-ckenherzen mit Ziegen-käse *(siehe S. 180-181)* • Brie und Aprikosen

Eine Liste »guter« Kohlenhydrate

Da nur kohlenhydrathaltige Nahrungsmittel Zucker enthalten, sind sie die einzigen, auf die der GI angewandt wird. Fett- und Proteinquellen sind zuckerarm und wirken sich daher kaum auf den Blutzuckerspiegel aus. Hier finden Sie eine kleine Auswahl »guter« Kohlenhydratquellen für die Gewichtsstabilisierungsphase.

Avocados	10	Sonnenblumenkerne	15
Artischocken	15	Spargel	15
Blattsalat (alle Sorten)	15	Spinat	15
Blumenkohl	15	Walnüsse	15
Brokkoli	15	Zucchini	15
Erdnüsse	15	Zwiebeln	15
Fenchel	15	Auberginen	20
Gurken	15	Fruktose	20
Haselnüsse	15	Limetten	20
Kohl (alle Arten)	15	Zitronen	20
Kräuter	15	Chinesische Fadennudeln (aus Sojamehl)	22
Kürbiskerne	15	Bitterschokolade (70 % Kakao)	25
Lauch	15	Brombeeren	25
Mandeln	15	Erdbeeren	25
Oliven	15	Flageolet-Bohnen	25
Paprika (grün, rot, gelb)	15	Himbeeren	25
Paranüsse	15	Kirschen	25
Pekannüsse	15	Linsen (grün)	25
Pilze	15	Sojabohnen (gekocht)	25
Rosenkohl	15	Spalterbsen (gelb, 20 Minuten gekocht)	25
Sellerie, Knolle	15	Äpfel (frisch)	30
Sellerie, Stange	15	Aprikosen (frisch)	30

Birnen	30		Wildreis	35
Fruchtaufstrich (zuckerfrei)	30		Feigen (getrocknet)	40
Grapefruit	30		Hartweizenspaghetti (*al dente* gekocht)	40
Grüne Bohnen	30		Schwarzbrot	40
Karotten (roh	30		Sorbet (zuckerfrei)	40
Kichererbsen (gekocht)	30		Vollkornbrot	40
Knoblauch	30		Vollkornspaghetti (*al dente* gekocht)	40
Linsen (braun, rot, gelb)	30		Buchweizen	45
Milch (teilentrahmt oder entrahmt)	30		Bulgur (Vollkorn, gekocht)	45
Mungbohnen (eingeweicht und 20 Minuten gekocht)	30		Orangensaft (frisch gepresst)	45
Nektarinen	30		Roggenvollkornbrot	45
Pfirsiche	30		Trauben (alle Sorten)	45
Tomaten	30		Vollkornbrot mit Kleie	45
Äpfel (getrocknet)	35		Apfelsaft (frisch gepresst)	50
Aprikosen (getrocknet)	35		Crêpes/Pfannkuchen (aus Buchweizen)	50
Dörrpflaumen	35		Kiwis	50
Erbsen (frisch oder getrocknet, gekocht)	35		Naturreis, Basmati	50
Feigen (frisch)	35		Naturreis, Langkorn	50
Kidneybohnen	35		Süßkartoffeln	50
Naturjoghurt	35			
Orangen	35			
Pflaumen	35			
Quinoa	35			
Satsumas	35			
Trockenbohnen (außer Saubohnen)	35			

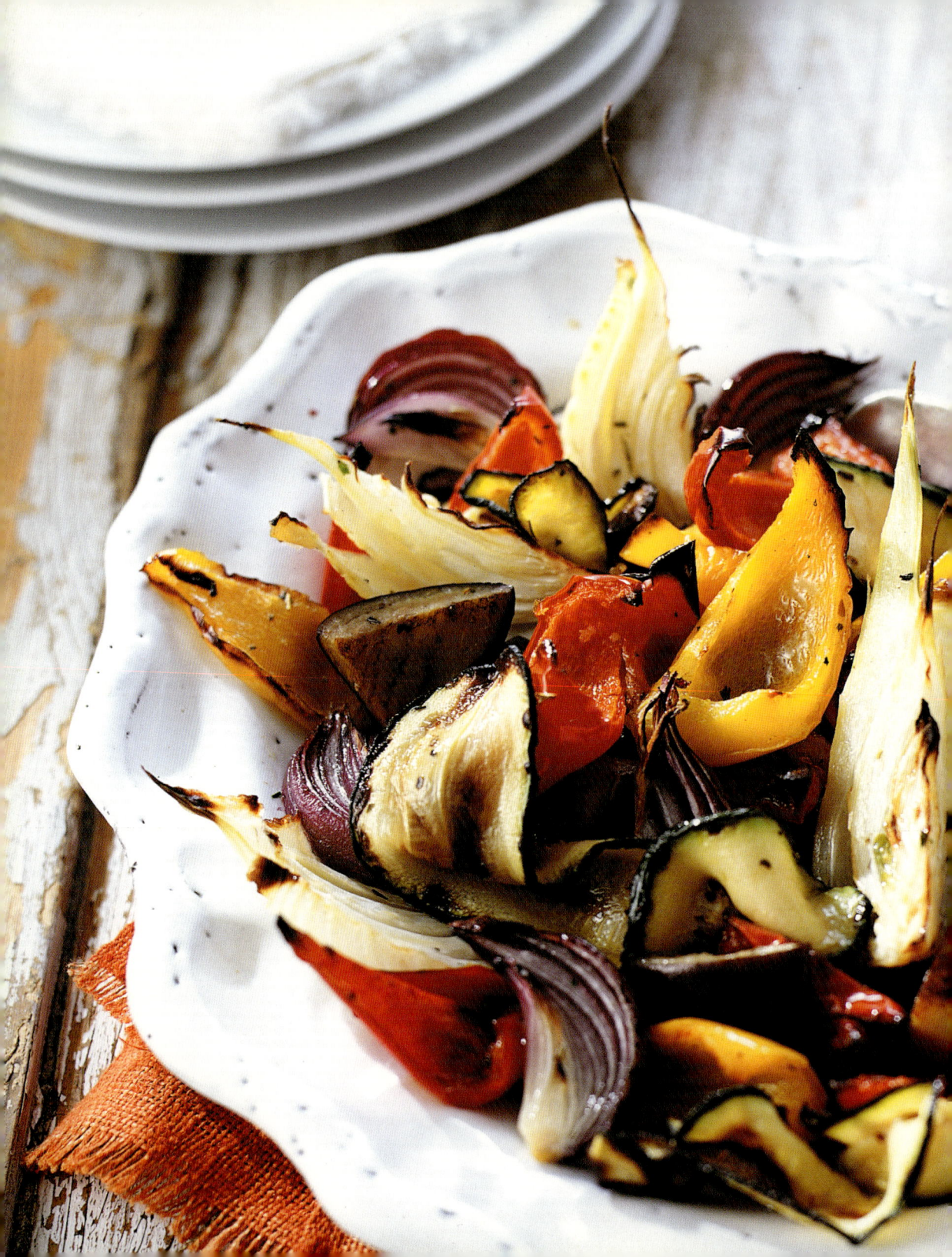

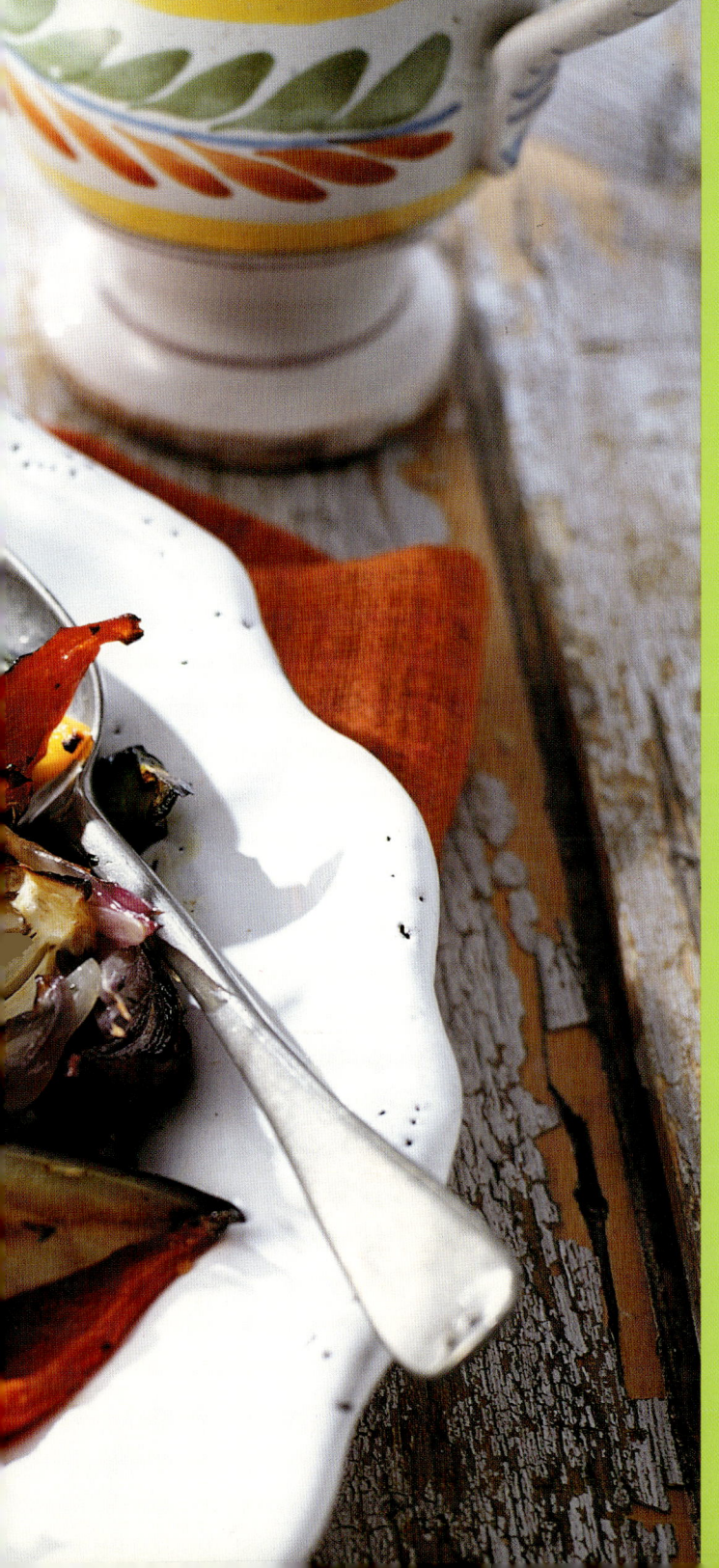

REZEPTE

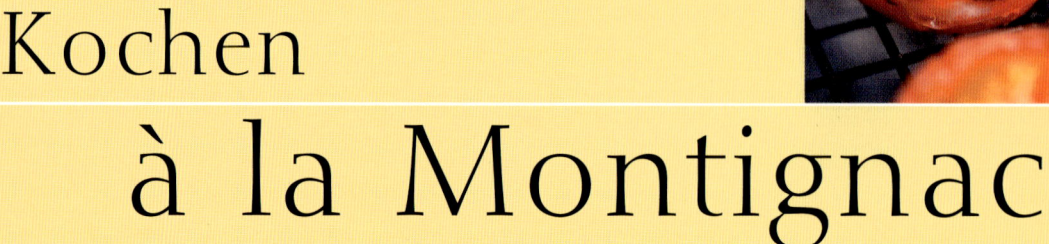

Kochen
à la Montignac

Niedrigglykämische Kohlenhydrate haben den Vorteil, dass man davon nicht zunimmt. Sie sind in vielen Gemüsesorten enthalten, z.B. in Brokkoli, Spinat und Zucchini, sowie in Hülsenfrüchten, Vollkornzerealien und verschiedenen Obstsorten.

Verzichten Sie auf hochglykämische Zutaten wie Zucker, Semmelbrösel, weißes Mehl, Kartoffeln, Mais, geschälten Reis und weiße Pasta wie Ravioli, Tortellini und Makkaroni.

Verwenden Sie »gute« Fette zum Kochen, z.B. Olivenöl, Sonnenblumenöl, Walnussöl, Kürbiskernöl, Gänseschmalz und Entenschmalz *(eine ausführlichere Liste finden Sie auf S. 41)*.

MONTIGNACS KOCHTIPPS

Verzichten Sie auf »schlechte« Fette wie Butter, Erdnussöl, Bratenfett von Rind- und Schweinefleisch, Speck und Margarine aus gehärteten Fetten *(eine ausführlichere Liste finden Sie auf S. 41).*

Weder Semmelbrösel noch Mehl sollten für die Zubereitung von Speisen verwendet werden. Käse hingegen ist in jeder Form erlaubt. Bei der Zubereitung von Saucen ersetzen Sie weißes Mehl durch pürierte Pilze oder Kichererbsen-, Linsen- oder Sojamehl.

Für Aroma sorgen Rotwein und trockener Weißwein. Beide stimulieren die Bauchspeicheldrüse nicht zu einer übermäßigen Insulinausschüttung.

Verwenden Sie niemals Mehl, Butter oder Zucker für die Zubereitung von Desserts, sondern nur ungezuckertes Fruchtmus, Eier, Quark, Bitterschokolade, Fruktose und fein gemahlene Mandeln oder Haselnüsse.

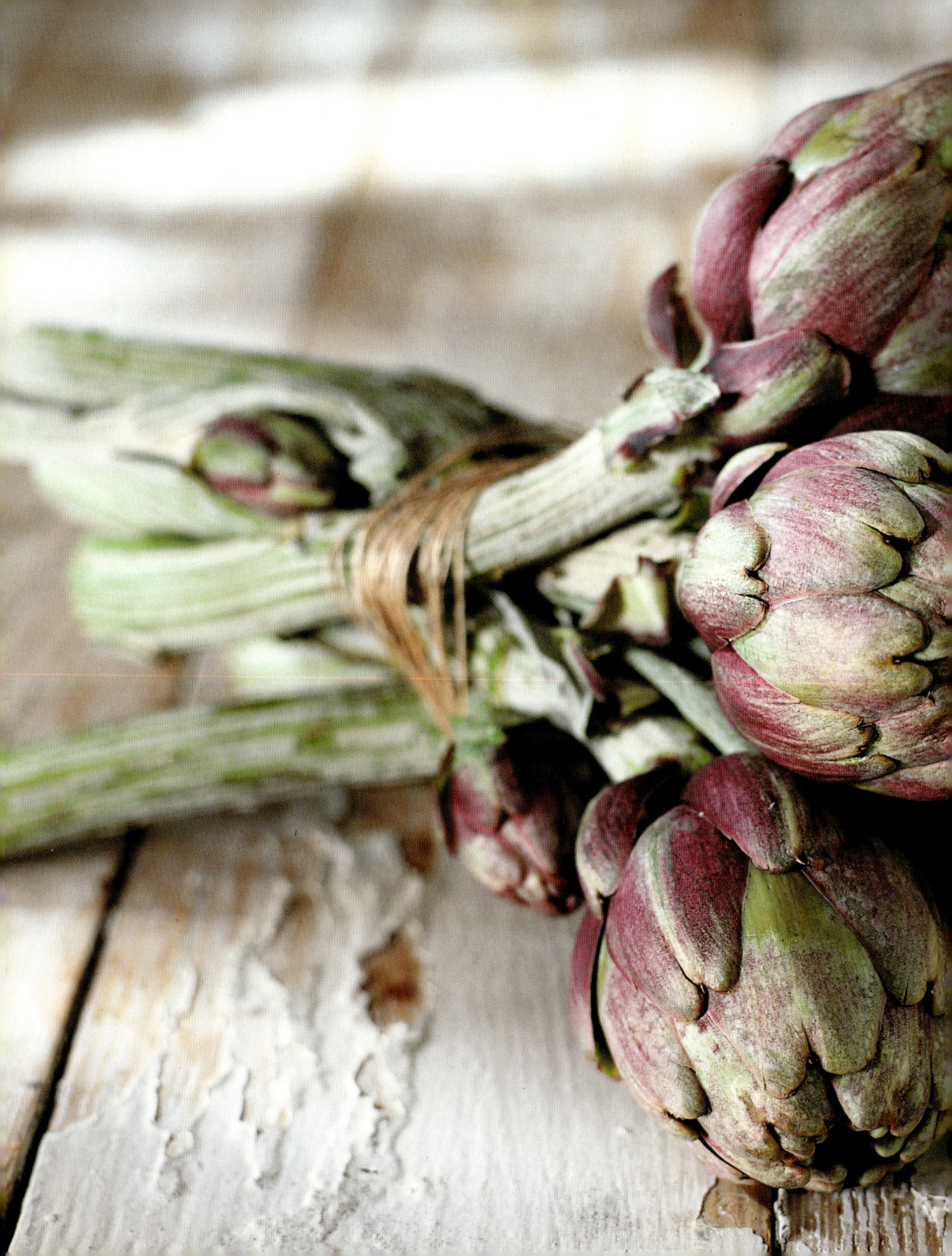

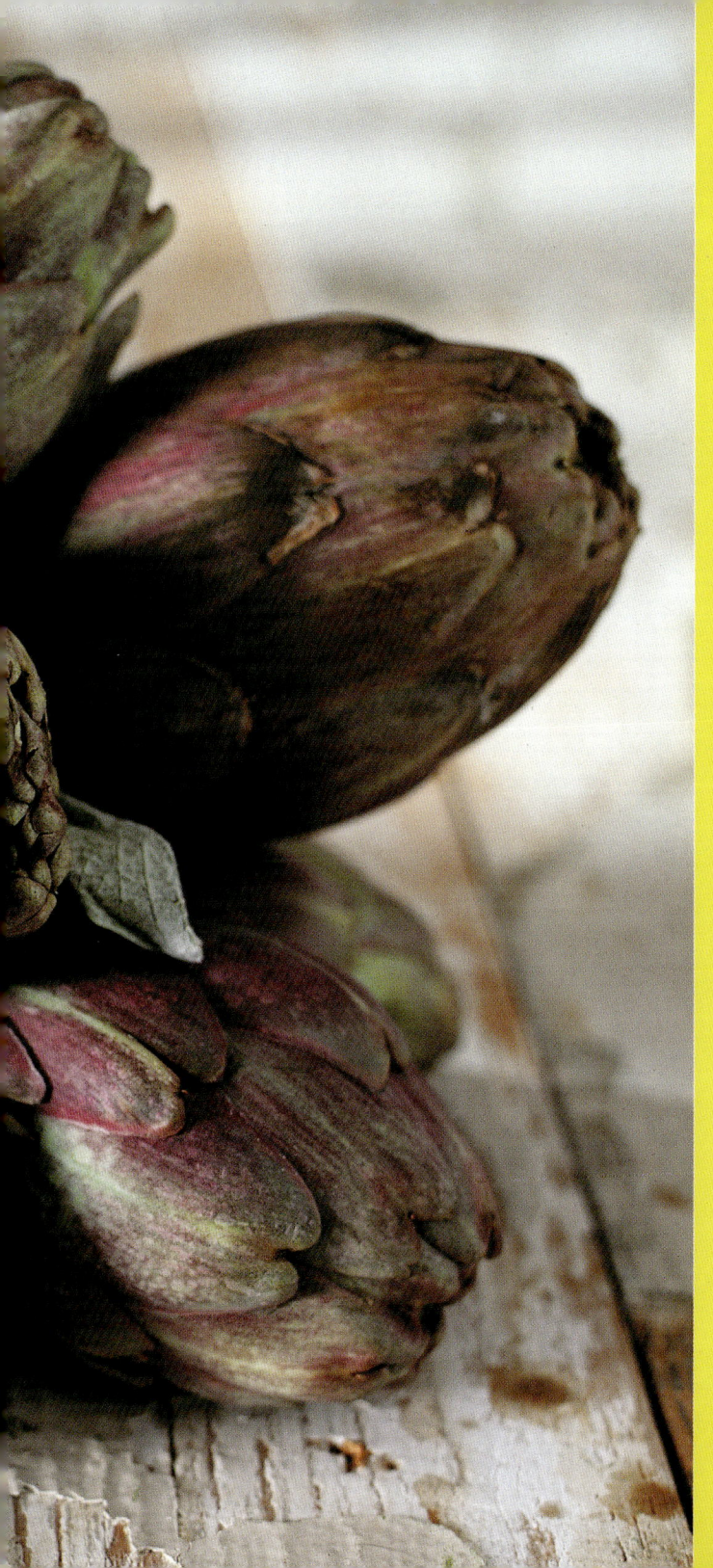

Vorspeisen

Die Suppen, Salate und Gemüsegerichte, die auf den folgenden Seiten vorgestellt werden, sollten aus Zutaten mit niedrigem GI zubereitet werden und weder Kartoffeln noch weißen Reis enthalten. Die meisten Vorspeisen eignen sich sowohl für Phase I als auch für Phase II der Diät (es sei denn, sie sind nur für Phase II ausgewiesen).

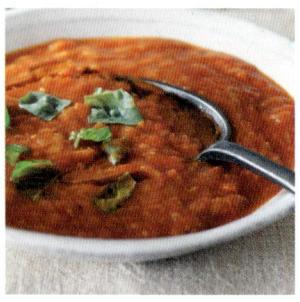

FÜR 4 PERSONEN

VORBEREITUNGSZEIT
5 Minuten

GARZEIT
30 Minuten

ZUTATEN
600 g Kirschtomaten
bestes Olivenöl
1 TL frischer Thymian, gehackt
3 Knoblauchzehen, fein
gehackt oder zerdrückt
3 Stangen Sellerie, gehackt
2 Stangen Lauch, in feinen
Ringen
2 weiße Zwiebeln, gehackt
1 EL Tomatenmark
1 gute Hand voll frisches
Basilikum
400 g Dosentomaten, in
Stücken
300 ml Wasser oder
Gemüsefond

GEEIGNET FÜR

PHASE I

und

PHASE II

Basilikumsuppe
mit Kirschtomaten

Um dieser aromatischen Suppe eine tiefrote Farbe zu verleihen, sollte man sie durch ein grobmaschiges Sieb streichen und nicht mit einem Mixer pürieren, denn die Luft, die durch das Pürieren in die Mischung gelangt, lässt das Rot zu Orange verblassen.

1 Den Backofen auf 250 °C bzw. die höchstmögliche Temperatur vorheizen. Die Kirschtomaten auf ein Backblech legen, mit etwas Olivenöl beträufeln und mit Thymian und Knoblauch bestreuen. Die Tomaten im Ofen 8 Minuten backen.

2 In der Zwischenzeit etwas Olivenöl in einem großen Kochtopf erhitzen. Sellerie, Lauch und Zwiebeln zufügen und zugedeckt ein paar Minuten anschwitzen, bis das Gemüse weich ist, aber noch keine Farbe angenommen hat. Die Basilikumblätter von den Stängeln zupfen, die Stängel und das Tomatenmark zum Gemüse geben.

3 Zuerst die Dosentomaten mit Saft, dann die Kirschtomaten zufügen. Wasser oder Gemüsefond zugeben, die Hitze drosseln und die Suppe 20 Minuten köcheln lassen.

4 Die Suppe durch ein Sieb streichen, zurück in den Topf gießen, mit Salz abschmecken und langsam wieder erhitzen. Die Reste aus dem Sieb wegwerfen.

5 Die heiße Suppe in vorgewärmte Suppenteller gießen, mit gehackten Basilikumblättern garnieren und, mit etwas Olivenöl beträufelt, servieren.

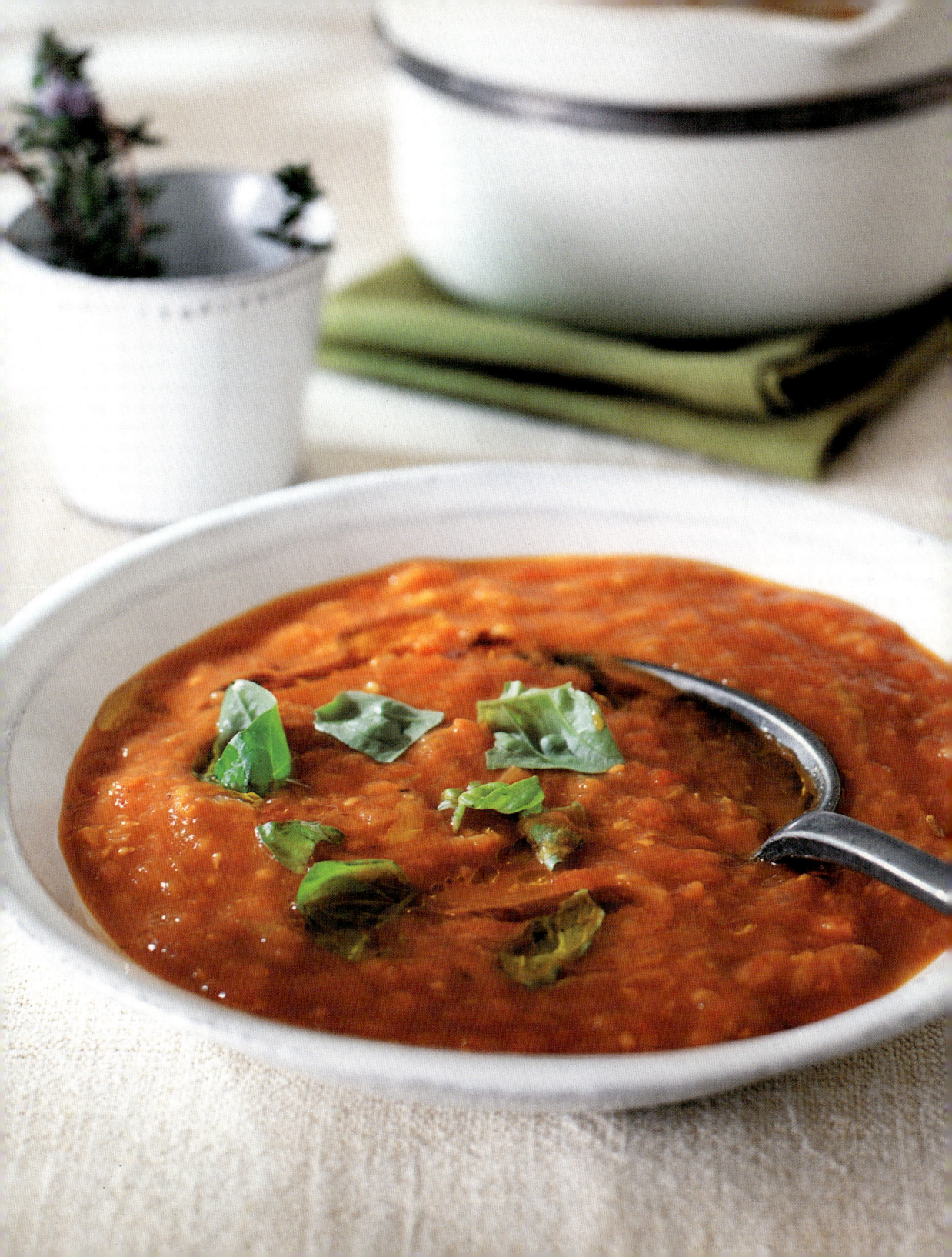

FÜR 4 PERSONEN

VORBEREITUNGSZEIT
5 Minuten

GARZEIT
20 Minuten

ZUTATEN
1 EL bestes Olivenöl

6 Schalotten, fein gehackt

800 g junge Champignons, in Scheiben

1/2 Flasche trockener Weißwein

3 EL Estragonessig

1 l guter Hühnerfond (vorzugsweise selbst gemacht)

500 g Mandeln, gemahlen

3 EL frischer Estragon, gehackt

GEEIGNET FÜR

PHASE I

und

PHASE II

Weißweinsuppe

Damit die Suppe ihrem Namen Ehre macht und weiß bleibt, verwenden Sie am besten selbst gemachten Hühnerfond ohne Karotten. Andernfalls kaufen Sie einen guten Fond von möglichst heller Farbe.

1 Das Olivenöl in einem großen Topf erhitzen. Die Schalotten zugeben und zugedeckt einige Minuten dünsten, bis sie glasig sind.

2 Pilze, Wein und Estragonessig zugeben. Den Wein unter Rühren etwas einkochen lassen, dann den Hühnerfond zugießen und die Mischung zum Kochen bringen.

3 Die gemahlenen Mandeln unterrühren und die Suppe abermals aufkochen.

4 Den Schaum abschöpfen, die Hitze reduzieren und die Suppe mit Salz abschmecken. Den Estragon darüber streuen und unterrühren.

5 Die heiße Suppe in vorgewärmten Suppentassen servieren.

Weiße-Bohnen-Suppe mit Auberginen und Basilikum

FÜR 4 PERSONEN

VORBEREITUNGSZEIT
10 Minuten plus mindestens
12 Stunden Einweichzeit

GARZEIT
2 Stunden

ZUTATEN

200 g weiße Bohnen, über
Nacht in heißem Wasser
eingeweicht

3 große Auberginen, der
Länge nach halbiert

1 Knoblauchknolle, die Zehen
fein gehackt

$\frac{1}{2}$ Bund frischer Thymian,
gehackt

90 ml bestes Olivenöl

6 große Schalotten, fein
gehackt

3 Bund frisches Basilikum,
die Blätter abgezupft und
zerpflückt, sowie einige
gehackte Blätter zum
Garnieren

$\frac{1}{2}$ Flasche trockener
Weißwein

1,5 l guter Hühnerfond (vorzugsweise selbst gemacht)

GEEIGNET FÜR

PHASE I

und

PHASE II

Sparen Sie bei der Zubereitung dieser herzhaften Suppe nicht an frischem Basilikum und Thymian. Diese Kräuter bringen das Aroma der restlichen Zutaten erst richtig zur Geltung und verleihen dieser gehaltvollen Vorspeise eine leichte Note.

1 Die eingeweichten Bohnen mit kaltem Wasser abspülen und in einen Topf schütten. Mit kaltem Wasser auffüllen, sodass sie gut bedeckt sind. Aufkochen und etwa $\frac{1}{2}$ Stunde köcheln lassen. Die Bohnen abgießen und beiseite stellen.

2 Den Backofen auf 250 °C vorheizen. Die Auberginen mit der Schnitt-fläche nach oben auf ein Backblech legen, mit einem scharfen Messer kreuzweise einschneiden und salzen. Die Scheiben mit etwas Knob-lauch und dem Thymian bestreuen, mit der Hälfte des Olivenöls beträufeln und etwa 16 Minuten im Ofen backen, bis die Oberseite sich goldbraun färbt. Die Auberginen abkühlen lassen, schälen, in Stücke schneiden und beiseite stellen.

3 Das restliche Olivenöl in einen großen Kochtopf gießen, die Schalot-ten zufügen und zugedeckt glasig dünsten. Den restlichen Knoblauch, die Bohnen und die Basilikumblätter unterrühren. Wenn das Basili-kum zusammengefallen ist, Weißwein und Hühnerfond zugießen. Alles 5 Minuten kochen lassen, damit sich das Aroma entfaltet.

4 Einen Teil der Auberginen und etwa ein Drittel des Suppengemüses - es sollten auch Bohnen dabei sein - im Mixer zu einem dickflüssigen Brei pürieren und die Suppe damit andicken.

5 In vorgewärmten Tellern, mit Basilikum garniert, servieren.

FÜR 4 PERSONEN

VORBEREITUNGSZEIT
10 Minuten plus mindestens
12 Stunden Einweichzeit

GARZEIT
2 $\frac{1}{2}$ Stunden

ZUTATEN
100 g getrocknete Kicher-
erbsen, über Nacht in heißem
Wasser eingeweicht (oder
Kichererbsen aus der Dose)

1 EL bestes Olivenöl

100 g Schinkenspeck oder
durchwachsener Frühstücksspeck, gewürfelt

3 Stangen Lauch, in Stücken

2 große Zwiebeln, grob
gewürfelt

3 Stangen Sellerie, grob
gewürfelt

2 Karotten, fein gewürfelt

1 EL frischer Thymian,
gehackt

250 g rote Spaltlinsen

2,4 l Wasser

GEEIGNET FÜR
PHASE II

Linsensuppe mit Speck

Diese herzhafte Suppe ist kinderleicht zuzubereiten. Um Zeit
zu sparen, können Sie Kichererbsen aus der Dose verwenden.
Kichererbsen sollten während des Kochens nicht gesalzen
werden, sonst werden sie nicht weich.

1 Die Kichererbsen mit Wasser abspülen, in einen Kochtopf schütten
und kaltes Wasser angießen, bis sie bedeckt sind. Zum Kochen bringen und etwa 1$\frac{1}{2}$ Stunden köcheln lassen. Das Wasser abgießen und
die Kichererbsen beiseite stellen.

2 Das Olivenöl in einem großen Topf erhitzen, den Schinkenspeck darin
anrösten, dann Lauch, Zwiebeln, Sellerie, Karotten und Thymian beifügen und zugedeckt ein paar Minuten anschwitzen, damit sie weich
werden und ihr Aroma entfalten.

3 Linsen, Kichererbsen und Wasser zugeben und die Suppe etwa
45 Minuten auf kleiner Flamme köcheln lassen, bis die Hülsenfrüchte
gar sind.

4 Die Suppe im Mixer oder mit dem Pürierstab pürieren und mit Salz
abschmecken, zurück in den Topf gießen und wieder erwärmen.

5 Die Suppe in vorgewärmten Suppenschüsseln heiß servieren.

FÜR 4 PERSONEN

VORBEREITUNGSZEIT
10 Minuten

GARZEIT
20 Minuten

ZUTATEN
3 Hähnchenbrüste (je etwa
120 g), abgespült

bestes Olivenöl

4 große Karotten, in etwa
2 cm lange Stifte geschnitten

1 mittelgroßes Bund Stau-
densellerie, die Stangen in
etwa 2 cm lange Stücke
geschnitten

90 ml Mayonnaise

2 EL körniger Senf

4 Romana-Salatherzen,
gewaschen und trocken
getupft

Vinaigrette (siehe S. 169)

GEEIGNET FÜR

PHASE I

und

PHASE II

Hähnchensalat mit Senfdressing

Das zarte Hähnchenfleisch bildet einen schmackhaften Kontrast zu dem knackigen Salatbett, und der scharfe Senf harmoniert wunderbar mit der Zitronen-Vinaigrette. Wenn Sie keine Salatherzen bekommen, nehmen Sie einfach normalen Romanasalat.

1   Den Backofen auf 150 °C vorheizen. Die Hähnchenbrüste mit etwas Olivenöl beträufeln, mit einer Prise Salz würzen und auf einem Backblech im Ofen 12 Minuten braten, dann umdrehen und weitere 4-8 Minuten braten, bis sie durchgegart sind. Beiseite stellen und 15-20 Minuten abkühlen lassen.

2   Die abgekühlten Hähnchenbrüste in Streifen schneiden und mit den Karotten und dem Sellerie zusammen in eine Schüssel geben.

3   Mayonnaise und Senf zugeben und die Salatzutaten darin schwenken.

4   Auf 4 Tellern jeweils mehrere Salatblätter zu einem Salatbett arrangieren. Den Hähnchensalat gleichmäßig darauf verteilen.

5   Jede Portion mit etwas Vinaigrette beträufeln und servieren.

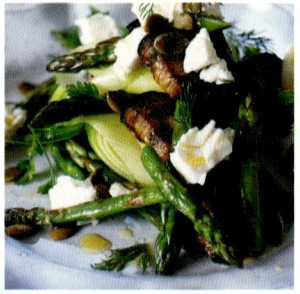

FÜR 4 PERSONEN

VORBEREITUNGSZEIT
15 Minuten

GARZEIT
25 Minuten

ZUTATEN
bestes Olivenöl

750 g grüner Spargel

4 große Auberginen, in 3 cm dicke Scheiben geschnitten

8 Stangen Lauch, in 1 cm dicke Ringe geschnitten

1 Dose (ca. 400 g) Artischockenherzen in Lake, abgetropft, ausgepresst und geviertelt

2 EL frischer Dill, gehackt

2 EL frischer Kerbel, gehackt

100 g Kürbiskerne

Kürbiskernöl

100 g Fetakäse, gewürfelt

GEEIGNET FÜR

PHASE I

und

PHASE II

Lauch-Spargel-Salat

Lauch, Auberginen und Artischocken verleihen diesem Herbstsalat seine würzige Note, die frische Kräuter und Kürbiskerne weiter zur Geltung bringen. Wenn Sie kein Kürbiskernöl bekommen, träufeln Sie etwas Olivenöl über den Salat.

1   Vom Spargel die holzigen Enden abschneiden und das untere Drittel schälen. Etwas Olivenöl in einer Bratpfanne erhitzen und den Spargel darin 3–4 Minuten sautieren oder mit zugedecktem Deckel leicht bräunen, dabei häufig wenden. Den Spargel in eine Schüssel geben und zum Abkühlen beiseite stellen.

2   Die Auberginenscheiben vierteln, mit einer Prise Meersalz würzen, mit etwas Olivenöl beträufeln und in einer Bratpfanne bei großer Hitze 16 Minuten unter häufigem Wenden sautieren. Sie sollten dabei eine tiefbraune Farbe annehmen. Die Auberginen in eine Schüssel geben und zum Abkühlen beiseite stellen.

3   Den Lauch in die Bratpfanne geben, mit etwas Olivenöl beträufeln und salzen. Den Deckel aufsetzen und den Lauch bei großer Hitze 3–4 Minuten dünsten. Zum Abtropfen in ein Sieb schütten.

4   Wenn das Gemüse abgekühlt ist, den Spargel in mundgerechte Stücke schneiden und mit dem Lauch, den Auberginen und den Artischockenherzen zusammen in eine große Schüssel mit Deckel geben.

5   Den Salat mit dem Dill, dem Kerbel und den Kürbiskernen bestreuen und mit dem Kürbiskernöl beträufeln. Anschließend den Fetakäse zugeben. Um den Salat zu mischen, die Schüssel gut abdecken, vorsichtig auf den Kopf stellen und wieder umdrehen. Nicht schütteln, damit die Zutaten nicht zerbröckeln, vor allem die Auberginen und der Feta.

6   Den Salat (am besten sofort) lauwarm servieren.

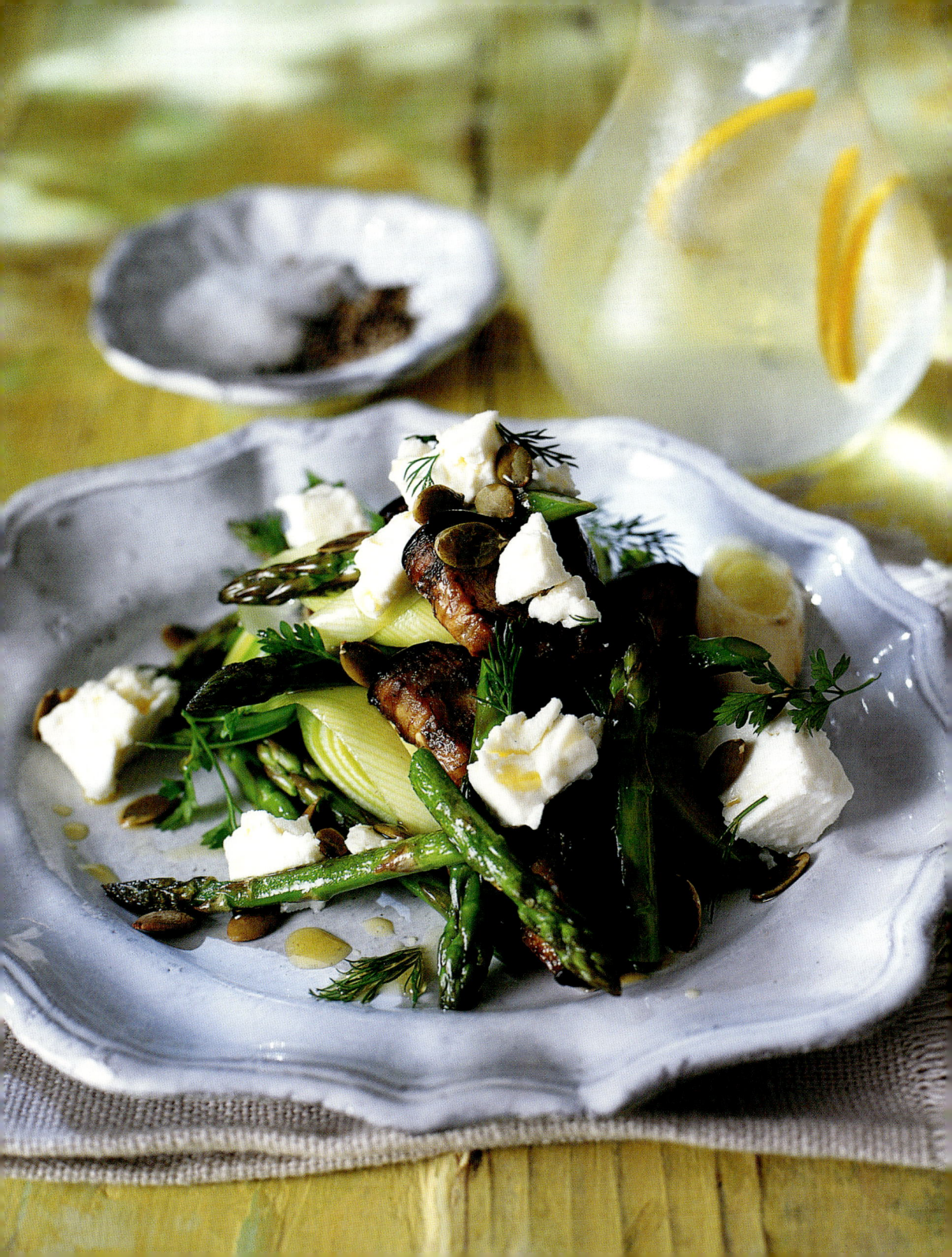

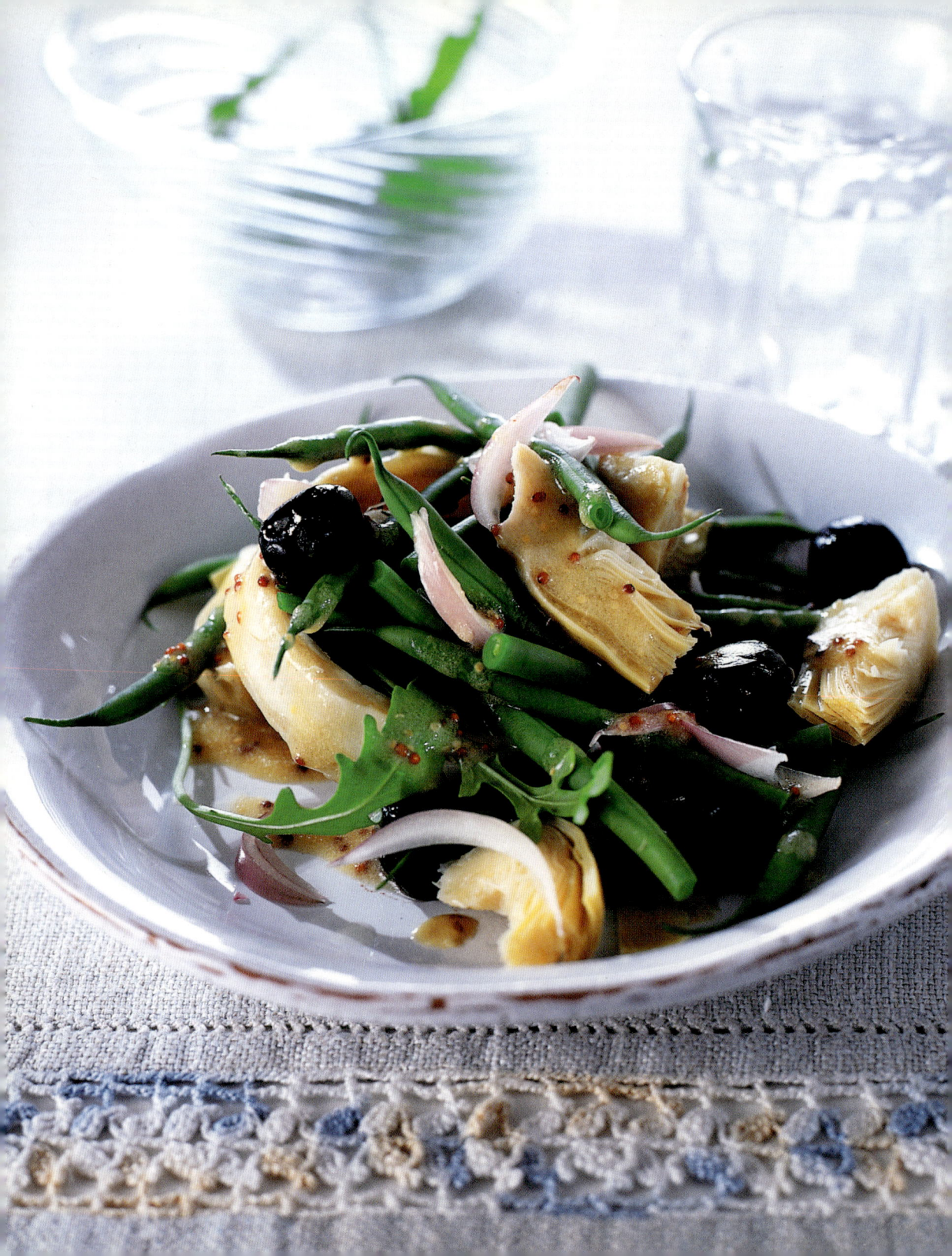

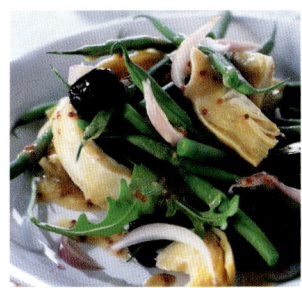

VORBEREITUNGSZEIT
10 Minuten

GARZEIT
20 Minuten

ZUTATEN
4 frische Artischocken ohne
Blattspitzen und Stiel

bestes Olivenöl

1 EL Zitronensaft

250 g grüne Bohnen

1 Dose (ca. 450 g) Artischockenherzen in Lake, abgetropft und geviertelt

2 Schalotten, fein gehackt

25 schwarze Oliven, entsteint

250 g Rucola

100 g Parmesan, frisch
gerieben

VINAIGRETTE
je 1 TL Zitronensaft, Weißweinessig, Dijon-Senf und
körniger Senf

je 120 ml Olivenöl und
Sonnenblumenöl

GEEIGNET FÜR

| PHASE I |

und

| PHASE II |

Salat aus grünen Bohnen, Artischocken und Rucola

Dieser Salat mit seinem mediterranen Flair ist ganz einfach zuzubereiten. Je besser die Zutaten, umso besser sind auch Geschmack und Konsistenz.

1 Die Artischocken mit Olivenöl beträufeln. 1½ bis 2 Liter Wasser in einem großen Topf mit einer Prise Salz und dem Zitronensaft zum Kochen bringen. Die Artischocken hineingleiten lassen, den Deckel aufsetzen, die Hitze reduzieren und das Gemüse 16–18 Minuten, bzw. bis es weich ist, garen. Die Artischocken mit einem Schaumlöffel aus dem Wasser heben, abtropfen und abkühlen lassen. Das Heu mit einem Teelöffel herausschaben.

2 Die Bohnen in kochendem Salzwasser 4 Minuten garen. Den Topf vom Herd nehmen, die Bohnen in ein Sieb gießen und mit kaltem Wasser abschrecken, dann gut abtropfen lassen.

3 Bohnen, Artischocken, Dosenartischocken, Schalotten und Oliven in einer großen, verschließbaren Schüssel miteinander vermengen.

4 Alle Zutaten für die Vinaigrette miteinander verrühren. Das Gemüse mit Vinaigrette überziehen. Mischen Sie den Salat, indem Sie die Schüssel mit einem gut sitzenden Deckel verschließen und sie vorsichtig einmal auf den Kopf und wieder zurück drehen – nicht schütteln. (Reste der Vinaigrette halten sich im Kühlschrank in einem Schraubglas bis zu 4 Wochen.)

5 Den Rucola zugeben und wieder durch Umdrehen der abgedeckten Schüssel untermischen. Den Salat mit Parmesan bestreuen und servieren.

FÜR 4 PERSONEN

VORBEREITUNGSZEIT
15 Minuten

GARZEIT
5 Minuten

ZUTATEN
200 g Schinkenspeckstreifen
125 g Kirschtomaten, halbiert
120 g Emmentaler, gewürfelt
120 g grüne Bohnen, geputzt
und gekocht
8 schwarze Oliven, entsteint
8 grüne Oliven, entsteint
250 g gemischter Blattsalat,
z.B. Lollo rosso, Kopfsalat,
Löwenzahn, Frisée
gutes Walnussöl

WALNUSSDRESSING
4 EL Rotweinessig
3 EL Sherry-Essig
2 El Dijon-Senf
150 ml Sonnenblumenöl
2$^1/_2$ EL gutes Walnussöl
1 Prise Salz

GEEIGNET FÜR
PHASE I
und
PHASE II

Bunte Salatmischung

Walnussöl verleiht diesem Salat sein charakteristisch nussiges Aroma. Nehmen Sie nicht das billigste, sondern entscheiden Sie sich für eine gute Qualität – Ihr Gaumen wird es Ihnen danken.

1   Den Schinkenspeck ohne Fettzugabe in einer Bratpfanne bei starker Hitze anbraten und auf Küchenkrepp abtropfen lassen.

2   Die Kirschtomaten in ein Sieb geben, mit Meersalz würzen und abtropfen lassen.

3   Für das Walnussdressing alle Zutaten in ein Schraubglas geben, den Deckel zuschrauben und alles gut durchschütteln. (Übrig gebliebenes Dressing hält sich im Kühlschrank bis zu vier Wochen.)

4   Schinkenspeck, Tomaten, Käse, Bohnen und Oliven in einer großen Schüssel vorsichtig miteinander vermengen und mit etwas Walnussdressing beträufeln. In einer separaten Schüssel die Salatblätter ebenfalls mit Walnussöl beträufeln. Mit Salz und frisch gemahlenem schwarzem Pfeffer abschmecken.

5   Die Schinken-Käse-Mischung und die Salatblätter abwechselnd in eine Schüssel schichten oder getrennt anrichten und servieren.

Bohnen-Thunfisch-Salat

FÜR 4 PERSONEN

VORBEREITUNGSZEIT
15 Minuten

GARZEIT
8 Minuten

ZUTATEN

60 g Kreuzkümmelsamen

60 g Koriandersamen

60 g Fenchelsamen

2 TL getrocknete rote Chilischoten, zerkleinert

bestes Olivenöl

1 Knoblauchknolle, Zehen
fein gehackt

250 ml Rotweinessig

250 g Kirschtomaten, geviertelt oder in Hälften

200 g Flageolet-Bohnen aus
der Dose, abgetropft

4 verschiedenfarbige Paprika,
entkernt und fein gehackt

3 rote Zwiebeln, fein gehackt

100 g grüne Bohnen, gekocht

4 frische rote Chilischoten,
entkernt und fein gehackt

1 EL frisches Basilikum,
gehackt

1 EL frische Minze, gehackt

500 g Thunfisch in Öl (in Stücken), abgetropft

GEEIGNET FÜR

PHASE I

und

PHASE II

Die gerösteten Gewürze verleihen diesem Salat ein Aroma, das mit fertig gemahlenen Gewürzen nie zu erreichen wäre. Statt Bohnen aus der Dose können Sie, je nach Jahreszeit und Vorliebe, auch gekochte, frische Bohnen verwenden.

1 Kreuzkümmel-, Koriander-, Fenchelsamen und Chili in einer Brat-pfanne ohne Fettzugabe bei mittlerer Hitze einige Minuten rösten, bis sich ihr Aroma entfaltet. Die Gewürze in einer Kaffeemühle zu Pulver mahlen oder in einem Mörser zerstoßen.

2 Bei mittlerer Hitze etwas Olivenöl in einer Pfanne erhitzen und den Knoblauch ein paar Minuten darin sautieren. Die gemahlenen Gewürze zugeben und die Mischung mit Rotweinessig ablöschen. In einer Schüssel aus verchromtem Stahl vollständig abkühlen lassen. (Diese Arbeitsschritte können Sie auch gut ein paar Stunden zuvor erledigen.)

3 Die Kirschtomaten in ein Sieb geben, großzügig salzen und abtropfen lassen. Nach Bedarf die Kerne entfernen.

4 Bohnen, Paprika, Zwiebeln, Chili, Basilikum, Minze und Thunfisch in einer Schüssel vorsichtig mischen.

5 Den Salat mit der Essig-Gewürz-Mischung übergießen und anschlie-ßend mit Salz und ein paar Tropfen Olivenöl abschmecken. Die Kirschtomaten untermischen. Den Salat in einer großen Schüssel servieren.

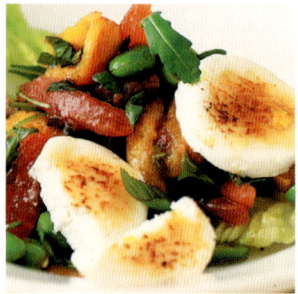

FÜR 4 PERSONEN

VORBEREITUNGSZEIT
30 Minuten

GARZEIT
11 Minuten

ZUTATEN
250 g Dicke Bohnen, gekocht
(oder aus der Dose)

4 große gelbe Paprikaschoten
(Stielansätze herausge-
schnitten)

6 EL Olivenöl und etwas
Olivenöl zum Beträufeln

4 große Tomaten

1 EL frisches Basilikum,
gehackt

1 EL frische Minze, gehackt

Saft einer halben Zitrone

200 g Rucola

200 g Ziegenkäse, in 1 cm
große Würfel geschnitten

GEEIGNET FÜR

PHASE I

und

PHASE II

Ziegenkäse-Salat

Würzige, geröstete Paprikaschoten, cremiger Ziegenkäse, pfeffri-
ger Rucola und eine einfache Zitronen-Vinaigrette mit frischen
Kräutern ergeben einen leichten, aber sättigenden Salat – eine
ideale Vorspeise für ein sommerliches Mittagessen.

1 Die Bohnen in eine große Schüssel geben.

2 Den Backofen auf 240 °C (Gas Stufe 9) vorheizen. Die Paprikaschoten
auf ein Backblech legen, salzen und mit etwas Olivenöl beträufeln. Im
Ofen so lange rösten, bis die Haut schwarz wird und Blasen wirft.
Das dauert ungefähr 10 Minuten. Die Paprika aus dem Ofen nehmen,
mit einem feuchten Tuch bedecken und etwa 20 Minuten lang
abkühlen lassen, dann die Haut abziehen. Die Schoten halbieren, die
Kerne entfernen und die Hälften in feine Streifen schneiden. Zu den
Bohnen in die Schüssel geben.

3 Die Tomaten 20 Sekunden lang in kochendem Salzwasser blanchieren, in einer Schüssel mit kaltem Wasser abkühlen lassen und enthäu-
ten. Dann vierteln und entkernen, in feine Streifen schneiden und zu
den Bohnen und Paprika in die Schüssel geben.

4 Das Olivenöl mit einer Prise Salz, Basilikum, Minze und Zitronensaft
zu einem Dressing verrühren. Zusammen mit dem Rucola zu dem
Gemüse geben und alles vorsichtig vermengen.

5 Den Ziegenkäse auf ein Backblech legen und 1 Minute lang im heißen
Backofen erwärmen. Den Salat mit dem warmen Ziegenkäse garnieren
und sofort servieren.

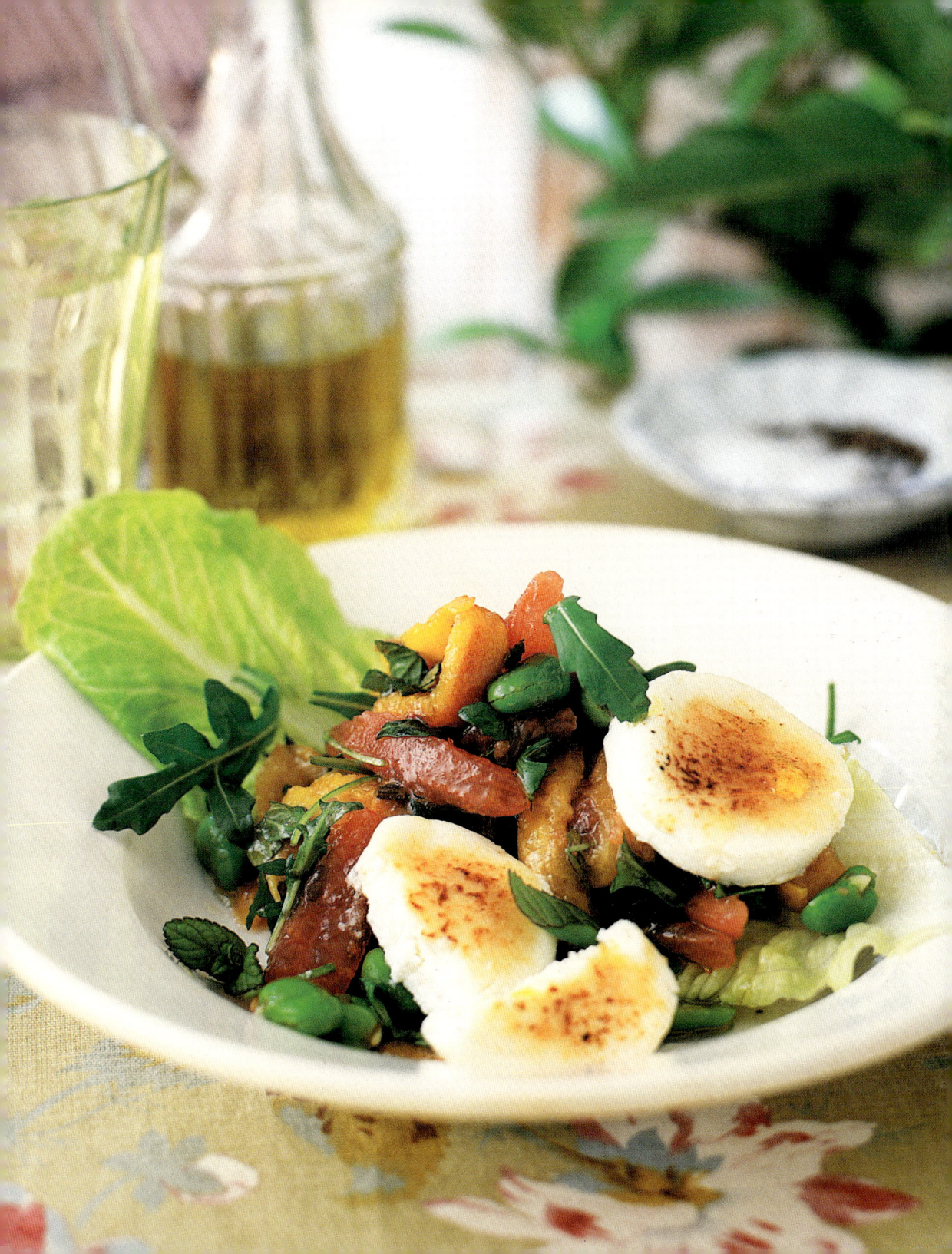

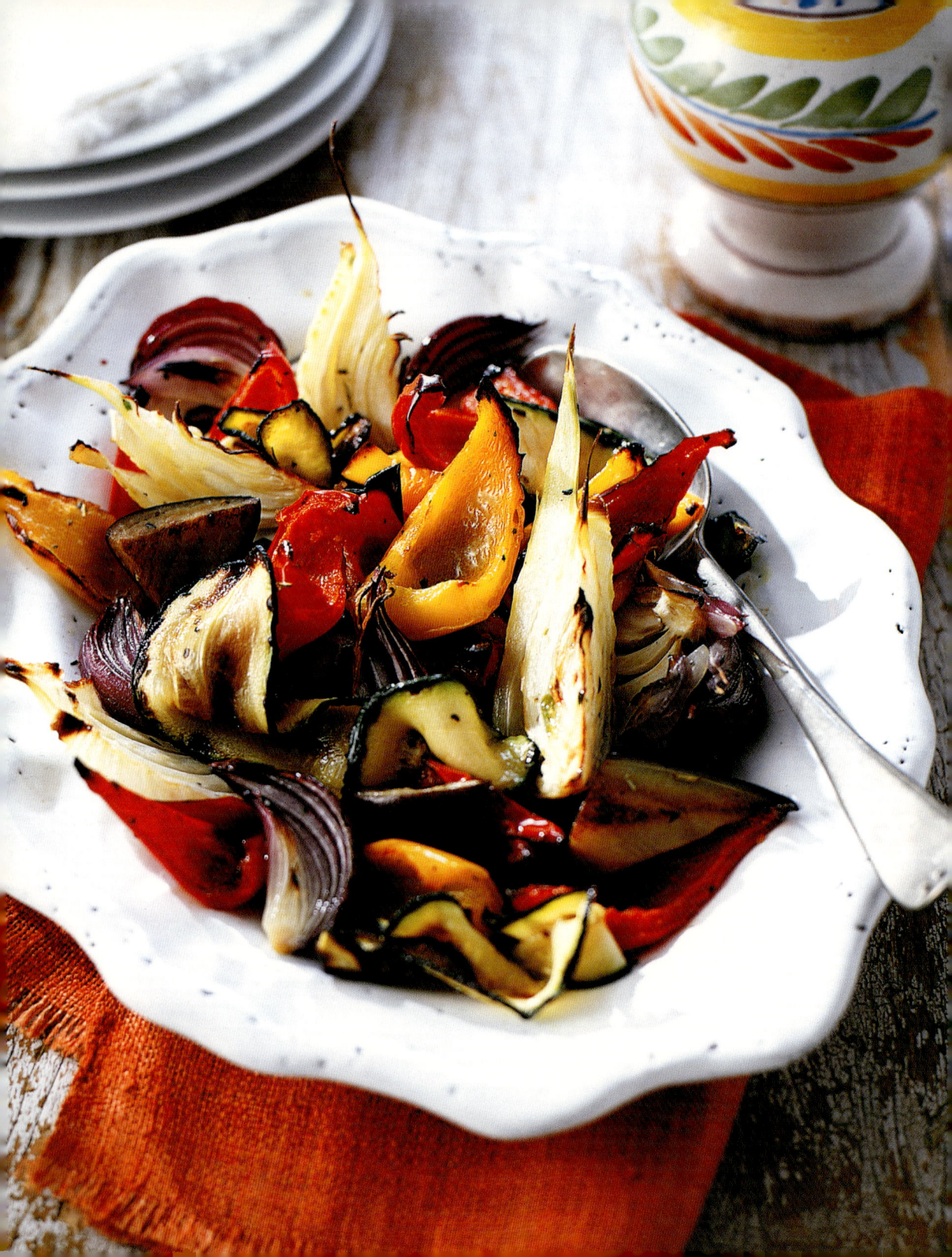

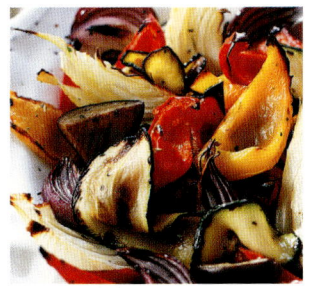

Mediterranes Ofengemüse

Es liegen Welten zwischen echten Kräutern der Provence und der schalen Imitation, die man oft in Supermarktregalen findet. Nehmen Sie sich die Zeit, in ein Feinkostgeschäft zu gehen und eine hochwertige Gewürzmischung zu kaufen.

FÜR 4 PERSONEN

VORBEREITUNGSZEIT
15 Minuten

GARZEIT
30 Minuten

ZUTATEN
3 große Auberginen, in 2 cm dicke Scheiben geschnitten

bestes Olivenöl

4 große gelbe Paprikaschoten, entkernt und in Stücke geschnitten

4 große rote Paprikaschoten, entkernt und in Stücke geschnitten

30 g Kräuter der Provence

40 g Knoblauch, zerdrückt

2 mittelgroße Fenchelknollen, in Spalten geschnitten

2 mittelgroße rote Zwiebeln, in Spalten geschnitten

2 Zucchini, der Länge nach in Scheiben geschnitten

GEEIGNET FÜR

PHASE I

und

PHASE II

1   Den Backofen auf 250 °C vorheizen. Die Auberginenscheiben vierteln, auf ein Backblech legen, mit etwas Olivenöl beträufeln, mit einer Prise Meersalz würzen und im Ofen 16–19 Minuten rösten, bis sie goldbraun sind. Anschließend in einer Schüssel abkühlen lassen. Den Ofen auf 220 °C herunterschalten.

2   Nun die Paprika auf ein anderes Backblech legen, mit etwas Olivenöl beträufeln, mit Meersalz, der Hälfte der Kräuter der Provence und dem Knoblauch würzen und 10 Minuten im Ofen rösten. Anschließend in einem Sieb abtropfen und abkühlen lassen.

3   Fenchel, Zwiebeln und Zucchini auf ein Backblech legen, mit Olivenöl beträufeln, mit Meersalz und den restlichen Kräutern der Provence würzen und im Ofen so lange rösten, bis Fenchel und Zwiebeln glasig sind. Das dauert etwa 8 Minuten. (Wenn Sie mögen, können Sie diese Gemüsesorten auch zusammen mit den Paprika rösten – denken Sie nur daran, sie nach 8 Minuten aus dem Ofen zu nehmen). Abkühlen lassen.

4   Das Gemüse mischen und lauwarm servieren.

FÜR 4 PERSONEN

VORBEREITUNGSZEIT
2 Minuten

GARZEIT
18 Minuten

ZUTATEN
120 g grüne Linsen
120 g rote Linsen
120 g braune Linsen
120 g gelbe Linsen
bestes Olivenöl

GEEIGNET FÜR
PHASE I
und
PHASE II

Buntes Linsengemüse

Diese einfache, aber köstliche Beilage wird direkt vor dem Servieren mit Meersalz und Olivenöl abgeschmeckt. Wie alle Hülsenfrüchte dürfen die Linsen vor dem Kochen nicht gesalzen werden, sonst wird die Schale nicht weich.

1 Die Linsen getrennt in 4 kleine Töpfe geben und Wasser darüber gießen, bis sie etwa 4 cm hoch mit Flüssigkeit bedeckt sind. Das Gemüse aufkochen und etwa 10-15 Minuten köcheln lassen. Die gelben Linsen sind schon nach etwa 5 Minuten gar.

2 Kosten Sie ein paar Linsen, um festzustellen, ob sie gar sind. Sie sollten bissfest, aber nicht hart sein und können nun gesalzen werden. Die Linsen weitere 3 Minuten kochen, dann in ein Sieb schütten und mit kaltem Wasser übergießen, damit sie etwas abkühlen.

3 Die verschiedenen Linsensorten in eine Schüssel geben, mit etwas Meersalz würzen, gut miteinander vermengen, mit etwas Olivenöl beträufeln und servieren. Dieses Gericht hält sich im Kühlschrank ein paar Tage und lässt sich in der Mikrowelle problemlos aufwärmen. Vor dem Servieren würzen.

Geschmorte Auberginen mit Kapern

FÜR 4 PERSONEN

VORBEREITUNGSZEIT
15 Minuten (wenn Sie die
Sauce am Vortag zubereiten)

GARZEIT
30 Minuten

ZUTATEN
Für die Sauce (am Vortag
zubereiten):

400 g gekochte, gehäutete
Eiertomaten

1/2 Knoblauchknolle, die
Zehen fein gehackt

2 weiße Zwiebeln, fein
gewürfelt

3 Stangen Sellerie, fein
gewürfelt

100 ml Rotweinessig

200 g grüne Oliven, entsteint

150 g Kapern (in Salzlake),
abgespült, abgetropft, leicht
ausgedrückt und gehackt

1 Bund frische glatte Petersilie, gehackt

6-8 Auberginen, in 2 cm
dicke Stücke geschnitten

bestes Olivenöl

GEEIGNET FÜR
PHASE I
und
PHASE II

Das pikante Aroma dieses Gerichts ruft Erinnerungen an Sonne und Mittelmeer wach. Die Tomatensauce wird einen Tag vorher zubereitet und in den Kühlschrank gestellt, damit sich ihre Würze entwickeln kann – so kontrastiert sie noch besser mit dem rauchigen Aroma der Auberginen.

1 Als Erstes die Sauce zubereiten. Die Tomaten über einer Schüssel in einem grobmaschigen Sieb zerdrücken und den Saft auffangen. Das Tomatenpüree aufheben, den Saft durch ein feinmaschiges Sieb gießen.

2 In einem großen Topf etwas Olivenöl erhitzen. Knoblauch, Zwiebeln und Sellerie zufügen und ein paar Minuten zugedeckt weich dünsten, aber nicht bräunen.

3 Den passierten Tomatensaft dazugießen und die Sauce auf ein Drittel ihrer ursprünglichen Menge einkochen lassen. Rotweinessig und Tomatenpüree zugeben, umrühren, die Hitze reduzieren und Oliven, Kapern und Petersilie beifügen. Die Sauce mit Salz abschmecken, vom Herd nehmen, abkühlen lassen und über Nacht in den Kühlschrank stellen.

4 Am nächsten Tag den Backofen auf 250 °C vorheizen. Die Aubergi-nenstücke mit der Haut nach unten auf ein Backblech legen, salzen, mit etwas Olivenöl beträufeln und etwa 16 Minuten lang rösten, bis sie goldbraun sind. Abkühlen lassen.

5 Wenn die Auberginen vollständig abgekühlt sind, werden sie mit der Tomatensauce gemischt. Das Gemüse in einer großen Schüssel, mit etwas Olivenöl beträufelt, servieren.

FÜR 4 PERSONEN

VORBEREITUNGSZEIT
10 Minuten

GARZEIT
50 Minuten

ZUTATEN
bestes Olivenöl
1 Zwiebel, fein gehackt
1 Rotkohl ohne Strunk, fein geraspelt
100 ml Rotweinessig sowie etwas Rotweinessig zum Abschmecken
500 ml Rotwein
1 Zimtstange
3 TL Kräuter der Provence
75 g Walnüsse, gehackt
1 Bund frischer Salbei, gehackt
gutes Walnussöl

GEEIGNET FÜR

PHASE II

Rotkohl in Rotwein mit Walnüssen

Der Rotkohl verleiht diesem schmackhaften Salat seinen besonderen Reiz – doch achten Sie darauf, den Kohl nicht zu weich zu kochen. Wer möchte, kann diese Vorspeise einen Tag im Voraus zubereiten und braucht sie vor dem Servieren nur noch abzuschmecken.

1   In einem großen Topf etwas Olivenöl erhitzen und die Zwiebel darin glasig dünsten. Den Kohl zufügen und durchschütteln (oder den Topf mit geschlossenem Deckel einmal umdrehen) und salzen. Rotweinessig, Rotwein und Zimt zufügen und alles zugedeckt etwa 40 Minuten lang köcheln lassen.

2   Den Kohl mit 2 TL Kräutern der Provence würzen und unter ständigem Rühren weitergaren, bis alle Flüssigkeit verdampft ist. Abschmecken. Den Kohl in eine Schüssel füllen und auskühlen lassen. (Bei Bedarf können Sie den Salat bis hierhin vorbereiten und über Nacht zugedeckt im Kühlschrank aufbewahren.)

3   Die Zimtstange aus dem Kohl nehmen und dem Salat mit Walnüssen, Salbei, den restlichen Kräutern der Provence und einem Schuss Rotweinessig den letzten Pfiff geben.

4   Den Salat in einer großen Schüssel, mit etwas Walnussöl beträufelt, servieren.

FÜR 4 PERSONEN

VORBEREITUNGSZEIT
15 Minuten

GARZEIT
35 Minuten

ZUTATEN
4 große Tomaten, ganz
150 g Naturreis
1/2 weiße Zwiebel, gehackt
100 g Parmesan, frisch gerieben
1/2 Bund frischer Thymian, gehackt
1/2 Bund frischer Rosmarin, gehackt
1/2 Bund frischer Schnittlauch, gehackt
1/2 Bund frischer Estragon, gehackt
2 Knoblauchzehen, geschält
300 ml Hühnerfond, sehr heiß *(siehe S. 162)*
20 g Pinienkerne
1 EL Balsamico-Essig
2 TL Olivenöl

GEEIGNET FÜR

PHASE II

Gefüllte Tomaten

Diese Variation gefüllter Tomaten eignet sich auch als Hauptgericht; als Alternative kann man auch kleine runde Zucchini füllen.

1 Den Backofen auf 150°C vorheizen. Die Tomaten wie gekochte Eier »köpfen« und aushöhlen. Das Innere der Tomaten aufbewahren. Die Tomaten salzen und in einem Sieb Wasser ziehen lassen.

2 In der Zwischenzeit den Reis in einem Topf mit dem Olivenöl und den Knoblauchzehen anbraten, bis die Reiskörner durchsichtig sind. Den heißen Hühnerfond zugießen und die Hälfte der frischen Kräuter zugeben. Zudecken und bei schwacher Hitze 5-7 Minuten kochen lassen. Den Herd ausschalten, den Topf aber auf der Platte stehen lassen.

3 Die restlichen Kräuter mit dem Parmesan, den Pinienkernen und dem Tomatenmus mischen. Die Knoblauchzehen aus dem Reis nehmen und die Kräutermischung unterrühren.

4 Die Tomaten mit dem Reis füllen und 30 Minuten im Ofen backen.

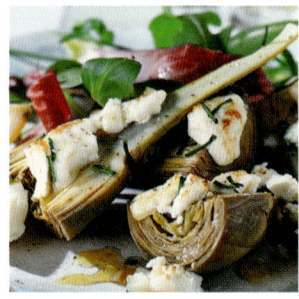

FÜR 4 PERSONEN

VORBEREITUNGSZEIT
15 Minuten

GARZEIT
30 Minuten

ZUTATEN
Saft einer halben Zitrone

1 l Wasser

8 Artischocken, äußere
Blätter und Stiele entfernt,
halbiert

180 g Ziegenkäse

bestes Olivenöl

2 EL frischer Schnittlauch,
gehackt

250 g grüner Salat, z.B.
Rucola, Endivien oder Frisée,
klein geschnitten

GEEIGNET FÜR

PHASE I

und

PHASE II

Artischockenherzen mit Ziegenkäse

Sie können für dieses Gericht auch Artischockenherzen aus der Dose verwenden, doch frische Artischocken schmecken viel besser. Sie sind schnell und einfach zuzubereiten, und das Ergebnis lohnt die Mühe allemal.

1   Wasser und Zitronensaft in einem großen Topf zum Kochen bringen und die Artischocken vorsichtig hineinlegen. Nach 20 Minuten Kochzeit mit einem Messer in den Boden stechen, um zu prüfen, ob sie gar sind. Die Artischocken abtropfen und abkühlen lassen, das Heu mit einem Teelöffel entfernen.

2   Den Backofengrill anschalten. Den Käse in einer Schüssel zerbröckeln, mit dem Schnittlauch mischen und mit Salz und frisch gemahlenem schwarzem Pfeffer abschmecken.

3   Die Artischocken in eine eingeölte Auflaufform setzen, mit dem Käse bestreuen und etwa 10 Minuten grillen. Achten Sie darauf, dass nichts anbrennt.

4   Wenn der Käse sich braun zu färben beginnt, die Artischocken aus dem Ofen nehmen und einzeln auf einem Salatbett servieren.

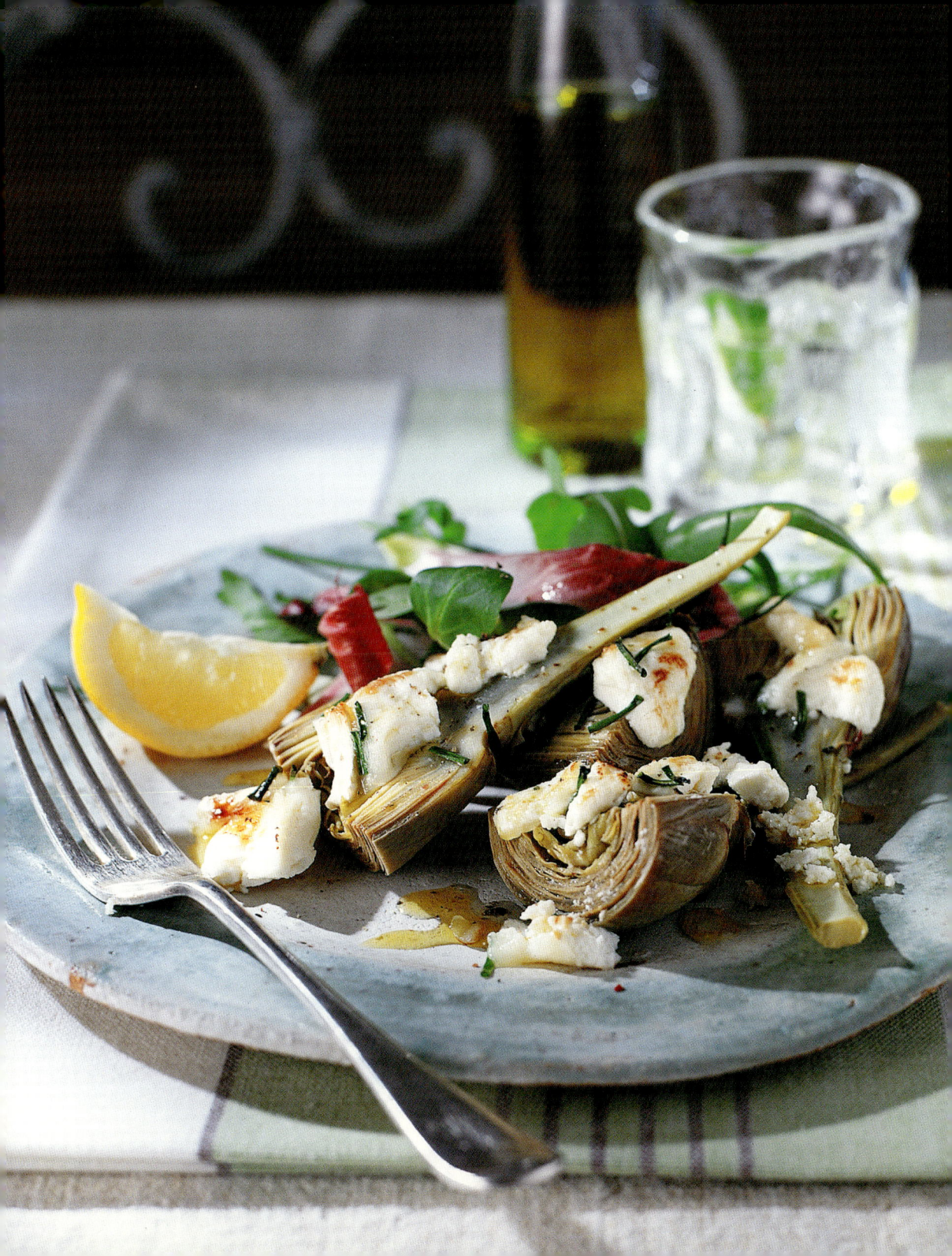

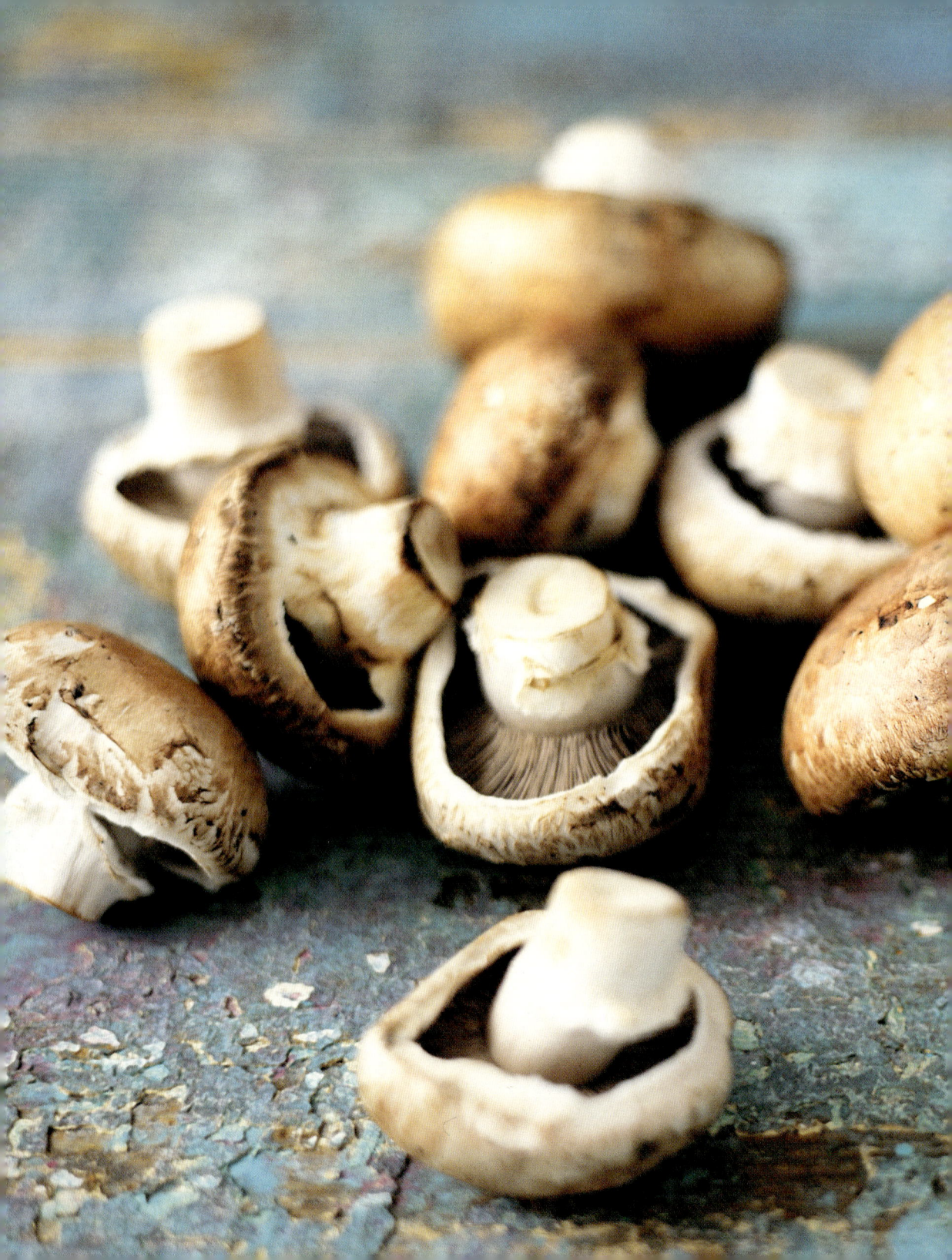

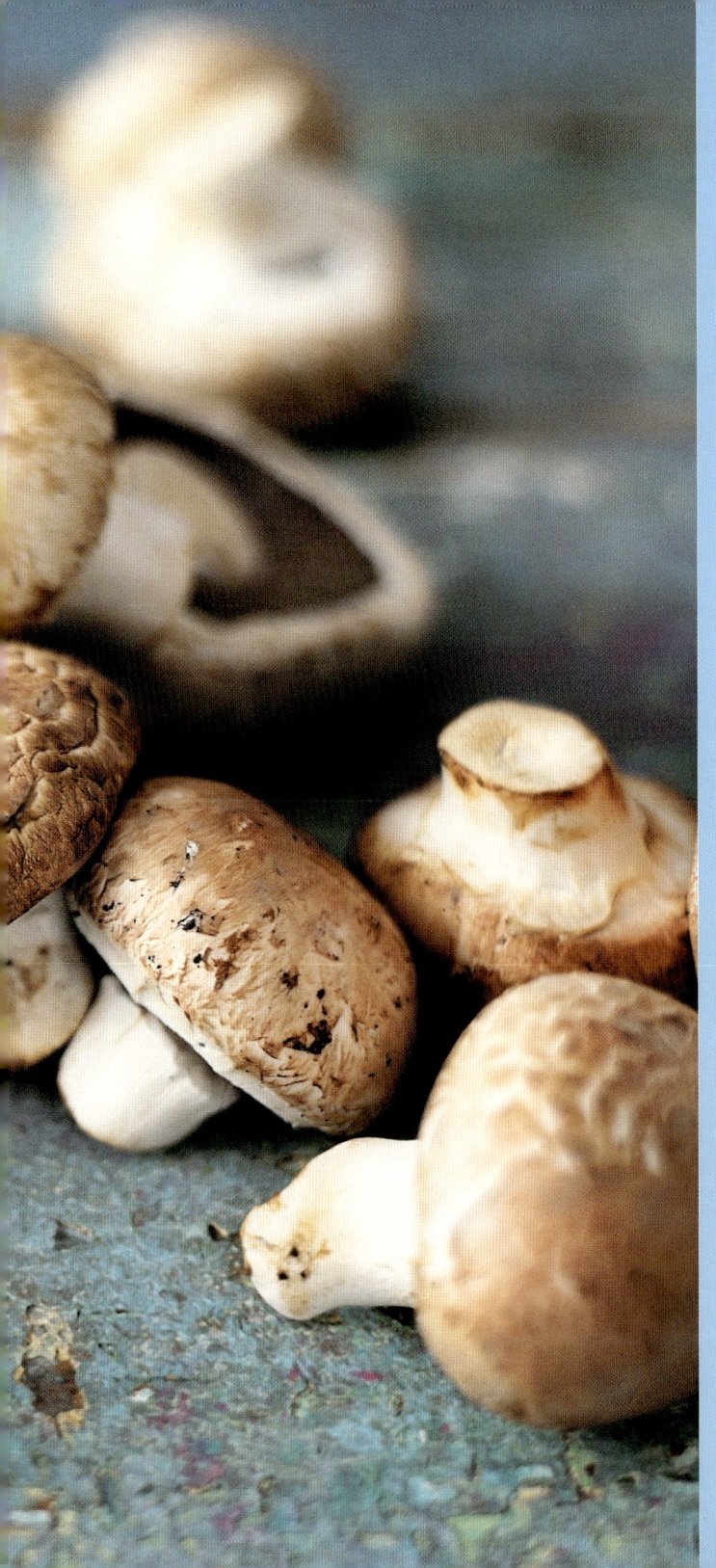

Haupt-
gerichte

Das Spektrum der Haupt-
gerichte in diesem Kapitel
reicht von einfachen
Schnellgerichten bis zu
köstlichen Klassikern der
französischen Küche. Die
Rezepte auf Proteinbasis
sind für beide Phasen der
Diät geeignet; die Gerichte
mit Pasta und Reis (*siehe
S. 192–195*) enthalten
etwas Fett und sollten
daher nur in Phase II
gegessen werden.

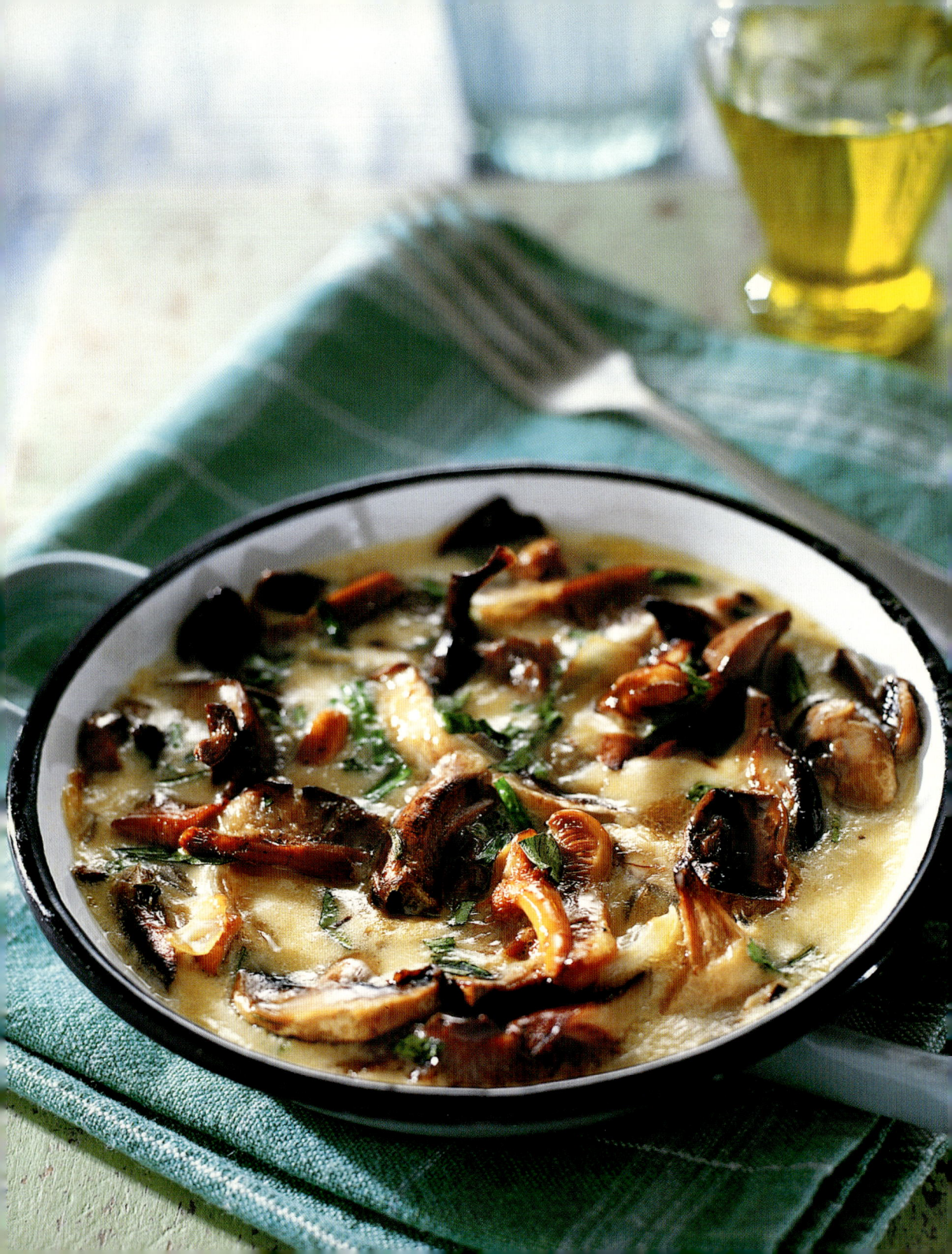

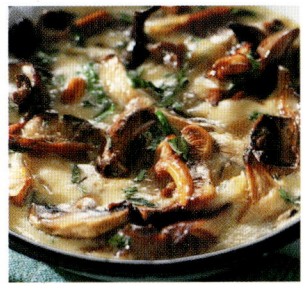

Wildpilzauflauf

Für Wildpilze muss man heutzutage nicht mehr durch die Wälder streifen. Gut sortierte Supermärkte und Gemüsehändler halten ein zunehmend breiteres Angebot an schmackhaften Wildpilzen vom Pfifferling bis zum Steinpilz bereit.

FÜR 4 PERSONEN

VORBEREITUNGSZEIT
10 Minuten

GARZEIT
30 Minuten

ZUTATEN
750 g Wildpilze (z.B. Pfifferlinge, Steinpilze, Maronen), in Scheiben

½ mittelgroße Zwiebel, fein gehackt

bestes Olivenöl

1 EL frisches Basilikum, gehackt

1 EL Schnittlauchröllchen

1 EL frischer Estragon, gehackt

4 Eier

1 Becher Naturjoghurt

GEEIGNET FÜR

PHASE I

und

PHASE II

1 Vier feuerfeste Glas- oder Keramikförmchen einölen und den Backofen auf 150 °C vorheizen.

2 Pilze und Zwiebelwürfel in eine große Pfanne geben und bei starker Hitze anbraten. Etwas Olivenöl und eine Prise Salz zugeben und 2–3 Minuten dünsten, bis die Zwiebel glasig ist.

3 Die Pilz-Zwiebel-Mischung in einem Küchensieb abtropfen lassen, in eine Schüssel geben und auf Zimmertemperatur abkühlen lassen. Basilikum, Schnittlauchröllchen und Estragon untermischen.

4 Eier in einer Schüssel aufschlagen. Joghurt unterrühren, mit einer Prise Salz würzen und die Pilz-Zwiebel-Mischung unterheben.

5 Die Mischung auf die vier Auflaufformen verteilen. Die Förmchen in die mit Wasser gefüllte Fettpfanne des Backofens setzen. 20–25 Minuten im Ofen überbacken, bis die Oberfläche leicht gebräunt ist. Heiß servieren.

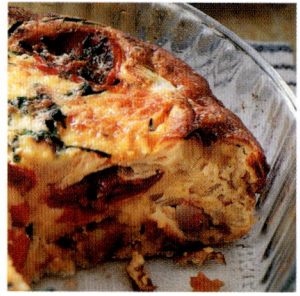

FÜR 4 PERSONEN

VORBEREITUNGSZEIT
10 Minuten

GARZEIT
1 Stunde

ZUTATEN
100 g Gruyère, gerieben
8 reife Tomaten, halbiert
2 Tomaten, gehackt
1 weiße Zwiebel, fein gehackt
200 g Schinkenspeckstreifen oder gewürfelter ungeräucherter Frühstücksspeck
8 große Eier
1 Becher Naturjoghurt
1 EL Kräuter der Provence
1 EL Schnittlauchröllchen
1 EL zerdrückter Knoblauch
1 EL bestes Olivenöl

GEEIGNET FÜR

PHASE I

und

PHASE II

Gruyère-Tomaten-Quiche

Für ein optimales Ergebnis ist es unerlässlich, den Gruyère am Stück zu kaufen und erst kurz vor dem Kochen zu reiben. Die Tomaten werden vorab zubereitet, damit sie ihr Aroma entfalten, ehe sie mit dem Käse vermischt werden.

1 Eine feuerfeste Auflaufform (Durchmesser: 26 cm) einölen und den Backofen auf 150 °C vorheizen.

2 Zwiebel und Speck in einer Pfanne ohne weitere Fettzugabe anbraten, bis die Zwiebel glasig ist. Herausnehmen und in einem Sieb abtropfen lassen.

3 Die Eier in einer Schüssel aufschlagen und den Joghurt, den Schnittlauch, die gehackten Tomaten, die Hälfte des Käses sowie die Speck-Zwiebel-Mischung unterrühren.

4 Die Tomatenhälften mit der Schnittfläche nach oben auf ein Backblech setzen, mit etwas Olivenöl beträufeln und mit dem Knoblauchpüree, den Kräutern der Provence und einer Prise Salz würzen. 20 Minuten im Backofen erhitzen. Herausnehmen und abkühlen lassen, den Ofen aber nicht abschalten.

5 Die Eier-Schinken-Mischung in die gefettete Auflaufform füllen, mit dem restlichen Käse bestreuen und die Tomatenhälften darauf verteilen. In den Ofen schieben und 30–40 Minuten backen, bis eine goldbraune Kruste entstanden ist. Ein wenig abkühlen lassen und lauwarm servieren.

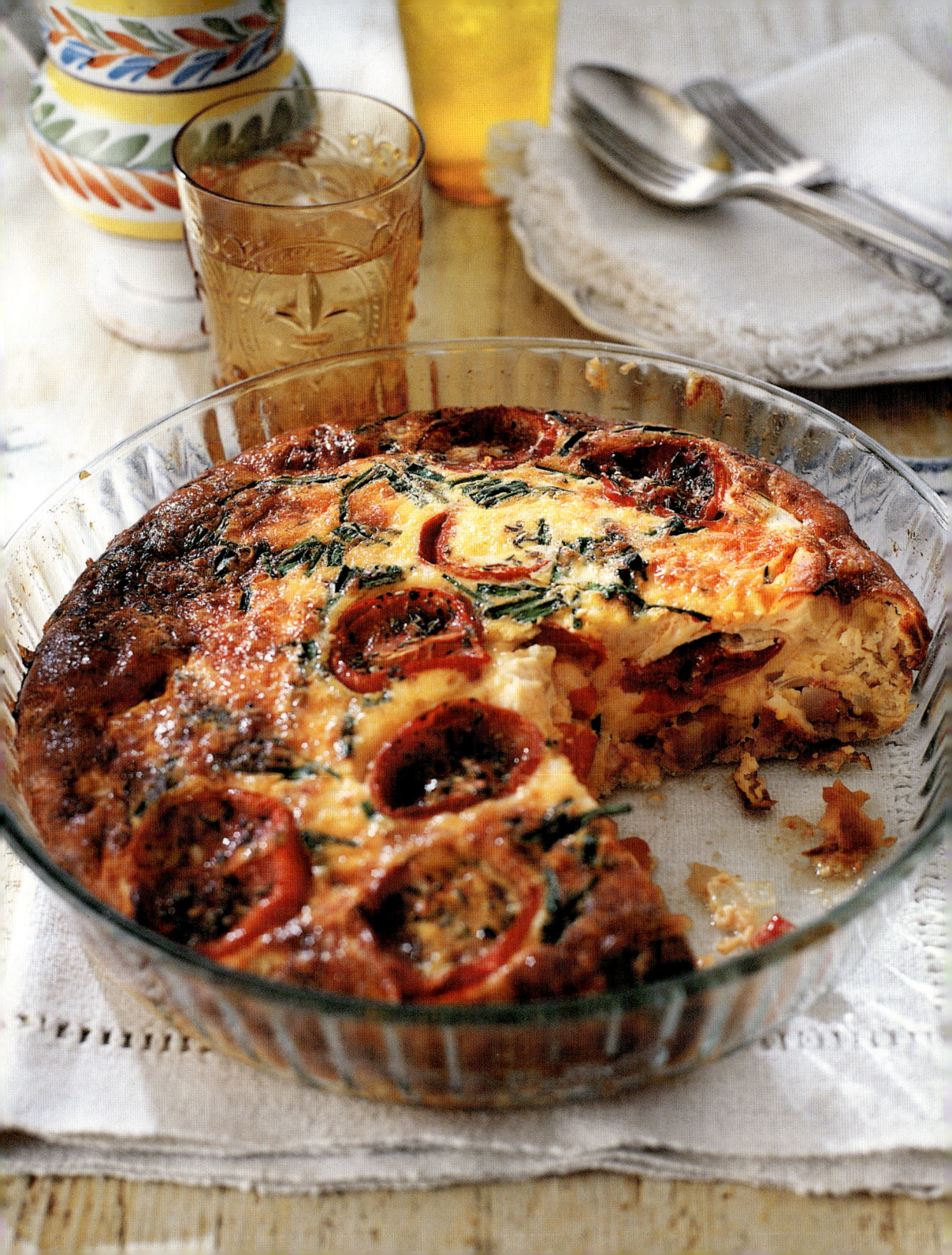

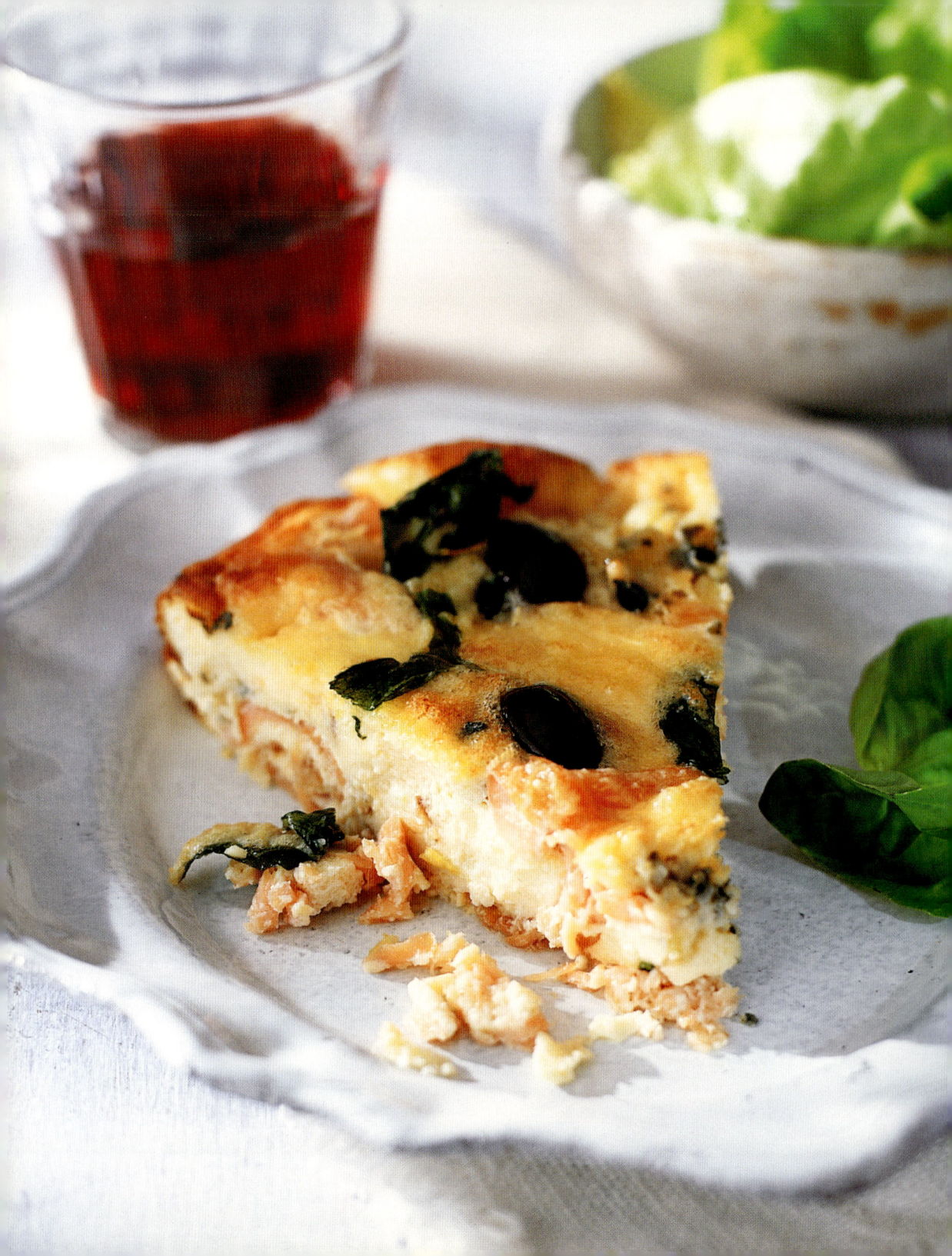

Räucherlachs-Quiche mit Roquefort

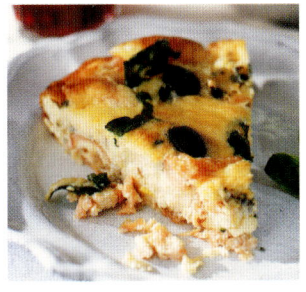

FÜR 4 PERSONEN

VORBEREITUNGSZEIT
15 Minuten

GARZEIT
40 Minuten

ZUTATEN
bestes Olivenöl

1 weiße Zwiebel, gehackt

100 g Parmesan, frisch gerieben

2 EL frisches Basilikum, gehackt

8 große Eier, verquirlt

1 Becher Naturjoghurt

10 schwarze Oliven, entsteint

300 g Räucherlachs, in Scheiben

100 g Roquefort, gewürfelt

2 EL Basilikum, in Streifen geschnitten

GEEIGNET FÜR

PHASE I

und

PHASE II

Räucherlachs und Käse sind eine geradezu klassische Kombination. Mit salzigen Oliven und Blauschimmelkäse wird eine gehaltvolle, würzige Quiche daraus.

1 Eine feuerfeste Keramikform (Durchmesser: 26 cm) dünn einfetten und den Backofen auf 150 °C vorheizen.

2 Etwas Olivenöl in einer Pfanne erhitzen. Die Zwiebel 2–3 Minuten darin glasig dünsten, dann zum Abkühlen in eine große Schüssel geben und mit dem Parmesankäse und dem gehackten Basilikum mischen.

3 In einer zweiten Schüssel die Eier mit dem Joghurt verrühren. Die Zwiebel und die entsteinten Oliven dazugeben und alles gut miteinander verrühren, dann den Räucherlachs vorsichtig unterheben.

4 Die Eiermischung in die gefettete Form füllen, den Roquefort darüber bröckeln. Im Backofen 30–40 Minuten backen, bis die Oberfläche goldbraun ist. Herausnehmen, auf Zimmertemperatur abkühlen lassen, mit dem restlichen Basilikum bestreuen und servieren.

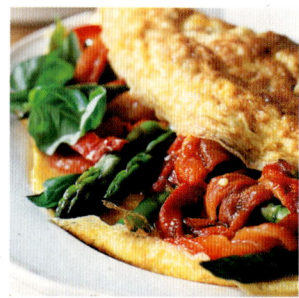

FÜR 4 PERSONEN

VORBEREITUNGSZEIT
20 Minuten

GARZEIT
25 Minuten

ZUTATEN
2 große rote Paprikaschoten

1 Bund grüner Spargel (holzige Enden entfernen und das untere Drittel der Stangen schälen)

½ weiße Zwiebel, gehackt

10 große Eier

75 g Parmesan, frisch gerieben

2 EL frisches Basilikum, gehackt, sowie einige Blätter zum Garnieren

bestes Olivenöl

GEEIGNET FÜR

PHASE I

und

PHASE II

Paprika-Spargel-Omelett

Dieses Gericht kann auf zweierlei Arten zubereitet werden: als klassisches Omelett, gefüllt mit Paprika, Basilikum und Spargel, oder als Frittata – dann kommen die Zutaten für die Füllung mit in den Teig. Eine Frittata lässt man in der Pfanne stocken oder bäckt sie 20 Minuten im Ofen bei 150 °C.

1 Den Backofen auf 220 °C vorheizen. Die Paprikaschoten auf ein Backblech legen, mit Olivenöl beträufeln und mit etwas Meersalz bestreuen. 10 Minuten grillen, bis die Haut schwarz wird und Blasen wirft. Herausnehmen, 20 Minuten unter einem feuchten Tuch abkühlen lassen, die Haut abziehen und die Schoten halbieren. Samen und Rippen entfernen und die Schoten in schmale Streifen schneiden.

2 Den Spargel in eine Kasserolle mit kochendem Salzwasser geben und 2–3 Minuten blanchieren. Abgießen, in kaltes Wasser tauchen, abtropfen lassen und in mundgerechte Stücke schneiden.

3 Etwas Olivenöl in einer Pfanne erhitzen. Die Zwiebel darin 2–3 Minuten glasig dünsten und abkühlen lassen.

4 Die Eier in einer großen Schüssel aufschlagen. Basilikum, Parmesan und eine Prise Salz hinzugeben und gut verrühren.

5 Etwas Olivenöl in einer großen Pfanne erhitzen und die Eiermasse hineingießen (Sie können stattdessen auch vier einzelne Omeletts backen). Bei niedriger bis mittlerer Hitze 15–20 Minuten garen, dabei mehrmals prüfen, ob die Unterseite nicht anbrennt. Wenn die Eiermasse fest zu werden beginnt, Paprika, Spargel und Zwiebeln auf einer Hälfte verteilen, das Omelett zusammenklappen und auf einen Teller gleiten lassen. In vier Stücke teilen, mit dem restlichen Basilikum garnieren und servieren.

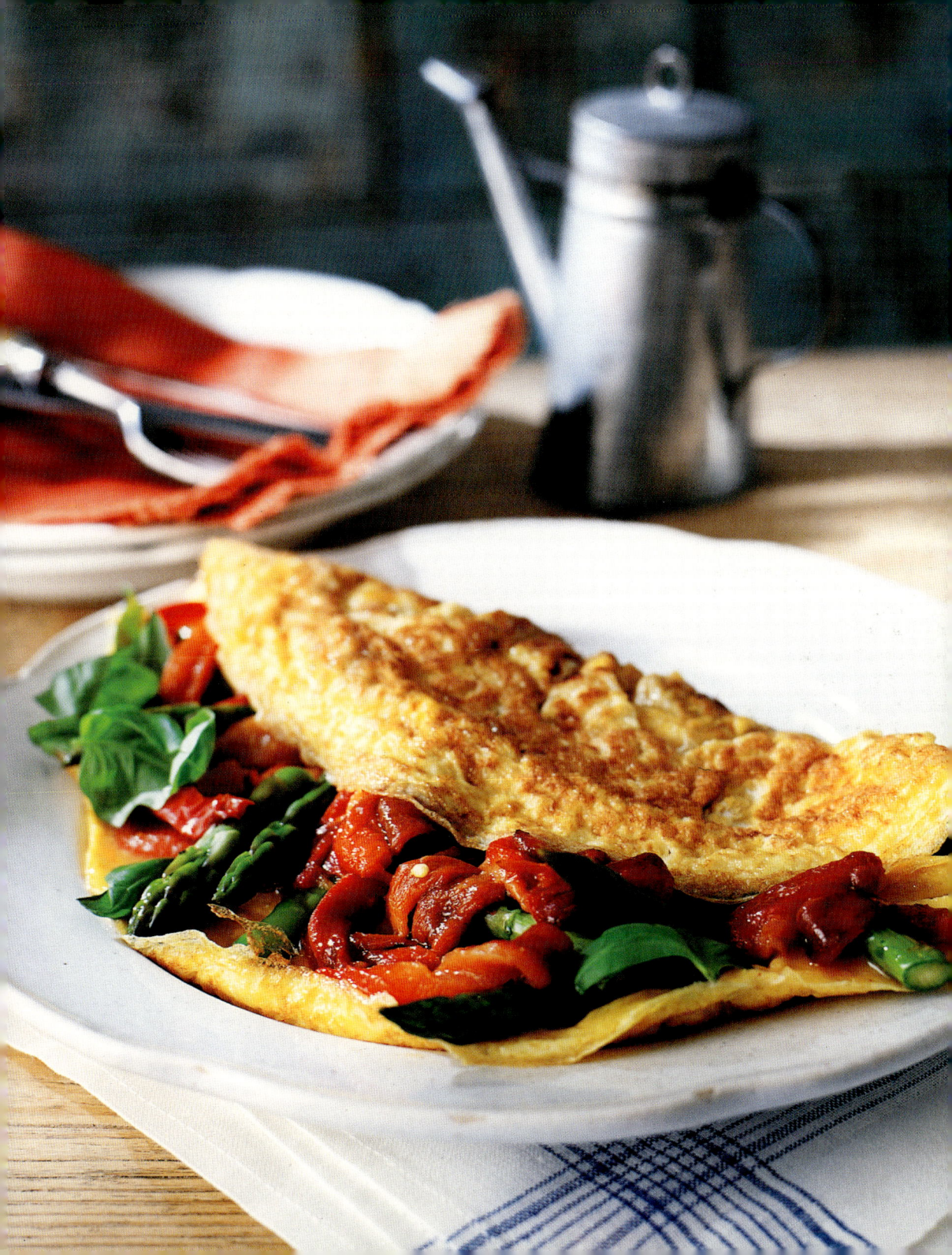

FÜR 4 PERSONEN

VORBEREITUNGSZEIT
10 Minuten

GARZEIT
6–8 Minuten

ZUTATEN

Schale und Saft von 2 unbehandelten Zitronen

100 ml Olivenöl

1 Prise Salz

400 g Vollkornnudeln, z.B.
Spaghetti

300 g Thunfisch aus der
Dose, abgetropft

200 g Artischockenherzen
aus der Dose, abgetropft und
geviertelt

60–70 g getrocknete Toma-
ten, in Streifen geschnitten

15 schwarze Oliven, entsteint

60 g Kapern, abgespült und
ausgedrückt (falls in Salzlake
eingelegt)

60 g glatte Petersilie, gehackt

GEEIGNET FÜR

PHASE II

Pasta mit Thunfisch und Artischocken

Wichtig ist, dass Sie die Nudeln erst kochen, wenn alle anderen Zutaten vorbereitet sind, denn wenn die Pasta einmal gar ist, muss alles ganz schnell gehen. Geben Sie als Erstes die Zitronen-Öl-Mischung darüber, damit die Pasta das säuerlich-frische Aroma gut aufnehmen kann.

1 Zitronensaft und -schale, Olivenöl und Salz in einer Schüssel mitein-ander verrühren.

2 Leicht gesalzenes Wasser in einem großen Topf zum Kochen bringen. Die Pasta darin 6–8 Minuten bissfest (al dente) kochen, in ein Sieb gießen (dabei etwas von dem Kochwasser auffangen) und abtropfen lassen. Die Nudeln zusammen mit dem Kochwasser rasch zurück in den Topf geben und mit Salz und frisch gemahlenem schwarzen Pfeffer würzen.

3 Die Zitronenmischung über die Pasta gießen und vorsichtig mischen. Thunfisch, Artischocken, getrocknete Tomaten, Oliven, Kapern und Petersilie zugeben. Alles gut mischen und in einer großen, flachen Schale servieren.

Bunter Reis

FÜR 4 PERSONEN

VORBEREITUNGSZEIT
5 Minuten

GARZEIT
30 Minuten

ZUTATEN
200 g Langkorn-Naturreis
200 g Basmatireis
100 g Wildreis
bestes Olivenöl
3 weiße Zwiebeln, fein
gehackt
500 ml Balsamico-Essig

GEEIGNET FÜR

PHASE II

Die drei unterschiedlichen Reissorten und die förmlich auf der Zunge schmelzenden karamellisierten Zwiebeln verleihen diesem Reisgericht seine raffinierte aromatische Note. Aufgewärmt schmeckt es genauso gut wie frisch.

1 Die drei Reissorten in separate Töpfe geben. Jeweils so viel kaltes Wasser dazugeben, dass es etwa 5 cm über dem Reis steht. Den Reis zugedeckt zum Kochen bringen und je nach Sorte 16–20 Minuten auf kleiner Flamme köcheln lassen. Alle drei Reissorten in ein Sieb schütten, mit kaltem Wasser übergießen und abtropfen lassen.

2 Etwas Olivenöl in einer Pfanne oder einem Wok heiß werden lassen. Die Zwiebeln darin goldbraun anbraten. Den Balsamico-Essig zugeben und einkochen lassen, bis die Zwiebeln braun und klebrig sind.

3 Die Reismischung dazugeben, mit Salz abschmecken und umrühren. In eine Schüssel füllen und servieren. (Wenn Sie den Reis nicht sofort servieren, können Sie ihn im Kühlschrank aufbewahren und später in der Mikrowelle oder im Wok erhitzen.)

FÜR 4 PERSONEN

VORBEREITUNGSZEIT
15 Minuten

GARZEIT
35 Minuten

ZUTATEN

Bestes Olivenöl

3 Knoblauchzehen, fein gehackt

1 Zwiebel, fein gehackt

1 EL frischer Thymian, gehackt

4 rote Paprikaschoten, in 1 cm große Würfel geschnitten

4 gelbe Paprikaschoten, in 1 cm große Würfel geschnitten

1 große Aubergine, in 1 cm große Würfel geschnitten

2 Zucchini, in 1 cm große Würfel geschnitten

400 g Tomaten-Passata

1–2 frische Lorbeerblätter

300 g Vollkorn-Linguine

1 Schuss Sherry-Essig

1 Schuss Rotweinessig

1 EL körniger Senf

1 EL frische glatte Petersilie

120 g Kirschtomaten, halbiert

100 g Parmesan, gerieben

GEEIGNET FÜR

PHASE II

Linguine mit Ratatouille

Dieses aromatische Pastagericht schmeckt am besten, wenn es sofort serviert wird. Um beim Kochen nicht unter Stress zu geraten, sollten Sie vorher das gesamte benötigte Gemüse zerkleinern.

1   Etwas Olivenöl in einem Topf mit schwerem Boden erhitzen. Knoblauch, Zwiebeln und Thymian darin anbraten. Die Paprikawürfel zugeben und zugedeckt 5 Minuten dünsten, dann die Auberginen- und Zucchiniwürfel hinzufügen. Mit Salz abschmecken, die Tomaten-Passata und den Lorbeer zugeben und alles bei kleiner Hitze 30 Minuten köcheln lassen.

2   Salzwasser in einem großen Topf zum Kochen bringen und die Linguine darin 6–8 Minuten al dente kochen. Die Pasta zum Abtropfen in ein Sieb schütten, dabei etwas Kochwasser auffangen.

3   Die Nudeln mit dem aufgefangenen Kochwasser rasch wieder zurück in den Topf geben, mit etwas Olivenöl, dem Sherry- und dem Rotweinessig beträufeln und den Senf unterrühren. Mit Salz abschmecken.

4   Nun rasch die Petersilie und die Kirschtomaten zur Ratatouille geben und das Lorbeerblatt entfernen.

5   Einen Teil der Linguine auf vier Schalen verteilen und etwas Ratatouille darüber geben. Wiederholen, bis Nudeln und Ratatouille aufgebraucht sind. Mit Parmesan bestreuen, etwas Olivenöl darüber träufeln und sofort servieren.

Penne mit Kapern und Oliven

FÜR 4 PERSONEN

VORBEREITUNGSZEIT
10 Minuten

GARZEIT
6–8 Minuten

ZUTATEN

Saft von 2 Zitronen

250 ml Olivenöl

300 g Vollkorn-Penne

60 g getrocknete Tomaten, in Streifen geschnitten

5 Knoblauchzehen, fein gehackt

20 schwarze Oliven, entsteint

20 grüne Oliven, entsteint

3–4 EL eingelegte Kapern, abgespült, abgetropft und zerdrückt

½ Bund frische glatte Petersilie, gehackt

1 Prise getrocknete, zerkleinerte Chilischoten (nach Wunsch)

GEEIGNET FÜR

PHASE II

Auch dieses frische Pastagericht mit seinen starken, unverfälschten Aromen kann seine provenzalischen Wurzeln nicht verleugnen. Die getrockneten Chilischoten verleihen ihm zusätzliche Raffinesse, können aber auch weggelassen werden.

1 Den Zitronensaft mit dem Olivenöl und einer Prise Salz in einer Schüssel verrühren.

2 Salzwasser in einem großen Topf zum Kochen bringen und die Penne darin 6–8 Minuten bissfest garen, dann in einem Sieb abtropfen lassen, dabei etwas von dem Kochwasser auffangen.

3 Die Penne zusammen mit dem aufgefangenen Kochwasser zurück in den Topf geben und mit Salz und frisch gemahlenem schwarzen Pfeffer würzen. Die Zitronensaft-Öl-Mischung unterrühren, dann die getrockneten Tomaten, den Knoblauch, die Oliven, die Kapern, die Petersilie und (auf Wunsch) die zerkleinerten Chilischoten zugeben. Alles gut miteinander vermengen und sofort auf vorgewärmten Pastatellern servieren.

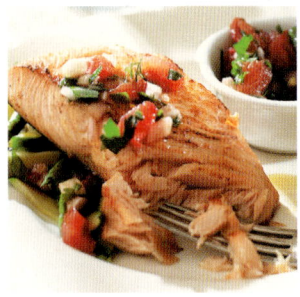

FÜR 4 PERSONEN

VORBEREITUNGSZEIT
10 Minuten

GARZEIT
12 Minuten

ZUTATEN
3 große Tomaten
3 Schalotten, grob gehackt
1 EL frischer Kerbel, gehackt
1 EL frisches Basilikum, gehackt
1 EL Schnittlauchröllchen
Saft von ½ Zitrone
1½ EL Balsamico-Essig
2 EL Olivenöl sowie etwas Olivenöl zum Beträufeln
4 Lachssteaks ohne Gräten (je etwa 150 g)
eine Prise Salz

GEEIGNET FÜR
PHASE I

und

PHASE II

Lachs auf provenzalische Art

Dieses Hauptgericht könnte kaum simpler sein – saftige Lachssteaks in einer Tomaten-Kräuter-Salsa mit pikanten Zitrus- und Essignoten. Ein wenig schneiden, etwas rühren, ein bisschen kochen – schon steht es auf dem Tisch.

1 Den Backofen auf 150 °C vorheizen.

2 Die Tomaten 1 Minute in kochendes Salzwasser, anschließend 1 Minute in kaltes Wasser tauchen. Abtropfen lassen, abziehen, vierteln, die Samen entfernen und das Fruchtfleisch würfeln.

3 Die Tomatenwürfel mit den Schalotten und den gehackten Kräutern in eine Schüssel geben. Zitronensaft, Balsamico-Essig und 2 EL Olivenöl verquirlen und über die Tomatenmischung gießen. Alles gut miteinander vermengen.

4 Die Lachssteaks salzen und mit etwas Olivenöl beträufeln. Eine große Pfanne erhitzen. Die Steaks darin bei starker Hitze auf jeder Seite etwa 30 Sekunden anbraten, dann auf ein Backblech legen und im Ofen weitere 12 Minuten garen.

5 Die Lachssteaks auf Küchenkrepp abtropfen lassen, um überschüssiges Öl zu entfernen, dann auf 4 Teller verteilen. Jedes Steak mit 1–2 EL Tomatensalsa garnieren und sofort servieren.

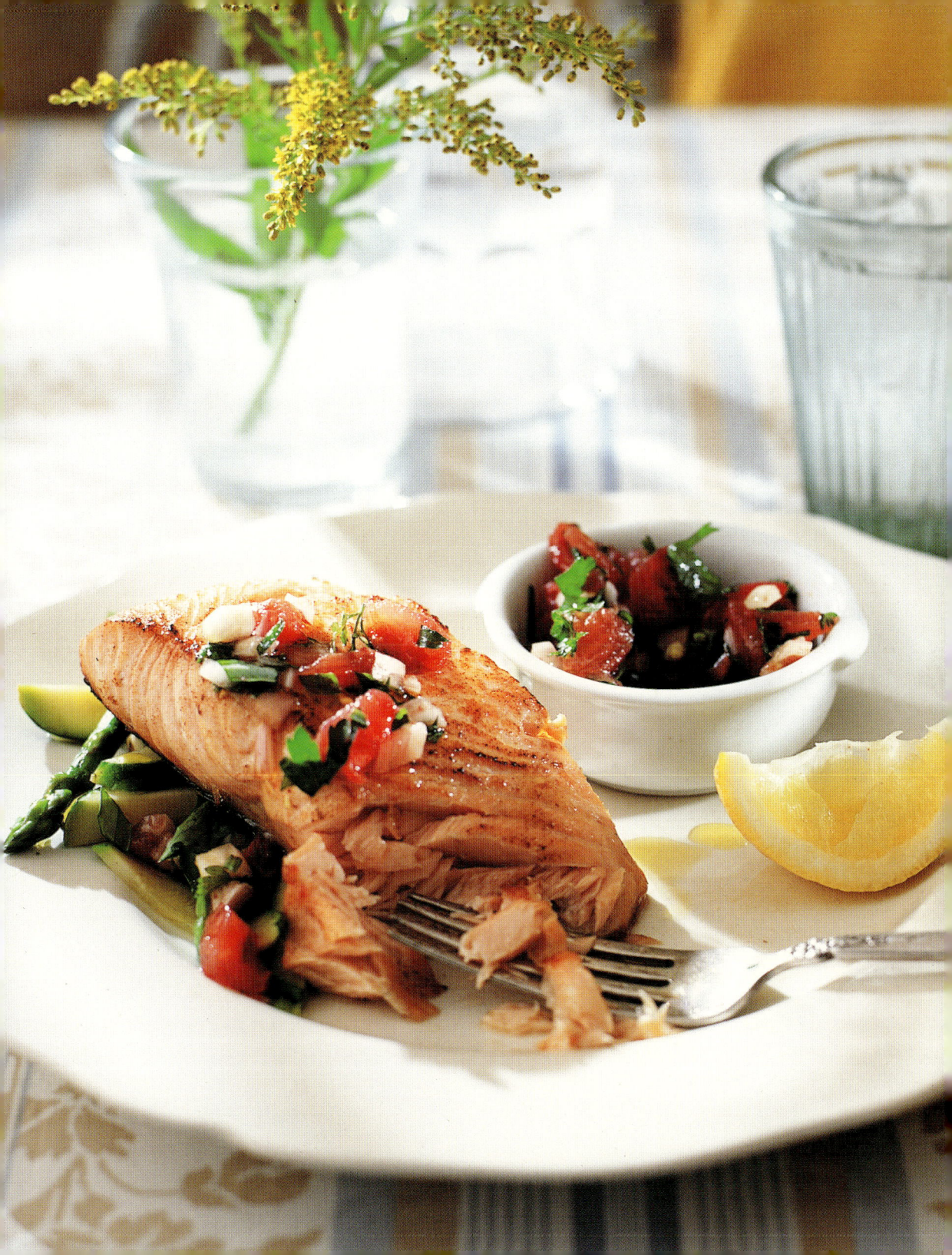

Kabeljau im Linsenbett

FÜR 4 PERSONEN

VORBEREITUNGSZEIT
20 Minuten

GARZEIT
30 Minuten

ZUTATEN
100 g Puy-Linsen (grüne Linsen), gekocht (*siehe S. 176*)

12 Kirschtomaten

bestes Olivenöl

8 dünne Scheiben Frühstücksspeck

4 Kabeljaufilets mit Haut (je etwa 120 g)

1 kleines Stück Butter

Saft einer halben Zitrone

100 g frischer Spinat

1 Prise geriebene Muskatnuss

FRISCHE TOMATENSAUCE
1 Zwiebel, gehackt

3 Stangen Sellerie

2 TL Olivenöl

500 g reife Tomaten, gehackt

2 EL frisches Basilikum, gehackt

2 EL frischer Estragon, gehackt

1 Dose (250 g) geschälte Tomaten, abgetropft

Saft einer Zitrone

50 ml Weißweinessig

GEEIGNET FÜR

PHASE I

und

PHASE II

Dieses Gericht besteht aus mehreren Schichten, die sich geschmacklich wunderbar ergänzen. Wenn Sie keinen Kabeljau bekommen, nehmen Sie einfach ein beliebiges anderes weißes Fischfilet. Frühstücksspeck bleibt beim Rösten schön flach, wenn Sie ihn zwischen zwei Backbleche legen.

1 Für die Tomatensauce das Olivenöl, die Zwiebel und den Sellerie in einen Topf geben und einige Minuten bei starker Hitze dünsten. Die Temperatur reduzieren, die frischen Tomaten und die Kräuter zugeben und garen, bis die Tomaten zerfallen, dann die Dosentomaten und den Weißweinessig zugeben und zu einer dickflüssigen Sauce einkochen lassen. Warm halten.

2 Den Backofen auf 225 °C vorheizen. Die Kirschtomaten auf ein Backblech legen, mit Salz bestreuen und mit etwas Olivenöl beträufeln. Den Frühstücksspeck auf einem zweiten Backblech ausbreiten und ein Blech von gleicher Größe darauf legen. Zunächst die Tomaten im Ofen grillen, bis die Haut aufzuplatzen beginnt. Tomaten aus dem Ofen nehmen und den Frühstücksspeck 6 Minuten grillen, bis er knusprig ist.

3 Die Fischfilets salzen. Etwas Olivenöl in einer Pfanne erhitzen und etwas Butter zugeben. Die Filets bei mittlerer Hitze mit der Hautseite nach oben braten, bis die Unterseite goldbraun ist.

4 Die Linsen mit etwas Olivenöl in einen Topf geben und bei starker Hitze etwa 3 Minuten erhitzen. Zitronensaft, Spinat und Muskatnuss zugeben. Garen, bis der Spinat zusammenzufallen beginnt.

5 Die Kirschtomaten und die Spinat-Linsen-Mischung auf 4 Teller verteilen und jeweils ein Kabeljaufilet darauf legen. Kreuzweise mit den Speckstreifen garnieren. Um die Filets ein paar Löffel Tomatensauce verteilen. Sofort servieren.

Gegrillter Seebarsch mit Tapenade

FÜR 4 PERSONEN

VORBEREITUNGSZEIT
15 Minuten plus 2 Stunden
zum Marinieren

GARZEIT
15–20 Minuten

ZUTATEN
4 Steaks vom Seebarsch, mit
Haut (je etwa 120 g)
1 EL frischer Kerbel, gehackt
1 EL frisches Basilikum,
gehackt
1 EL frischer Estragon,
gehackt

MARINADE
20 g Koriandersamen,
gemahlen
3 Knoblauchzehen, gehackt
Saft einer Zitrone
60 ml Olivenöl

TAPENADE
60 g Kapern in Salzlake
200 g schwarze Oliven,
entsteint
1 kleines Glas (30 g)
Sardellen, gewässert und
abgetropft
3 Knoblauchzehen
2 EL frische Petersilie,
gehackt
Saft einer halben Zitrone
60 ml Olivenöl

GEEIGNET FÜR
PHASE I
und
PHASE II

Es gibt – je nach Wetter und persönlicher Vorliebe – drei Möglichkeiten, den Fisch zu grillen: Sie können ihn entweder über offenem Feuer oder über Holzkohle oder im Backofen zubereiten.

1 Den Fisch abspülen und vorbereiten. Schneiden Sie die Haut jedes Steaks etwas ein – das verhindert, dass sich die Ränder beim Garen wölben. Die Zutaten für die Marinade verrühren. Die Steaks in eine Glas- oder Keramikform legen, mit der Marinade übergießen und im Kühlschrank einige Stunden ziehen lassen.

2 Für die Tapenade zunächst die Kapern abtropfen lassen, abspülen und ausdrücken. Dann alle Zutaten im Mixer oder mit einem Pürierstab zu einer Paste verarbeiten, in eine kleine Schüssel füllen und beiseite stellen.

3 Holzkohlengrill oder offenes Feuer: Den Fisch aus der Marinade nehmen, abtropfen lassen, salzen und mit etwas Olivenöl beträufeln. Wenn der Grill heiß ist, die Steaks erst 10 Minuten von der einen, dann 10 Minuten von der anderen Seite grillen, bis sie goldbraun sind.
Backofen: Die Steaks auf ein dünn eingeöltes Backblech legen, salzen, unter den Grill des Backofens stellen und von jeder Seite etwa 6 Minuten grillen.

4 Die fertig gegarten Steaks mit etwas Tapenade bestreichen.

5 Die Fischsteaks auf 4 Teller verteilen, mit etwas Olivenöl beträufeln und einen Esslöffel Tapenade darüber geben. Mit den Kräutern bestreuen und sofort servieren.

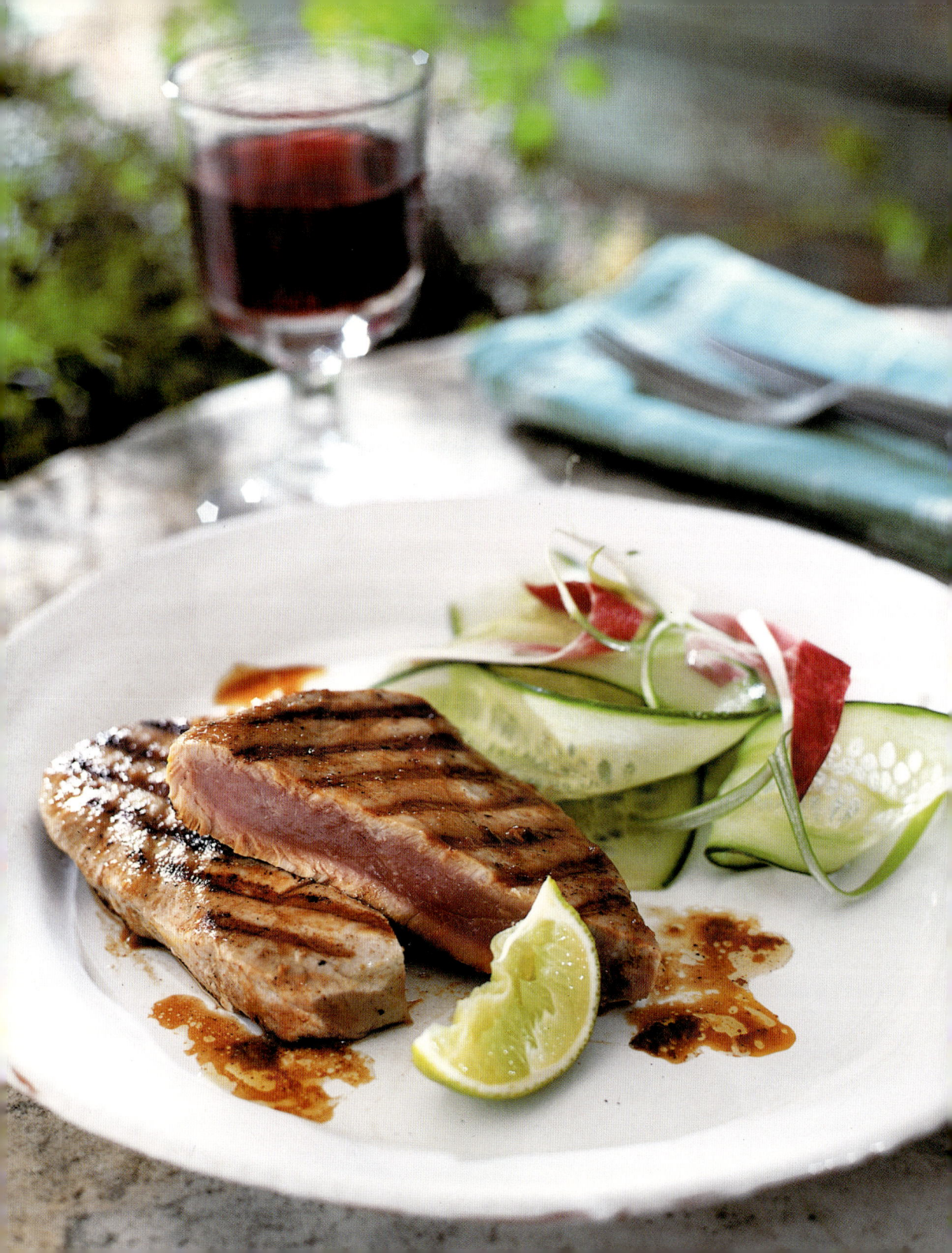

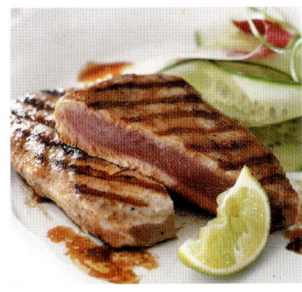

VORBEREITUNGSZEIT
5 Minuten plus 4 Stunden
zum Marinieren

GARZEIT
12 Minuten

ZUTATEN
4 frische Thunfisch- oder
Lachsfilets (je etwa 250 g)
Saft von 1½ Zitronen
3 EL Olivenöl

KRÄUTERMISCHUNG
3 Knoblauchzehen, zerdrückt
2 TL Kreuzkümmel, gemahlen
2 TL frischer Ingwer, gerieben
1 TL Safranfäden oder
gemahlene Koriandersamen

GEEIGNET FÜR

PHASE I

und

PHASE II

Gegrillter Thunfisch mediterran

Frischer Thunfisch eignet sich ausgezeichnet zum Grillen. Zunächst ziehen die Filets in einer einfachen Marinade aus Zitronensaft und Olivenöl, danach werden sie in würzigen Kräutern gewendet.

1 Die Fischfilets in eine Glas- oder Keramikschüssel legen, mit dem Zitronensaft und dem Olivenöl übergießen und im Kühlschrank einige Stunden ziehen lassen.

2 Für die Kräutermischung den Knoblauch mit dem gemahlenen Kreuzkümmel mischen, den geriebenen Ingwer hinzufügen und alles mit Salz und frisch gemahlenem schwarzem Pfeffer abschmecken. Zum Schluss die Safranfäden zugeben. Alles gut miteinander vermischen.

3 Die Filets in der Kräutermischung wälzen (falls nötig, den Fisch vorher anfeuchten, damit die Kräuter haften) und 12 Minuten auf den heißen Grill legen. Nach etwa 8 Minuten wenden, sodass der Fisch auf beiden Seiten gleichmäßig gart.

FÜR 4 PERSONEN

VORBEREITUNGSZEIT
15 Minuten

GARZEIT
15 Minuten

ZUTATEN

10 g Fenchelsamen

2 große Fenchelknollen mit Grün

bestes Olivenöl

16 große Garnelen, geschält, aber mit Kopf

etwas Zitronensaft

100 ml Pastis oder Pernod

1 EL Sojasahne

GEEIGNET FÜR

PHASE I

und

PHASE II

Garnelen mit Pastis

Pastis, ein Aperitif mit Lakritzgeschmack, erfreut sich in Südfrankreich größter Beliebtheit. Dazu passt das delikate Anisaroma des Fenchels, das hier durch die Verwendung von frisch gemahlenen Fenchelsamen noch betont wird.

1 Die Fenchelsamen in einer Pfanne ohne Fettzugabe bei starker Hitze einige Minuten rösten, damit sich die Aromen entfalten. Aus der Pfanne nehmen und im Mörser zu feinem Pulver zerstoßen.

2 Die Fenchelknollen putzen, das Grün beiseite legen. Die Knollen halbieren und das Wurzelende keilförmig herausschneiden. Fenchel so fein wie möglich hacken.

3 Etwas Olivenöl in einer großen Pfanne erhitzen. Die Garnelen salzen, mit den gemahlenen Fenchelsamen bestreuen und für einige Minuten in die Pfanne geben. Herausnehmen und beiseite stellen.

4 Den gehackten Fenchel in die Pfanne geben und weich dünsten, dann die Garnelen hinzugeben und mit etwas Zitronensaft beträufeln. Den Pastis angießen und die Garnelen flambieren, bis der Alkohol verdampft ist.

5 Den Fenchel und die Garnelen aus der Pfanne nehmen und in 4 vorgewärmten Schalen anrichten. Die Hitze reduzieren und die Sojasahne zu der verbliebenen Garflüssigkeit gießen. Das Fenchelgrün hacken und in die Sauce streuen. Die Garnelen mit der Sauce übergießen und sofort servieren.

Atlantik-Suppe

FÜR 4 PERSONEN

VORBEREITUNGSZEIT
10 Minuten

GARZEIT
25 Minuten

ZUTATEN

3 Schalotten, fein gehackt

500 g Miesmuscheln, gebürstet und entbartet

2 TL Olivenöl

300 ml trockener Weißwein

300 g Champignons, im Mixer zerkleinert

500 ml guter Fischfond

500 ml guter Kräuter- oder heller Gemüsefond (*siehe Anleitung rechts unten*)

1 Sternanis

2 EL frischer Dill, gehackt

GEEIGNET FÜR

PHASE I

und

PHASE II

In dieser herzhaften, sättigenden Suppe ruhen die Meeresfrüchte wie ein gesunkener Schatz auf dem Boden der Suppenschalen. Einen guten Kräuterfond selbst herzustellen, ist kinderleicht (*siehe unten*), aber für dieses Rezept eignet sich auch jeder andere gute Fond, der ohne Karotten zubereitet wurde.

1 Einen großen Topf heiß werden lassen. Olivenöl, Schalotten und Miesmuscheln hineingeben und bei mittlerer Hitze dünsten, bis sich die Muscheln öffnen, dann den Weißwein angießen und die Muscheln garen. Die Muscheln aus dem Topf nehmen und beiseite stellen; alle Muscheln, die sich beim Kochen nicht geöffnet haben, wegwerfen. Die Garflüssigkeit durchseihen und wieder in den Topf geben.

2 Fischfond, Kräuterfond und Sternanis zur Garflüssigkeit geben, alles zum Kochen bringen und zur Hälfte einkochen lassen, bis die Suppe dickflüssig zu werden beginnt. Dann das Champignonpüree dazugeben. Abschmecken und, falls nötig, salzen. Auf kleiner Flamme warm halten.

3 Die Muscheln auf 4 flache Schalen verteilen. Die Suppe erneut zum Kochen bringen und kochendheiß in die Schalen füllen, um die Muscheln darin zu pochieren. Mit Dill bestreuen und servieren.

KRÄUTERFOND 1 EL Olivenöl in einem Suppentopf bei mittlerer Hitze erwärmen, dann 1 Stange Lauch, gehackt, 2 gewürfelte Zwiebeln, ½ Stange Staudensellerie, gehackt, und ½ Knolle Knoblauch, gehackt, dazugeben und 5–6 Minuten dünsten. 2 Zweige frischen Thymian, 1 Stängel Petersilie, 1 TL Koriandersamen, ½ Flasche trockenen Weißwein und eine gute Prise Salz hinzugeben. Mit 500 ml kaltem Wasser auffüllen. Zum Kochen bringen, dann je einen Bund Salbei, Basilikum, Koriandergrün und Dill zugeben. Falls nötig, salzen, um die Aromen zu verstärken. 30 Minuten köcheln lassen, dann durch ein feinmaschiges Sieb gießen. (Der Fond hält sich im Kühlschrank mehrere Tage, kann aber auch portionsweise eingefroren werden.)

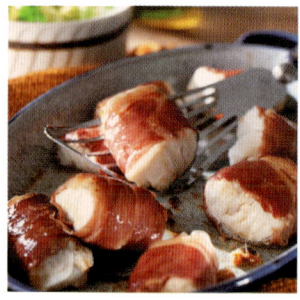

FÜR 4 PERSONEN

VORBEREITUNGSZEIT
10 Minuten

GARZEIT
8 Minuten

ZUTATEN
4 frische Kabeljaufilets oder
andere weiße, feste Fischfilets (je etwa 180 g)

8 kleine Scheiben Parma-
schinken

1 EL Olivenöl

500 g Wirsing (ohne Außen-
blätter und Strünke), zerkleinert

1 TL Kreuzkümmel- oder
Fenchelsamen

1 EL frischer Thymian (oder
Petersilie), gehackt, sowie
etwas Thymian zum Gar-
nieren

1 EL Weinessig

GEEIGNET FÜR

PHASE I

und

PHASE II

Parmaschinkenröllchen mit Kabeljau

Der Parmaschinken-Mantel sorgt dafür, dass die Fischstücke beim Kochen nicht auseinanderfallen. Das delikate Aroma der Schinken-Fisch-Röllchen bildet einen reizvollen Kontrast zu dem kräftig-würzigen Geschmack des Kohls.

1 Die Fischfilets salzen und pfeffern (Vorsicht mit dem Salz, der Parma-schinken kann schon recht salzig sein). In 8 Stücke teilen und jedes Stück mit einer Scheibe Schinken umwickeln.

2 1 EL Olivenöl in einer Pfanne erhitzen und die umwickelten Fisch-stücke darin von jeder Seite etwa 4 Minuten braten, bis der Schinken gebräunt und der Fisch gar ist.

3 In der Zwischenzeit den Kohl etwa 5 Minuten dünsten – er sollte nicht zu weich sein und seine kräftige Farbe behalten.

4 Den Kohl mit Kreuzkümmel und Thymian würzen, Essig und etwas Olivenöl zugeben und alles mit Salz und frisch gemahlenem schwar-zem Pfeffer abschmecken.

5 Das Kohlgemüse in einer flachen Schüssel anrichten, die Schinken-Fisch-Röllchen darauf verteilen und mit etwas Thymian bestreuen. Sofort servieren

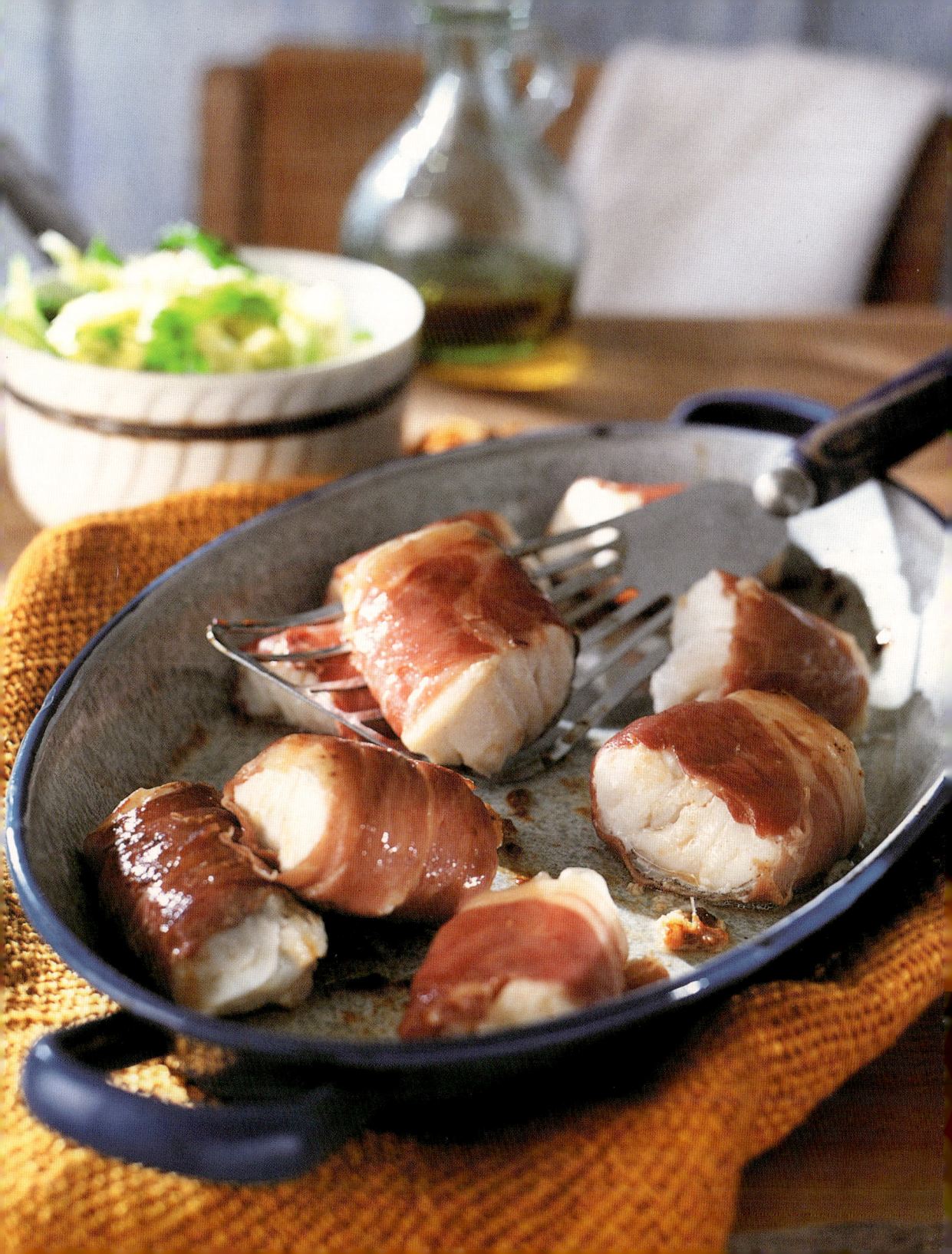

VORBEREITUNGSZEIT
10 Minuten

GARZEIT
50 Minuten

50 MINUTEN
2 EL frischer Estragon,
gehackt, und etwas Estragon
zum Garnieren

2 EL frisches Basilikum,
gehackt

2 EL Schnittlauch, in
Röllchen

4 Hähnchenbrüste mit Haut,
ohne Knochen (je etwa 120 g)

1½ Knollen Knoblauch

1 Glas halbfette Milch

4 TL Olivenöl

250 ml Sojasahne

1 TL Paprikapulver

GEEIGNET FÜR

PHASE I

und

PHASE II

Hähnchenbrust in Knoblauchsauce

Das langsame Garen ganzer Knoblauchzehen in Milch hebt das süßlich-pikante Aroma des Knoblauchs hervor und nimmt ihm seine Schärfe. Die Sauce, die dabei entsteht, bildet eine wunderbar sahnige Ergänzung zu dem mit würzigen Kräutern gefüllten Hähnchen.

1 Den Backofen auf 160 °C vorheizen. Estragon, Basilikum und Schnittlauch mischen und mit einem Teelöffel unter die Haut der Hähnchenbrüste schieben. Das Fleisch auf einen Teller legen und mit Frischhaltefolie bedeckt in den Kühlschrank stellen.

2 Die ungeschälten Knoblauchzehen in einem Topf mit kochendem Wasser etwa 1 Minute blanchieren, abgießen und in eine kleine feuerfeste Keramikform füllen, etwas frisches Wasser, die Milch und das Olivenöl darüber gießen und diese Mischung im Ofen 40 Minuten garen, bis der Knoblauch weich ist. Die Milch in eine kleine Kasserolle gießen, die Knoblauchzehen aus der Schale drücken und dazugeben. Unter Rühren zum Kochen bringen und warm halten.

3 Eine Grillpfanne erhitzen, Hähnchenbrüste mit frisch gemahlenem schwarzem Pfeffer und Salz würzen und bei mittlerer Hitze von beiden Seiten 7 Minuten grillen. Die Knoblauchsauce erneut aufkochen, vom Feuer nehmen und mit der Sojasahne und dem Paprikapulver verrühren. Damit die Sauce nicht gerinnt, darf sie anschließend nicht mehr kochen.

4 Die Hähnchenbrüste diagonal halbieren, die Knoblauchsauce auf 4 vorgewärmte Teller verteilen. Die Hähnchenbrüste auf die Sauce legen, mit ein paar Zweigen Estragon garnieren und sofort servieren.

VORBEREITUNGSZEIT
20 Minuten

GARZEIT
1 Stunde 15 Minuten

ZUTATEN

2 Enten (je etwa 1,5 kg)

1 kg gemischtes Gemüse
(z.B. Zwiebeln, Zucchini,
Brokkoli)

½ Knolle Knoblauch, fein
gehackt

Schale von 2 unbehandelte
Orangen, in feine Streifen
geschnitten

1 unbehandelte Orange,
halbiert

1 Bund frischer Thymian,
gehackt, sowie etwas
Thymian für die Füllung
und zur Garnitur

Olivenöl

einige Orangenscheiben zum
Garnieren

2 EL frische Petersilie,
gehackt

ORANGENSAUCE

6 Schalotten, fein gehackt

2 unbehandelte Orangen, die
Schale in feine Streifen
geschnitten, den Saft ausgepresst

4 EL Balsamico-Essig

200 ml Kalbs- oder Rinderfond

2 EL Orangensaft

Saft einer Zitrone

½ EL Fruktose (nach Belieben)

GEEIGNET FÜR

PHASE I

und

PHASE II

Ente à l'Orange

Dieses Gericht ist ein echter Klassiker der französischen Küche. Nur keine Scheu – die Zubereitung ist leichter als gedacht. Begießen Sie die Enten häufig, so bleibt ihr dunkles, rotes Fleisch saftig und die Haut wird goldbraun und knusprig.

1 Den Backofen auf 200 °C vorheizen. Prüfen Sie, ob das Innere der Enten gesäubert wurde. Brustbeine mit einem Ausbeinmesser herausschneiden. Knoblauch, Thymian und Orangenschale mischen und den größten Teil dieser Mixtur mit einem Teelöffel unter die Haut an der Brust und zwischen den Schenkeln schieben. Die Enten salzen und außen mit der restlichen Knoblauchmischung einreiben. Jeweils eine halbe Orange und einen Zweig Thymian in die Bauchhöhle legen. Die Öffnung mit Küchengarn schließen und die Schenkel fest zusammenbinden.

2 Die Enten auf die Seite in einen großen Schmortopf legen, das in Stücke geschnittene Gemüse zugeben und mit etwas Olivenöl beträufeln. 18 Minuten im Backofen schmoren, dann auf die andere Seite drehen und weitere 18 Minuten garen, zum Schluss auf den Rücken drehen und noch einmal 30 Minuten schmoren, dabei immer wieder mit dem entstehenden Bratensaft übergießen. Aus dem Ofen nehmen und auf einem Gitterrost abtropfen lassen. Warm stellen.

3 Inzwischen die Sauce zubereiten: Etwas Olivenöl in einen Topf geben. Schalotten und Orangenschale bei mittlerer Hitze heiß werden lassen. Wenn die Mischung zu sprudeln beginnt, nach Belieben die Fruktose einstreuen. Balsamico-Essig, Fond und Orangensaft zugeben und alles zum Kochen bringen. Die Sauce um etwa ein Drittel einkochen lassen. Mit Zitronensaft und einer Prise Salz würzen und warm halten.

4 Die Enten zerlegen und auf 4 vorgewärmten Tellern (nach Belieben mit dem Gemüse) anrichten. Mit Orangenscheiben und gehackter Petersilie garnieren und die Sauce darüber verteilen.

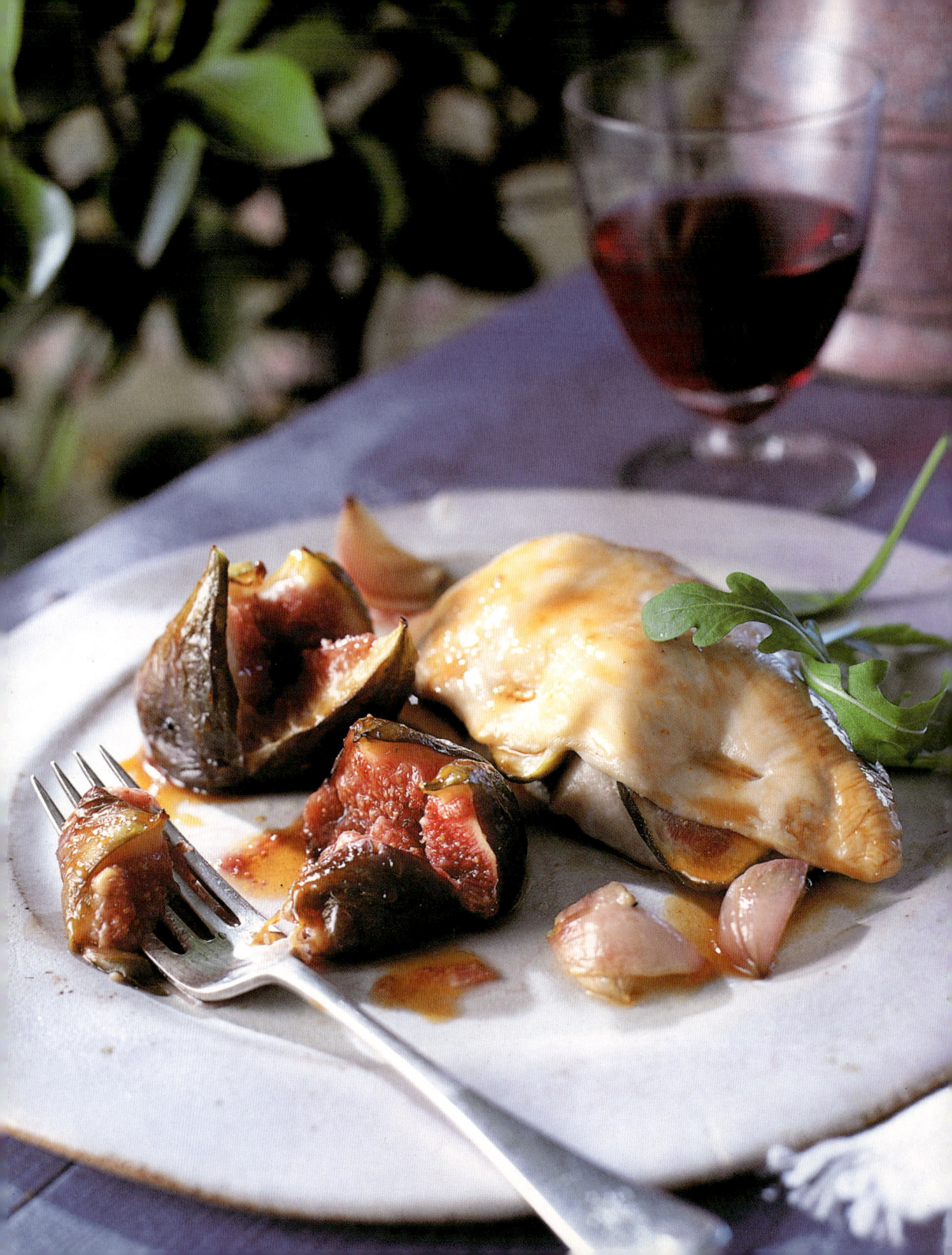

Hähnchen mit Feigen

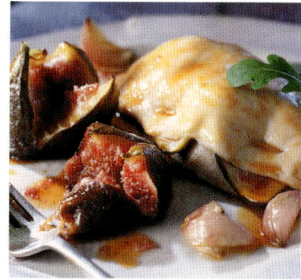

Die Zugabe von Weißwein verhindert hier, dass das Hähnchenfleisch austrocknet, und bringt die delikaten Aromen der anderen Zutaten zur Geltung. Die saftigen Feigen und frischen Schalotten harmonieren wunderbar miteinander und sorgen für die richtige Balance von süßen und pikanten Geschmacksnoten.

FÜR 4 PERSONEN

VORBEREITUNGSZEIT
15 Minuten

GARZEIT
25 Minuten

ZUTATEN
4 Hähnchenbrüste ohne Haut
(je etwa 120 g)

12 frische Feigen, davon 8 in
Scheiben geschnitten, 4 zum
Garnieren

bestes Olivenöl

3 Schalotten, in Ringe
geschnitten

100 ml trockener Weißwein

GEEIGNET FÜR

PHASE I

und

PHASE II

1 Den Backofen auf 180 °C vorheizen. Eine große, feuerfeste Keramikform dünn einölen.

2 Die Hähnchenbrüste abspülen und mit Küchenkrepp trocken tupfen, dann einzeln zwischen 2 Lagen Klarsichtfolie legen und mit einem Nudelholz flachdrücken. Die obere Folie entfernen.

3 Jede Hähnchenbrust mit ein paar Scheiben Feige belegen und zusammenklappen. Mit etwas Olivenöl beträufeln und salzen. Die Fleischpäckchen mit Cocktailspießen fixieren und in die Form legen.

4 Die Schalottenringe darüber streuen, den Weißwein und etwas Wasser zugießen. Die Form mit Alufolie abdecken und das Hähnchenfleisch 20 Minuten im Ofen backen, dann aus der Form nehmen und warm stellen.

5 Die Backofentemperatur auf 200 °C erhöhen. Die 4 übrigen Feigen am Stielansatz kreuzweise einschneiden und den Boden etwas zusammendrücken, damit sich die Spitze öffnet. Die Feigen auf ein Backblech stellen und etwas Olivenöl darüber träufeln. Im Backofen 5 Minuten backen.

6 Die Hähnchenbrüste auf 4 Teller verteilen, etwas Sauce darüber löffeln und jeden Teller mit einer gebackenen Feige garnieren. Sofort servieren.

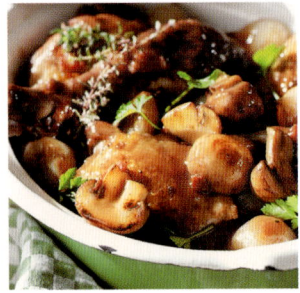

FÜR 4 PERSONEN

VORBEREITUNGSZEIT
15 Minuten

GARZEIT
50 Minuten

ZUTATEN
1 Hähnchen (etwa 1 kg), zerlegt und enthäutet

1 Flasche Rotwein (bzw. so viel, dass die Hähnchenteile bedeckt sind)

150 g Zwiebeln, gehackt

125 g Speckstreifen oder gewürfelter ungeräucherter Frühstücksspeck

150 g Champignons, in Scheiben

500 ml Rinderfond

1 Bund frischer Thymian, gehackt

1 Lorbeerblatt (möglichst frisch)

1 Bund frische Petersilie, gehackt

bestes Olivenöl

GEEIGNET FÜR

PHASE I

und

PHASE II

Coq au Vin

Der Coq au Vin ist ein wenig aus der Mode gekommen, doch bekanntlich muss Altbewährtes nicht unbedingt überholt sein. Die Zubereitung ist nicht so kompliziert, wie es scheinen mag – und das Ergebnis lohnt die Mühe allemal.

1   Die Hähnchenteile in eine große Keramikform geben, mit dem Rotwein übergießen und im Kühlschrank mindestens 1 Stunde marinieren.

2   Das Fleisch aus der Marinade nehmen und auf einen sauberen Teller legen, die Marinade aufheben. Das Geflügel mit einer Prise Salz und etwas Olivenöl würzen. Eine große Kasserolle erhitzen und die Hähnchenteile 6–7 Minuten bei starker Hitze von allen Seiten goldbraun anbraten.

3   Das Geflügel aus dem Topf nehmen und auf Küchenkrepp abtropfen lassen, den Topf säubern.

4   Etwas Olivenöl in eine Bratpfanne geben. Die Zwiebeln darin anbraten, bis sie eine goldbraune Farbe angenommen haben.

5   Zwiebeln, Thymian und Lorbeerblatt in den ausgespülten Topf geben, die Marinade und den Fond hinzugeben. Die Hähnchenteile darin bei mittlerer Hitze etwa 40 Minuten garen, dann aus dem Topf nehmen und warm halten. Die Garflüssigkeit um rund ein Drittel einkochen lassen.

6   In der Zwischenzeit die Speckstreifen in einer Pfanne bei starker Hitze ohne weitere Fettzugabe 2–3 Minuten knusprig braten. Auf einen Teller geben und die Champignons in derselben Pfanne 2 Minuten sautieren.

7   Das Geflügel mit der Sauce übergießen, mit Speckstreifen und Champignons garnieren und die Petersilie darüber streuen. Sofort servieren.

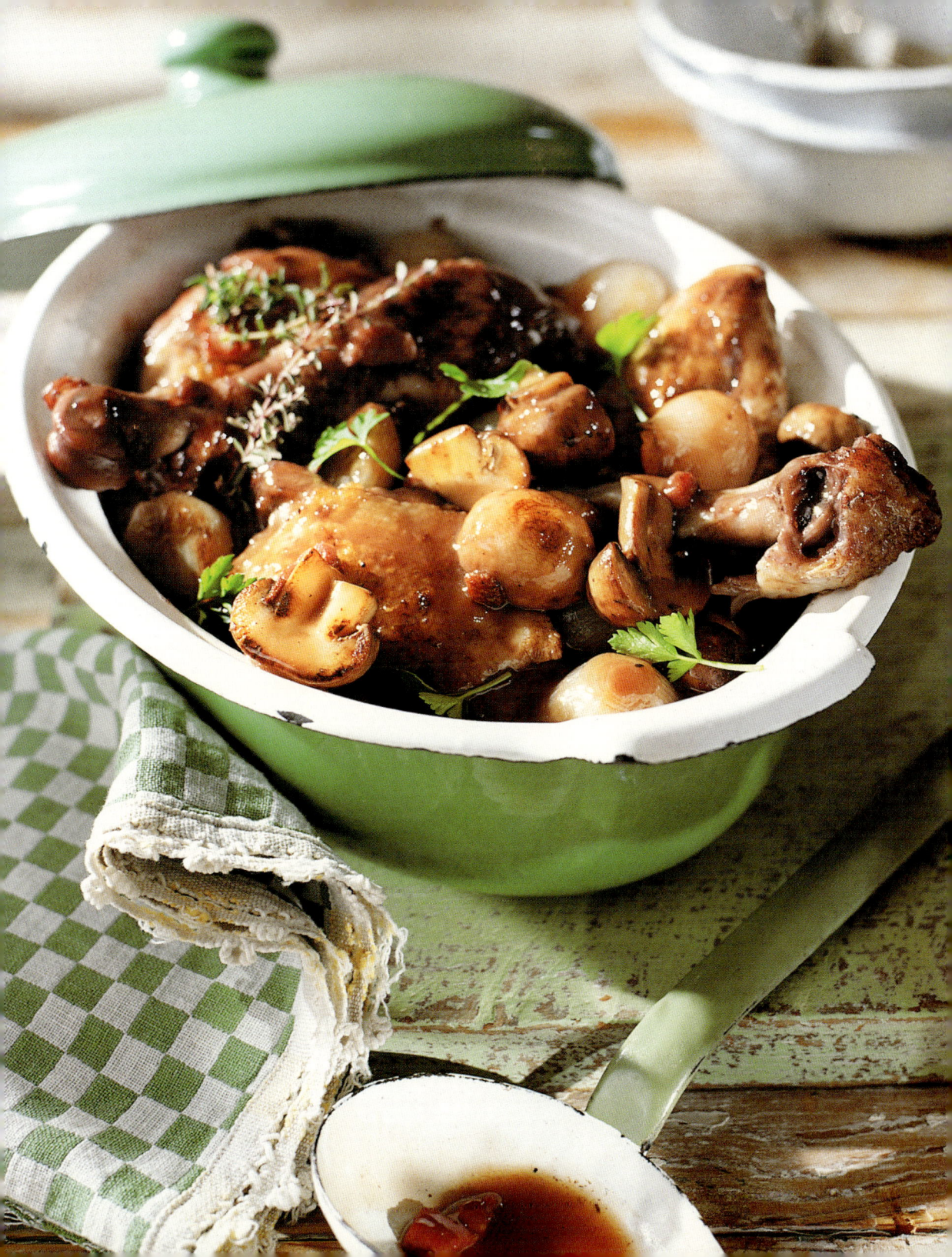

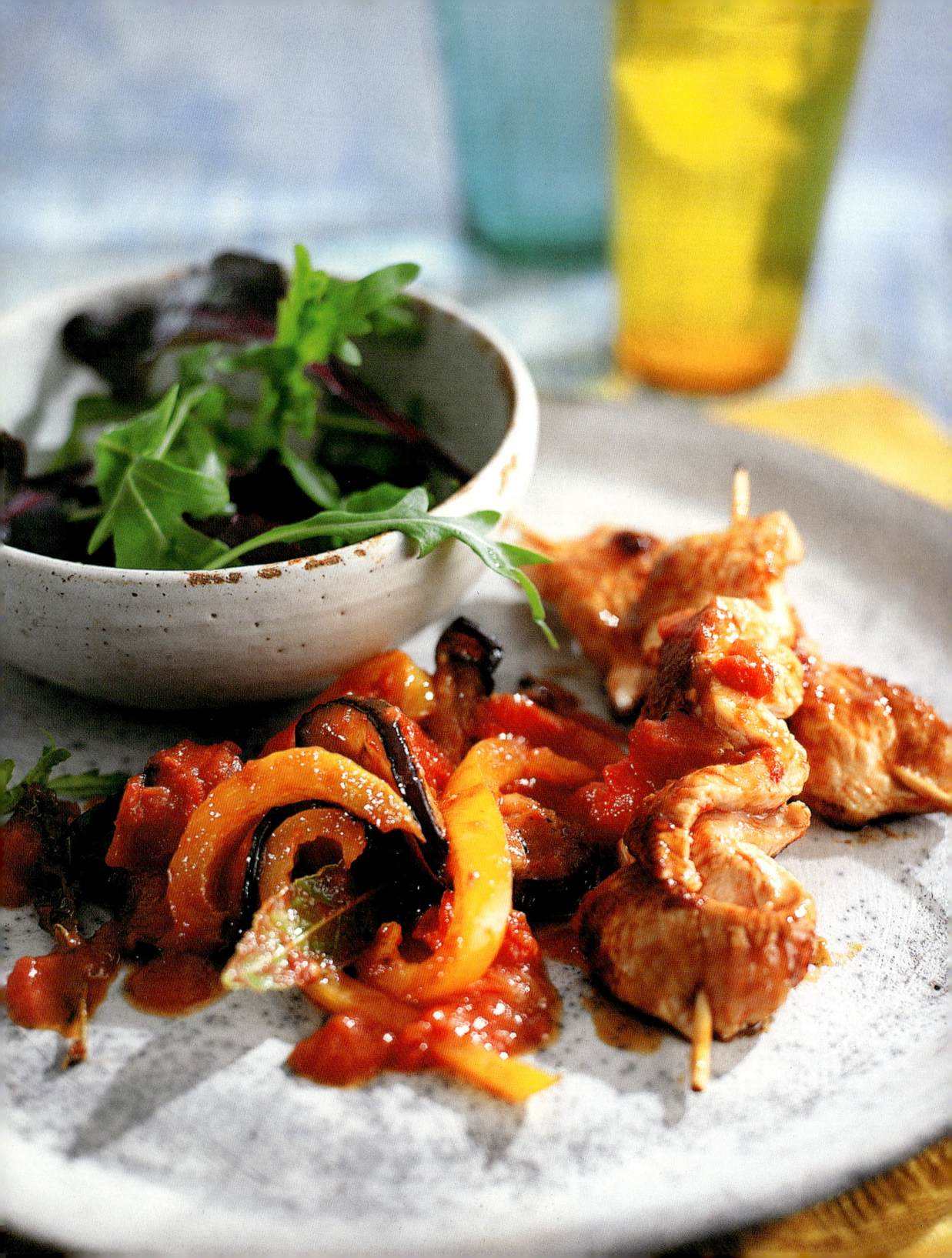

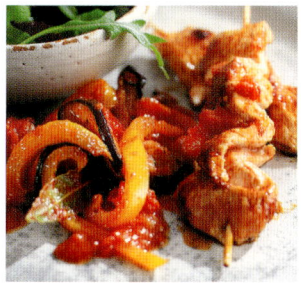

Putenspieße mit provenzalischem Gemüse

FÜR 4 PERSONEN

VORBEREITUNGSZEIT
10 Minuten

GARZEIT
15 Minuten

ZUTATEN
4 Putenschnitzel (je etwa 120 g), in dicke Streifen geschnitten

3 EL Olivenöl

1 Aubergine, quer in 1 cm dicke Scheiben geschnitten

1 gelbe Paprikaschote, entkernt und in Streifen geschnitten

1 EL trockener Weißwein

1 Dose (400 g) geschälte Tomaten

1½ EL frischer Thymian, gehackt

1–2 Lorbeerblätter (vorzugsweise frisch)

GEEIGNET FÜR

PHASE I

und

PHASE II

Bei diesem Gericht verrät die Sauce aus Tomaten, Auberginen und Paprika den französischen Ursprung. Kräftige, erdige Aromen prägen diese Küche – umso wichtiger ist es, bei den Zutaten auf beste Qualität zu achten, dann wird auch das Ergebnis geschmacklich nichts zu wünschen übrig lassen.

1 Die Putenstreifen in 4 Portionen teilen und auf 4 Spieße stecken (Holz- oder Bambusspieße vorher mindestens 15 Minuten wässern).

2 Das Olivenöl in einer großen Pfanne erhitzen und die Spieße bei starker Hitze 5 Minuten darin anbraten, dabei mehrfach wenden, bis sie von allen Seiten gebräunt sind. Aus der Pfanne nehmen und beiseite stellen.

3 Nun die Auberginen- und Paprikastücke in die Pfanne geben und einige Minuten unter gelegentlichem Rühren dünsten, bis das Gemüse weich ist und die Aubergine hellbraun wird.

4 Wein, Tomaten, Thymian und Lorbeer zugeben. Die Temperatur reduzieren und das Gemüse 5 Minuten unter gelegentlichem Rühren weitergaren.

5 Die Putenspieße in die Pfanne geben und 3 Minuten mitgaren lassen. Mit Salz und frisch gemahlenem schwarzem Pfeffer würzen und das Lorbeerblatt entfernen.

6 Die Putenspieße auf eine Platte legen, die Gemüsesauce darüber löffeln oder daneben anrichten. Sofort servieren.

FÜR 4 PERSONEN

VORBEREITUNGSZEIT
5 Minuten plus 24 Stunden
zum Marinieren

GARZEIT
2 Stunden 15 Minuten

ZUTATEN
4 Lammhachsen (je etwa
400 g)
1 Flasche Rotwein zum Marinieren sowie ½ Flasche für
die Sauce (nach Wunsch)
1 Zwiebel, gehackt
1 Bund frischer Thymian,
gehackt
1 Lorbeerblatt
1,5 l Kalbs- oder Rinderfond

GEEIGNET FÜR

PHASE I

und

PHASE II

Geschmorte Lammhachsen

Lammhachsen werden durch einen langen, behutsamen Gar-
prozess besonders schmackhaft. Das Fleisch wird milder und so
zart, dass es fast vom Knochen fällt. Ebenso wichtig ist natürlich, es vor dem Kochen so lange wie möglich in der Marinade
ziehen zu lassen.

1 Die Lammhachsen in eine große Keramikform legen. Mit dem Wein
übergießen und im Kühlschrank mindestens 24 Stunden marinieren.
Das Fleisch herausnehmen und abtropfen lassen, die Marinade aufheben.

2 Die Lammhachsen in einer Pfanne bei mittlerer Hitze von allen Seiten
anbraten, sodass sich die Poren schließen, dann in einen großen
Schmortopf legen. Die Zwiebelwürfel zugeben und bei mittlerer Hitze
glasig dünsten.

3 Die Marinade und – falls gewünscht – die zusätzliche halbe Flasche
Wein angießen, Thymian und Lorbeer hinzufügen. Mit dem Fond
auffüllen und zugedeckt 2 Stunden bei mittlerer Hitze schmoren, bis
das Fleisch zart ist.

4 Die Lammhachsen aus dem Topf nehmen, den Schmorsud zum
Kochen bringen und um rund ein Drittel einkochen lassen. Nun das
Fleisch zurück in den Topf geben und das Fett abschöpfen. Fertig!

Nordafrikanischer Lammtopf

FÜR 4 PERSONEN

VORBEREITUNGSZEIT
15 Minuten

GARZEIT
1½ Stunden

ZUTATEN
20 g Koriandersamen
20 g Kreuzkümmelsamen
20 g Fenchelsamen
1 TL getrocknete Chili-
schoten, zerkleinert
1 kg Lammgulasch (von
Knorpel und sichtbarem Fett
befreit)
bestes Olivenöl
3 Zwiebeln, in Ringe
geschnitten
1 EL frischer Ingwer, gehackt
1 TL Paprikapulver
100 g Tomaten-Passata
100 ml Kalbs- oder Rinderfond
100 g Kichererbsen, gekocht
3 Auberginen, gewürfelt
4 große Tomaten
1 EL Koriandergrün, gehackt

GEEIGNET FÜR
PHASE I
und
PHASE II

Dieser Lammeintopf ist ein klassisches Schmorgericht, bei dem das Fleisch sehr langsam in sehr wenig Flüssigkeit gart. Auch Duft und Geschmack sind typisch für die Küche Nordafrikas.

1 Koriander-, Kreuzkümmel- und Fenchelsamen und die zerkleinerten Chilischoten ohne Fettzugabe in einer Pfanne bei mittlerer Hitze einige Minuten rösten. Die Gewürze anschließend im Mörser zu Pulver zerstoßen.

2 Das Lammfleisch salzen. Etwas Olivenöl in einen großen Topf mit schwerem Boden geben und das Fleisch bei mittlerer Hitze von allen Seiten anbraten. Ein Sieb in eine Schüssel stellen, das Fleisch in das Sieb legen. Anschließend die Zwiebeln im selben Topf goldbraun anbraten und zum Fleisch in das Sieb geben. Nun den Ingwer ein paar Minuten braten, dann den Inhalt des Siebs und die aufgefangene Flüssigkeit zurück in den Topf geben. Die zerstoßenen Gewürze, Paprikapulver, etwas Salz, die passierten Tomaten und den Fond zugeben. 1½ Stunden schmoren lassen, dann die Kichererbsen unterrühren.

3 Gegen Ende der Garzeit den Backofen auf 225 °C vorheizen. Die Auberginenwürfel auf ein Backblech legen, mit etwas Olivenöl beträufeln und salzen. 16 Minuten im Ofen backen.

4 Die Tomaten 1 Minute in kochendes, dann 1 Minuten in kaltes Wasser tauchen, abziehen, die Samen entfernen und das Fruchtfleisch in Streifen schneiden. Ausgetretenen Saft zum Lamm in den Topf gießen.

5 Zum Schluss das Koriandergrün hinzufügen. Den Lammtopf in eine Keramikform füllen, mit etwas Olivenöl beträufeln und die Auberginenwürfel und Tomatenstreifen darauf anrichten. Servieren.

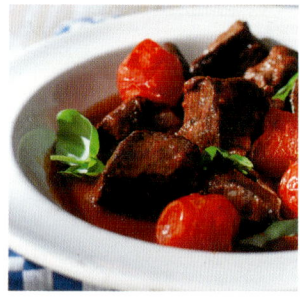

FÜR 4 PERSONEN

VORBEREITUNGSZEIT
10 Minuten

GARZEIT
50 Minuten

ZUTATEN
1 kg Lammgulasch (von
Knorpel und sichtbarem Fett
befreit)
bestes Olivenöl
1 weiße Zwiebel, fein gehackt
1 Glas Rotwein
1 EL Kräuter der Provence
sowie einige Prisen für die
Kirschtomaten
400 g Tomaten-Passata
200 ml Kalbs- oder Rinderfond
120 g Kirschtomaten
½ Bund frisches Basilikum,
gehackt

GEEIGNET FÜR

PHASE I

und

PHASE II

Lamm auf provenzalische Art

Tomaten und Basilikum sind eine altbekannte Kombination, die auch in diesem Rezept zum Einsatz kommt, allerdings in einer ungewöhnlichen Variante: Als Basis für den Schmortopf dienen passierte Tomaten, während die saftig-süßen gegrillten Kirsch-tomaten und das frische Basilikum erst gegen Ende hinzugefügt werden und für den letzten Pfiff sorgen.

1   Das Lammfleisch salzen und mit etwas Olivenöl beträufeln. 2 Minu-ten in einer heißen Pfanne von allen Seiten anbraten. Aus der Pfanne nehmen und in einem Küchensieb abtropfen lassen.

2   Einen großen Topf mit schwerem Boden bei starker Hitze erhitzen, das Fleisch, den Rotwein, Zwiebelwürfel, Kräuter der Provence, Passata und Kalbsfond zugeben. Die Temperatur reduzieren und das Fleisch im offenen Topf 45 Minuten garen.

3   Den Backofen auf 200 °C vorheizen, die Kirschtomaten in eine Grill-pfanne legen, mit Olivenöl beträufeln und mit Salz und Kräutern der Provence bestreuen. 4–5 Minuten im Ofen grillen, bis die Haut Blasen wirft. Warm halten.

4   Das fertig gegarte Lammfleisch in einer Keramikform anrichten, mit dem beim Grillen ausgetretenen Tomatensaft beträufeln, die Tomaten darüber geben und mit Basilikum garnieren. Heiß servieren.

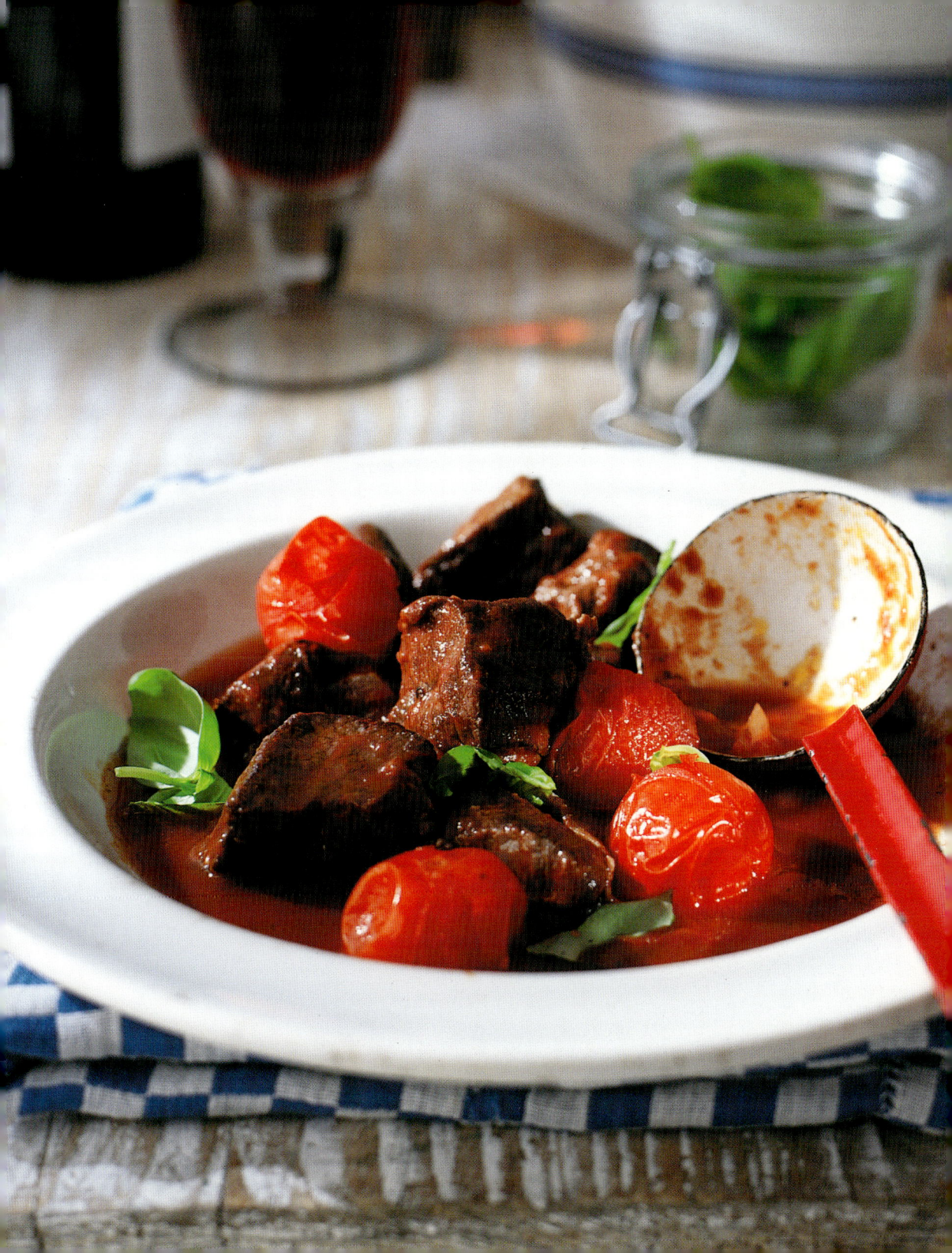

FÜR 4 PERSONEN

VORBEREITUNGSZEIT
10 Minuten

GARZEIT
10 Minuten

ZUTATEN

4 Rindersteaks (Entrecôtes),
von Fett und Knorpel befreit

6 Schalotten, fein gehackt

½ Flasche Rotwein

3½ EL Rotweinessig

250 ml Rinderfond

100 g Steinpilze, geputzt und
in Scheiben geschnitten
(getrocknete Pilze zunächst
20 Minuten in heißem Wasser
einweichen)

50 g frische Petersilie,
gehackt

bestes Olivenöl

GEEIGNET FÜR

PHASE I

und

PHASE II

Entrecôtes in Rotwein-Steinpilz-Sauce

Entrecôte nennt man ein Stück, das zwischen der neunten und elften Rippe aus dem Rücken des Rinds stammt. Da es ausgesprochen zart und schmackhaft ist, erfordert es keinen großen Zubereitungsaufwand.

1 Einen Topf mit schwerem Boden erhitzen. Etwas Olivenöl hineingeben und die gewürfelten Schalotten einige Minuten darin glasig dünsten, dann den Wein und den Rotweinessig angießen, zum Kochen bringen und um zwei Drittel einkochen lassen. Nun den Fond hinzugeben und weiter reduzieren, bis die Sauce die richtige Konsistenz hat. Vom Feuer nehmen, mit Salz abschmecken und warm stellen.

2 Die Steaks mit Salz und Pfeffer würzen. Etwas Olivenöl in einer Pfanne erhitzen. Wenn der Rauchpunkt erreicht ist, die Steaks hineinlegen und auf jeder Seite scharf anbraten, bis sie medium sind. Aus der Pfanne nehmen und nachziehen lassen.

3 Die Temperatur reduzieren, die Steinpilze in die Pfanne geben und etwa 3 Minuten braten, dann die Rotweinsauce zugießen und umrühren. Vom Feuer nehmen und warm stellen.

4 Die Steaks auf 4 vorgewärmte Teller legen, Pilze und Rotweinsauce darüber löffeln und alles mit Petersilie bestreuen. Sofort servieren.

Rinderschmortopf

FÜR 4 PERSONEN

VORBEREITUNGSZEIT
20 Minuten plus mindestens
12 Stunden zum Marinieren

GARZEIT
5 Stunden

ZUTATEN

1,5 kg mageres Rindfleisch
(Keule oder Bug) oder magerer Rinderbraten, in 2 cm
große Würfel geschnitten

1 Zwiebel, in Ringe
geschnitten

2 Knoblauchzehen, fein
gehackt

Schale einer unbehandelten
Orange, in Streifen
geschnitten

1 Zweig Rosmarin, einige
Petersilienstängel und 1 Lorbeerblatt, zu einem Bouquet
garni gebunden

600 ml Rotwein

1 EL Olivenöl

120 g geräucherter Schinkenspeck

3 Stangen Sellerie

1 Bund frischer Thymian,
gehackt

300 ml Rinderfond

60 g schwarze Oliven,
entsteint

GEEIGNET FÜR

PHASE I

und

PHASE II

Bei diesem Gericht kommt eine französische Variante des lang-
samen Garens zur Anwendung, die das Fleisch besonders zart
werden lässt. *Daubes*, die traditionellen französischen Schmor-
gerichte, werden meist in einer schweren Tonform, *daubière*
genannt, zubereitet, aber ein hoher, feuerfester Schmortopf mit
Deckel ist ebenso geeignet.

1   Die Fleischstücke in eine große Schüssel geben, die Hälfte der Zwiebelringe und den Knoblauch, die Orangenschale, das Bouquet garni
und den Wein hinzufügen. Das Fleisch im Kühlschrank mehrere
Stunden, möglichst über Nacht, in der Marinade ziehen lassen.

2   Den Backofen auf 130 °C vorheizen. Das Rindfleisch aus der Marinade nehmen und abtropfen lassen, die Marinade aufheben. Das Olivenöl in einem großen, hohen, feuerfesten Schmortopf erhitzen. Den
Schinkenspeck anbraten, die restlichen Zwiebelringe und den Sellerie
zugeben und einige Minuten dünsten.

3   Das Fleisch in den Topf geben und von allen Seiten anbraten, dann
den Knoblauch, den Thymian und die Orangenschale aus der Marinade sowie etwa 2 Esslöffel der Marinierflüssigkeit zugeben. Den
Fond angießen und alles mit Salz und frisch gemahlenem schwarzem
Pfeffer würzen.

4   Einen Bogen Pergamentpapier auf den Topf legen und den Deckel
darauf setzen. Das Fleisch im Backofen 4–5 Stunden schmoren. Dann
das Fett abschöpfen, die Oliven hinzugeben und den Schmorsud bei
starker Hitze im offenem Topf einkochen lassen. Heiß servieren.

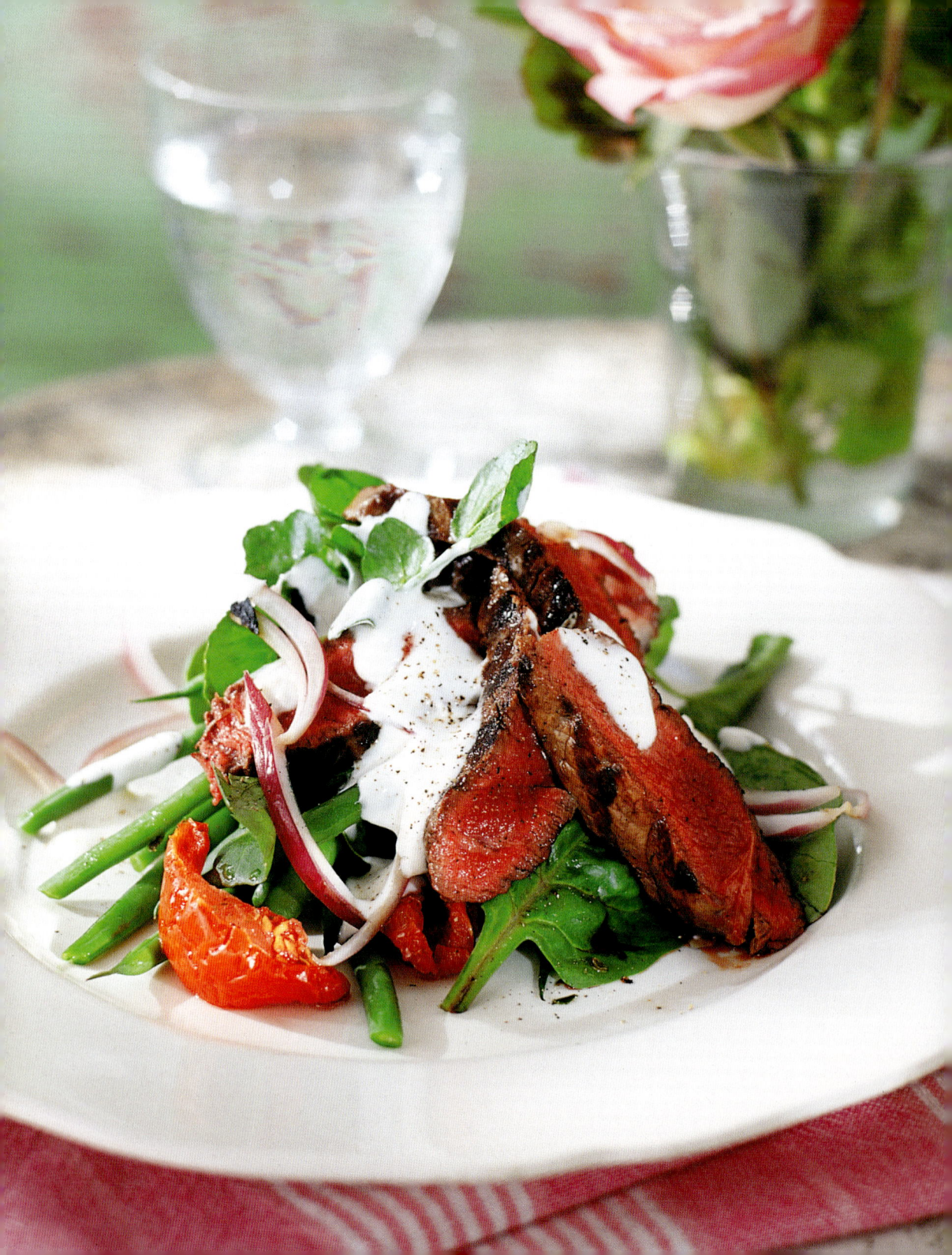

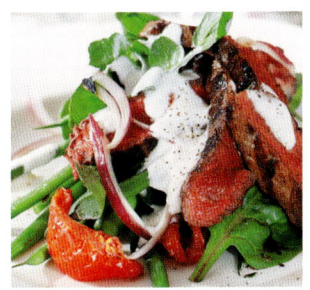

Gegrilltes Roastbeef mit Spinat und Meerrettich-sauce

FÜR 4 PERSONEN

VORBEREITUNGSZEIT
15 Minuten

GARZEIT
11 Minuten

ZUTATEN
200 g grüne Bohnen
500 g Roastbeef
1 rote Zwiebel, halbiert
bestes Olivenöl
85 g Blattspinat
50 g Brunnenkresse
200 g getrocknete, in Öl eingelegte Tomaten, abgetropft

MEERRETTICHSAUCE
125 ml griechischer Joghurt
1 EL geriebener Meerrettich
2 EL Zitronensaft
2 EL Sojasahne
2 Knoblauchzehen, in feine
Scheiben geschnitten
2–3 Tropfen Tabasco

GEEIGNET FÜR

PHASE I

und

PHASE II

Zartes, saftiges Rindfleisch vom Grill wird hier mit einem frischen Salat und einer Meerrettichsauce serviert, wie sie in England traditionell zum Roastbeef gereicht wird. Die frische Zitrusnote und ein feuriger Hauch von Tabasco verleihen dem Gericht die besondere Raffinesse.

1 Die Bohnen etwa 5 Minuten dünsten, bis sie weich sind. Beiseite stellen.

2 Den Backofengrill vorheizen. Das Fleisch und die Zwiebelhälften mit etwas Olivenöl einpinseln. Das Fleisch auf jeder Seite 2 Minuten grillen, dann beiseite stellen und 5 Minuten nachziehen lassen. In der Zwischenzeit die Zwiebelhälften von jeder Seite 3 Minuten grillen.

3 Den Spinat, die Brunnenkresse, die getrockneten Tomaten und die gedünsteten Bohnen auf einer großen Platte anrichten.

4 Für die Meerrettichsauce den Joghurt mit Meerrettich, Zitronensaft, Sojasahne, Knoblauch und Tabasco verrühren und mit Salz und frisch gemahlenem schwarzem Pfeffer abschmecken.

5 Das Rindfleisch in dünne Scheiben schneiden und auf dem Salat anrichten. Die Zwiebel in feine Ringe schneiden und den Salat damit garnieren. Sie können dieses Gericht natürlich auch auf einzelnen Tellern anrichten. In diesem Fall geben Sie den Salat auf das Fleisch und etwas Meerrettichsauce darüber.

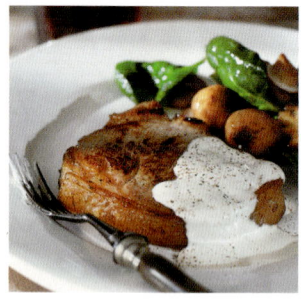

FÜR 4 PERSONEN

VORBEREITUNGSZEIT
15 Minuten

GARZEIT
20 Minuten

ZUTATEN
bestes Olivenöl
4 Kalbsfilets oder
Steaks aus der Kalbslende
(je etwa 150 g)

GORGONZOLASAUCE
4 EL Crème légère
2 EL Kalbs- oder Rinderfond
1½ EL Sherry-Essig
3 EL trockener Sherry
75 g Gorgonzola, gewürfelt

GEEIGNET FÜR

PHASE I

und

PHASE II

Kalbsfilet in Gorgonzola-sauce

Kalbsfilet passt hier wunderbar, ist aber recht teuer. Als Ersatz bietet sich ein zartes Stück aus der Lende an. Die leichte, nach Gorgonzola duftende Sauce ist in jedem Fall ein perfekter Begleiter.

1   Den Backofen auf 200 °C vorheizen.

2   Für die Sauce den Fond, einen Esslöffel Crème légère, den Essig und den Sherry in einer Kasserolle zum Kochen bringen. Sauce auf zwei Drittel einkochen.

3   Die Gorgonzola-Würfel nach und nach mit einem Handrührgerät unterrühren, bis die Sauce eine glatte Konsistenz hat. Die Sauce durch ein feines Sieb gießen und die restliche Crème légère vorsichtig unterrühren. Warm stellen.

4   Etwas Olivenöl in einer Pfanne erhitzen und die Kalbsfilets bei mittlerer Hitze von beiden Seiten darin anbraten, dann in eine feuerfeste Form legen und im Backofen 6–8 Minuten garen. Aus dem Ofen nehmen und 5 Minuten an einem warmen Ort nachziehen lassen, dann, falls gewünscht, in dicke Scheiben schneiden.

5   Das Fleisch auf 4 Teller verteilen, mit etwas Gorgonzolasauce anrichten und servieren.

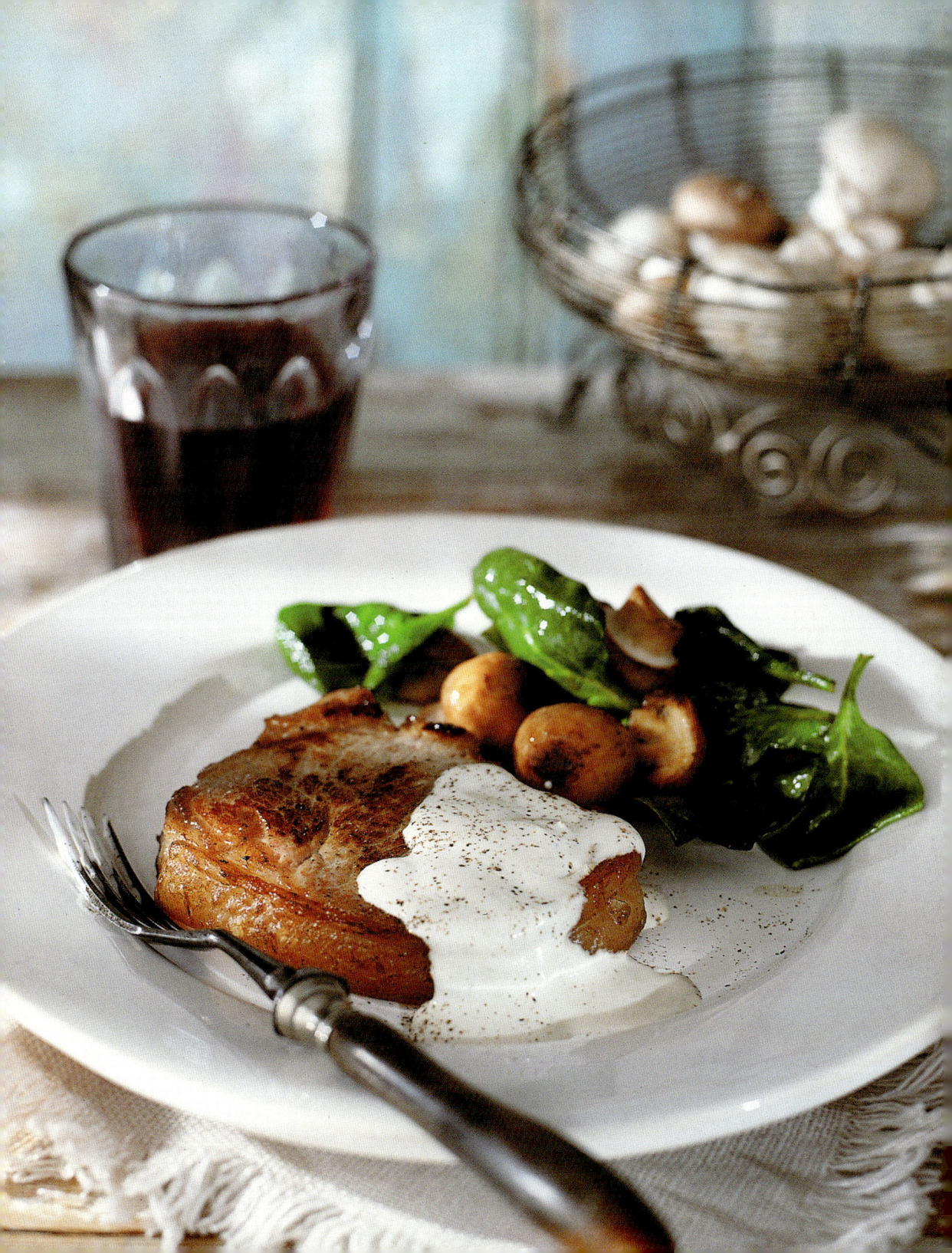

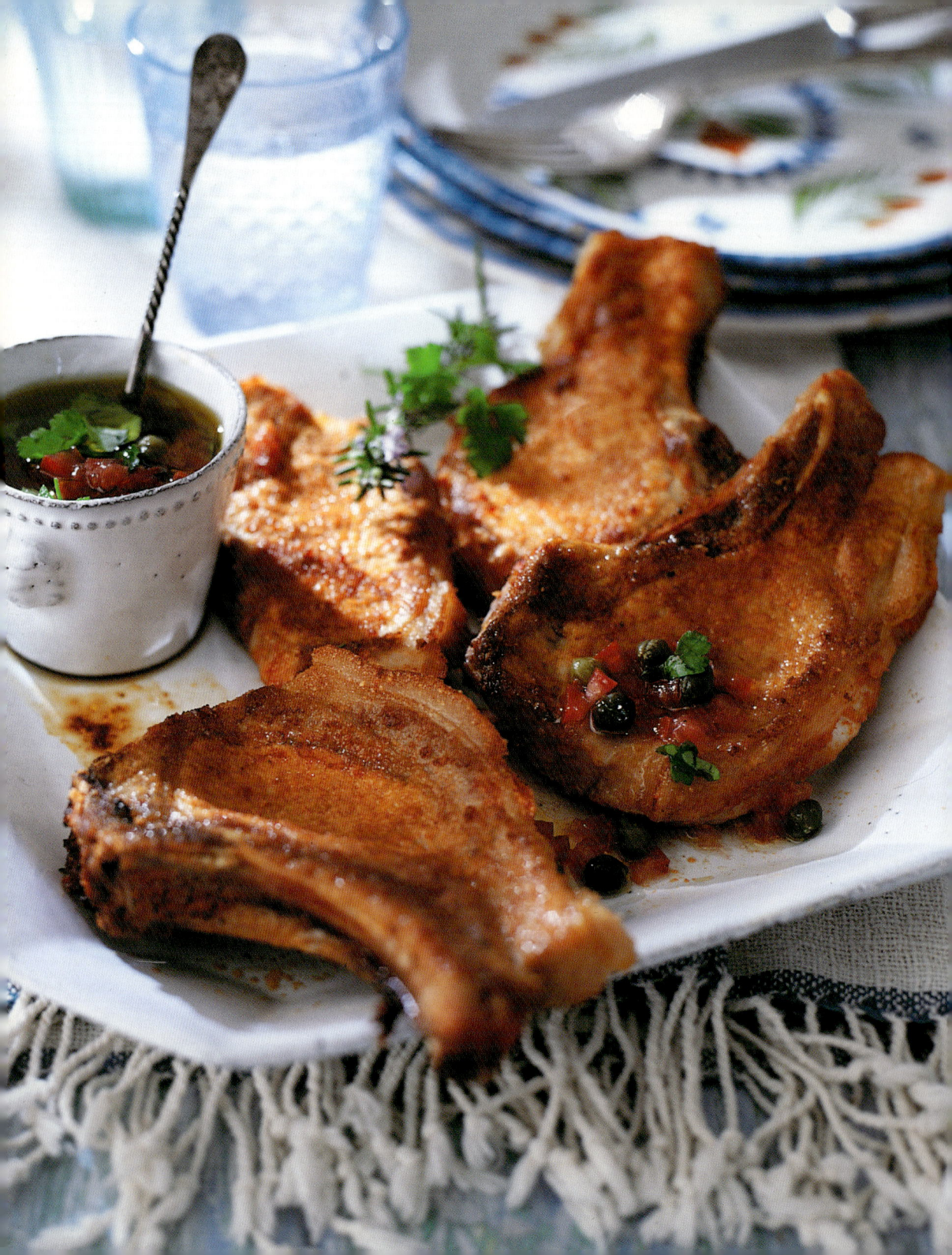

Schweinekoteletts in Kapernsauce

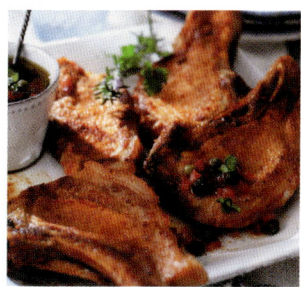

FÜR 4 PERSONEN

VORBEREITUNGSZEIT
10 Minuten

GARZEIT
16 Minuten

ZUTATEN
2 EL fein gemahlene Mandeln
1 TL Paprikapulver
½ TL Salz
½ TL zerstoßene schwarze Pfefferkörner
4 Schweinekoteletts (je etwa 120 g)
bestes Olivenöl
8 Kapern zum Garnieren

KAPERNSAUCE
1 reife Tomate, die Kerne entfernt, gewürfelt
1 EL Kapern, abgespült, ausgedrückt und abgetropft
2 EL frische Petersilie, gehackt
3 EL Olivenöl
Saft einer Zitrone

GEEIGNET FÜR

> PHASE I

und

> PHASE II

Bei diesem Rezept wird das Fleisch vor dem Braten einfach in Mandeln und Gewürzen gewälzt. Mit einer frischen, aromatischen Sauce aus Kapern, Tomaten, Zitrone und Petersilie wird daraus ein ebenso schnelles wie köstliches Essen.

1 Die gemahlenen Mandeln mit dem Paprikapulver, dem Salz und dem Pfeffer auf einem Teller mischen und die Koteletts darin wenden.

2 Etwas Olivenöl in eine Pfanne geben und die Koteletts darin bei mittlerer Hitze auf jeder Seite 8 Minuten braten.

3 Für die Sauce die Tomatenwürfel mit den Kapern (einige Kapern zum Garnieren aufheben), der Petersilie, dem Olivenöl und dem Zitronensaft mischen. Mit Salz und frisch gemahlenem schwarzem Pfeffer abschmecken.

4 Die Koteletts auf 4 vorgewärmte Teller legen und jeweils einen Löffel Kapernsauce darüber geben. Mit den restlichen Kapern garnieren und sofort servieren.

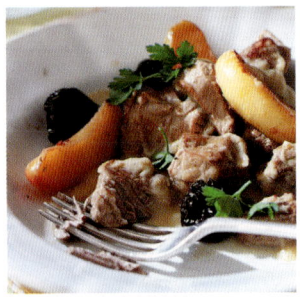

FÜR 4 PERSONEN

GARZEIT
45 Minuten plus mindestens
1 Stunde zum Marinieren

ZUTATEN
1 kg Schweinegulasch (sicht-
bares Fett entfernen)
2 EL trockener Weißwein
2 EL Weißweinessig
einige schwarze Pfefferkörner
2 Lorbeerblätter
1 TL Zitronensaft
1 TL Dijon-Senf
1 Knolle Sellerie, geschält
und gewürfelt
3 Stangen Lauch, in Ringen
1 Zwiebel, gehackt
250 ml Hühnerfond
3–4 Äpfel, entkernt, in
Spalten
2 EL Fruktose
100 g Pflaumen, entsteint
2 EL frische Petersilie,
gehackt
bestes Olivenöl

GEEIGNET FÜR

PHASE I

und

PHASE II

Schweinefleisch mit Äpfeln und Pflaumen

Dieses Gericht erinnert zunächst an ein Frikassee, doch das Gemüse, das mit dem Fleisch zusammen schmort, wird zum Schluss zu einer glatten Sauce verarbeitet.

1　Das Schweinefleisch zusammen mit dem Weißwein, dem Essig, den Pfefferkörnern, einem Lorbeerblatt, dem Zitronensaft und dem Senf in eine Glas- oder Keramikform geben. Im Kühlschrank mindestens 1 Stunde, am besten jedoch über Nacht marinieren.

2　Das abgetropfte Fleisch in einen großen Schmortopf geben und bei starker Hitze 2 Minuten unter Rühren anbraten. Herausnehmen und beiseite stellen.

3　Die Temperatur auf mittlere Hitze reduzieren und den Sellerie, die Lauchringe und die Zwiebel im selben Topf 2–3 Minuten weich dünsten. Den Fond angießen, das Fleisch zusammen mit dem zweiten Lorbeerblatt wieder in den Topf geben und zugedeckt 40 Minuten schmoren, dabei gelegentlich umrühren.

4　Die Apfelstücke in eine große, eingeölte Pfanne geben und bei starker Hitze mit der Fruktose 6 Minuten karamellisieren, dann die Pflaumen zugeben. Warm stellen.

5　Das Fleisch und das Lorbeerblatt aus dem Topf nehmen und das Gemüse zusammen mit der Schmorflüssigkeit mit einem Pürierstab oder im Mixer zu einer glatten Sauce verarbeiten. Die Sauce zurück in den Topf gießen und erneut erhitzen.

6　Das Fleisch in die Sauce geben, umrühren und mit dem karamellisier-ten Obst und der Petersilie garnieren. Heiß servieren.

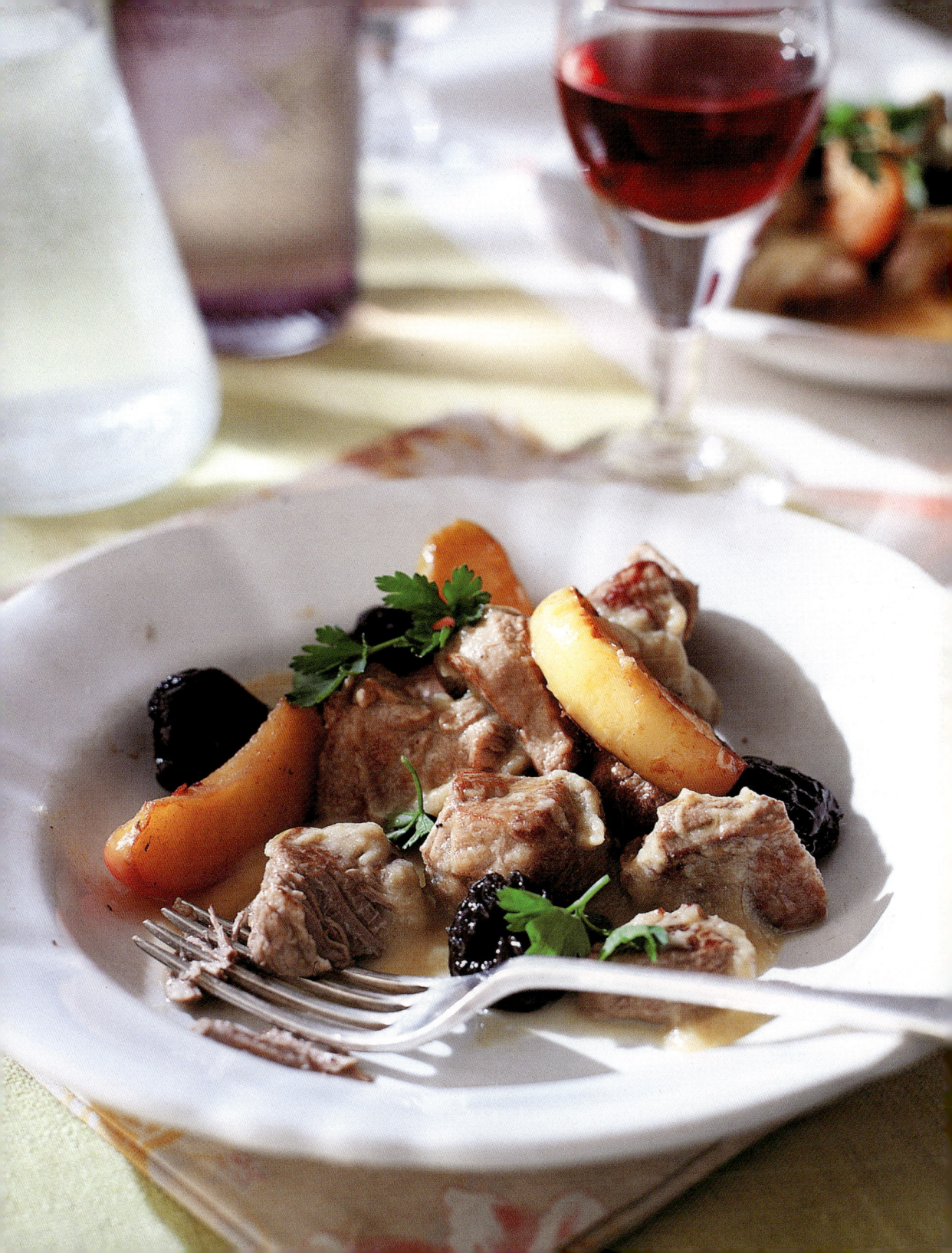

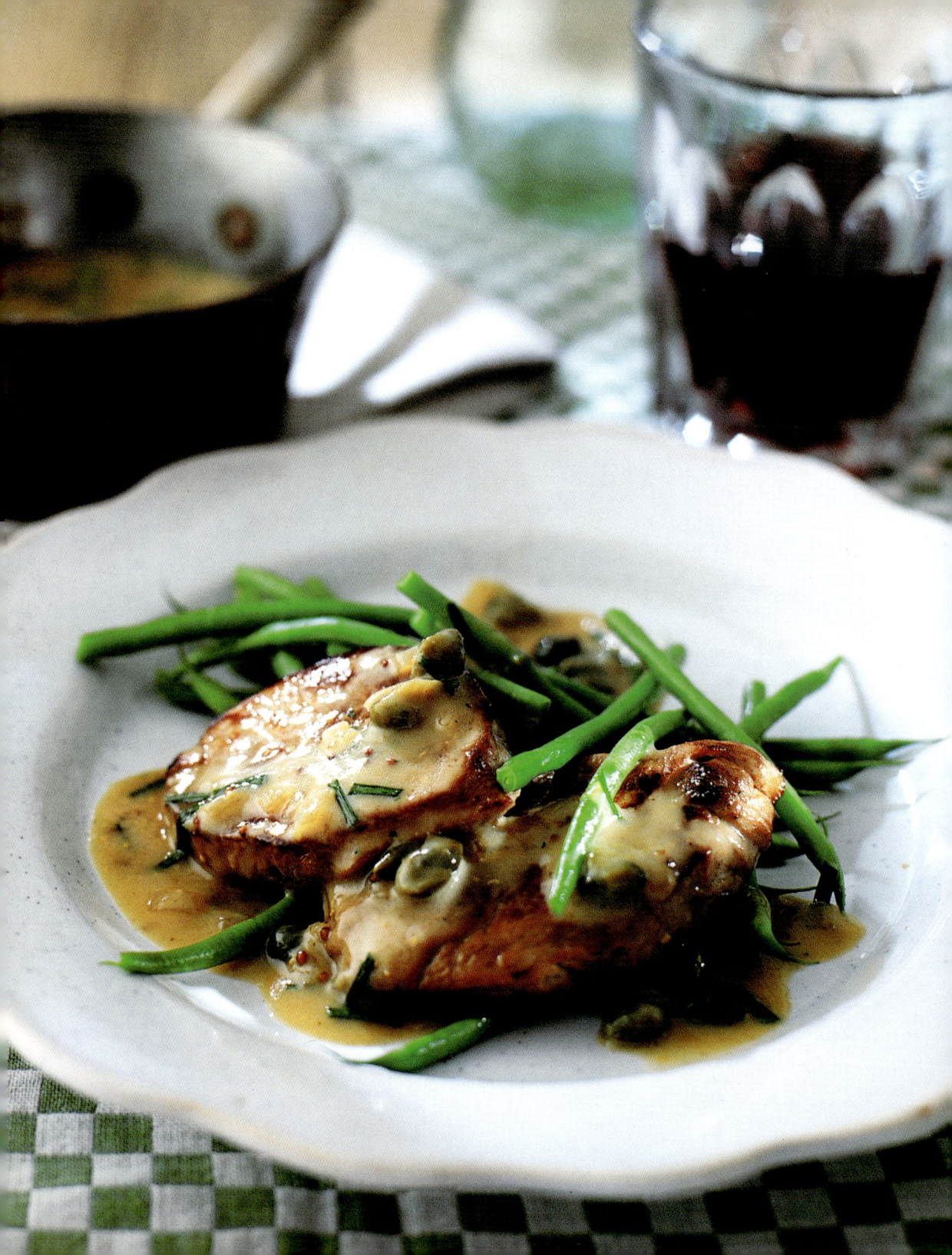

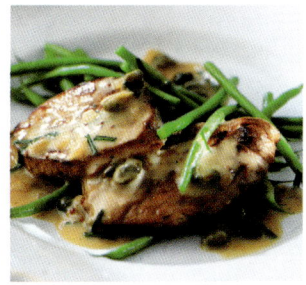

FÜR 4 PERSONEN

VORBEREITUNGSZEIT
10 Minuten

GARZEIT
20 Minuten

ZUTATEN
2 EL Kapern
bestes Olivenöl
5 Schalotten, fein gehackt
1½ EL Weißwein
300 ml Kalbs- oder Rinderfond
200 ml Crème légère
1 TL körniger Senf
½ TL Dijon-Senf
½ Bund frischer Estragon
oder Schnittlauch, gehackt
1 EL Gänseschmalz
4 Schweinekoteletts oder
-medaillons (je etwa
100–120 g)

GEEIGNET FÜR

PHASE I

und

PHASE II

Schweinekoteletts mit Kräutersenf

Hier wird saftiges Schweinefleisch von einer nach aromatischen Kräutern duftenden Senfsauce begleitet. Das Gänseschmalz verhindert, dass das Fleisch beim Braten austrocknet – natürlich können Sie stattdessen auch Olivenöl verwenden.

1 Die Kapern in ein Sieb geben und kalt abspülen, um die Salz- oder Essiglake zu entfernen. Auspressen, bis sie fast trocken sind.

2 Etwas Olivenöl in einem kleinen Topf erhitzen, die Schalotten, den Weißwein, die Kapern und den Fond zugeben. Zum Kochen bringen und 12–15 Minuten köcheln lassen, bis die Sauce um etwa zwei Drittel eingekocht ist.

3 Die Crème légère unterrühren, dann den Senf und den Estragon zugeben. Die Sauce warm stellen.

4 Inzwischen das Gänseschmalz in einer großen Pfanne bei mittlerer Hitze zergehen lassen. Die Koteletts oder Medaillons darin 6–8 Minuten von beiden Seiten goldbraun anbraten.

5 Die Fleischstücke auf Küchenpapier abtropfen lassen und auf 4 Tellern anrichten. Senfsauce darüber gießen und sofort servieren.

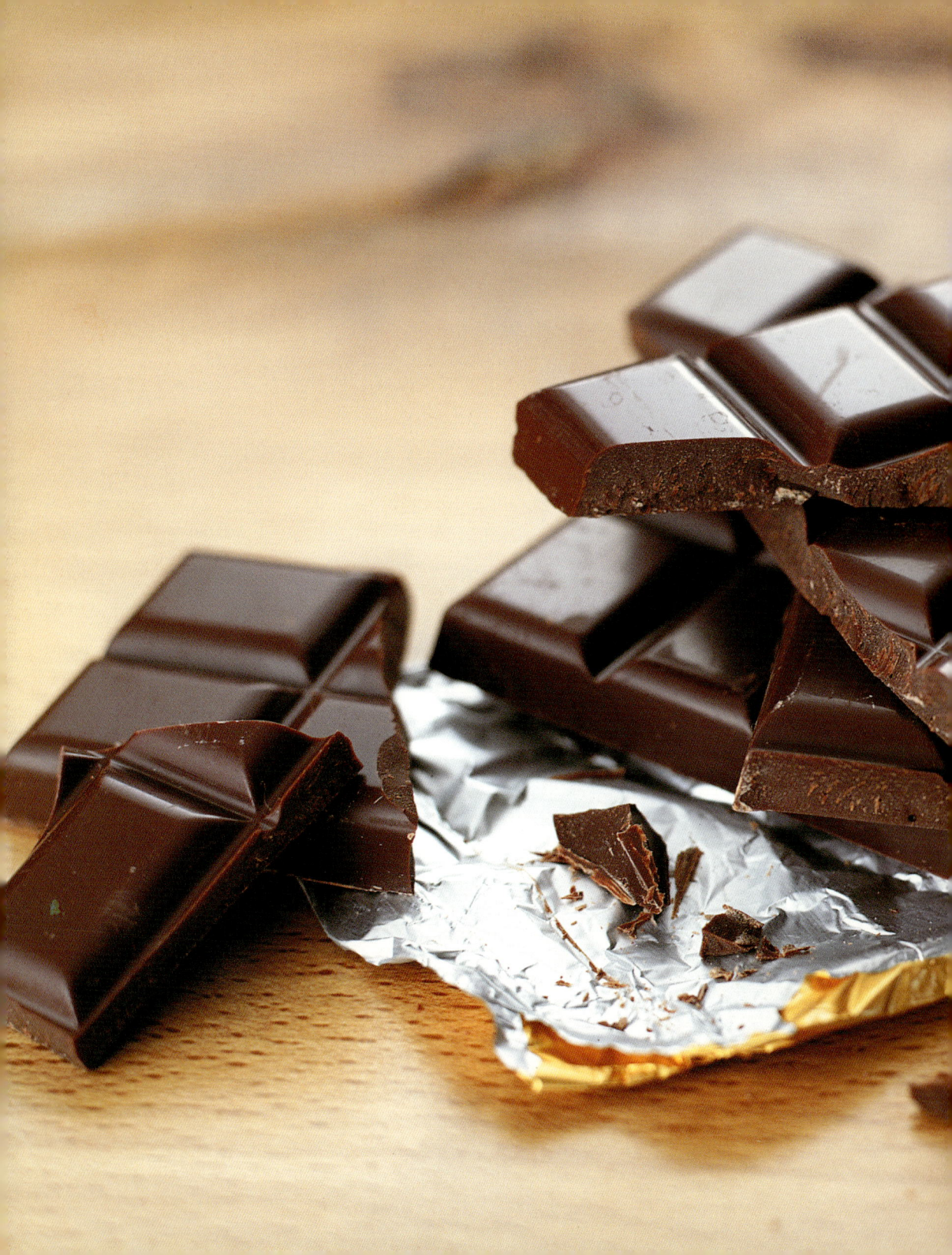

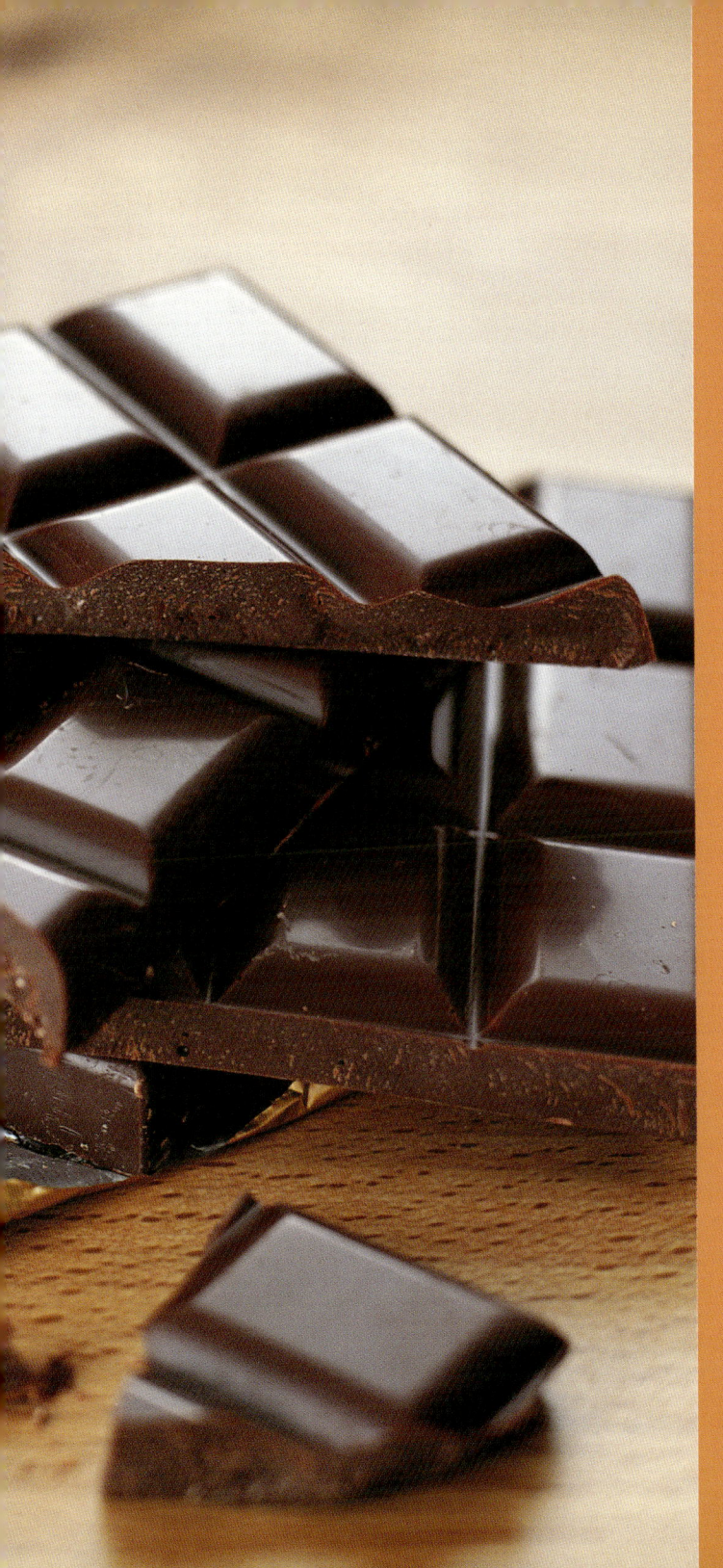

Desserts

Alle Desserts, die hier empfohlen werden, eignen sich sowohl für Phase I als auch für Phase II. Der üppige Schokoladen-kuchen (*siehe S. 232–230*) ist der Renner des Londo-ner Montignac-Cafés, das seine populären Rezepte hier zum ersten Mal einem größeren Publikum zur Verfügung stellt, damit Sie auch zu Hause ohne Reue leckere Desserts genießen können.

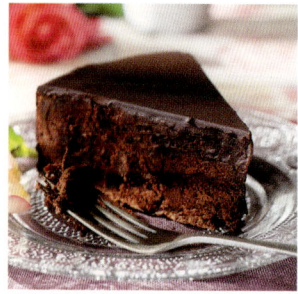

Schokoladenkuchen

Dieser Kuchen ist ein gutes Beispiel dafür, wie positiv sich hochwertige Zutaten – in diesem Fall Schokolade – auf den Geschmack einer Speise auswirken. Heizen Sie den Backofen auf höchster Stufe vor, und verarbeiten Sie die geschmolzene Schokolade möglichst schnell.

FÜR 4–8 PERSONEN

VORBEREITUNGSZEIT
30 Minuten plus 1 Nacht
zum Kühlen

GARZEIT
15 Minuten

ZUTATEN
310 g Bitterschokolade (70 % Kakao), in Stücke gebrochen
185 g Bitterschokolade (70 % Kakao) für die Glasur
10 große Eier, getrennt

GEEIGNET FÜR

PHASE I

und

PHASE II

1 Eine Springform von 20 cm Durchmesser mit Backpapier auslegen. Das Papier sollte ein paar Zentimeter über den oberen Rand hinausragen. Den Ofen auf 250 °C vorheizen.

2 Eine große, trockene Schüssel auf einen Topf mit kochendem Wasser stellen. Der Schüsselboden darf das Wasser nicht berühren. Die Schokolade in die Schüssel geben und unter häufigem Umrühren schmelzen.

3 Die Eiweiße in einer großen Schüssel mit einem Handrührgerät zu Schnee schlagen.

4 Die Schüssel mit der geschmolzenen Schokolade vom Herd nehmen und die Eigelbe vorsichtig unterrühren. Einige Esslöffel Eiweiß unterheben. Dann das restliche Eiweiß schnell unter die Schokoladenmasse ziehen, bis sie die Konsistenz eines Soufflés oder einer leichten Mousse hat. Nicht zu stark rühren!

5 Die Schokoladenmischung in die Backform gießen und genau 8 Minuten backen. 30 Minuten abkühlen lassen und anschließend 12 Stunden oder über Nacht in den Kühlschrank stellen.

6 Den Kuchen auf eine große Platte stürzen. Die restliche Schokolade schmelzen wie in Schritt 2 beschrieben. Den Kuchen mit Schokolade überziehen und noch einmal für 5 Minuten in den Kühlschrank stellen. Mit einem scharfen Messer in Stücke schneiden, das Messer dabei vor jedem Schnitt in heißes Wasser tauchen.

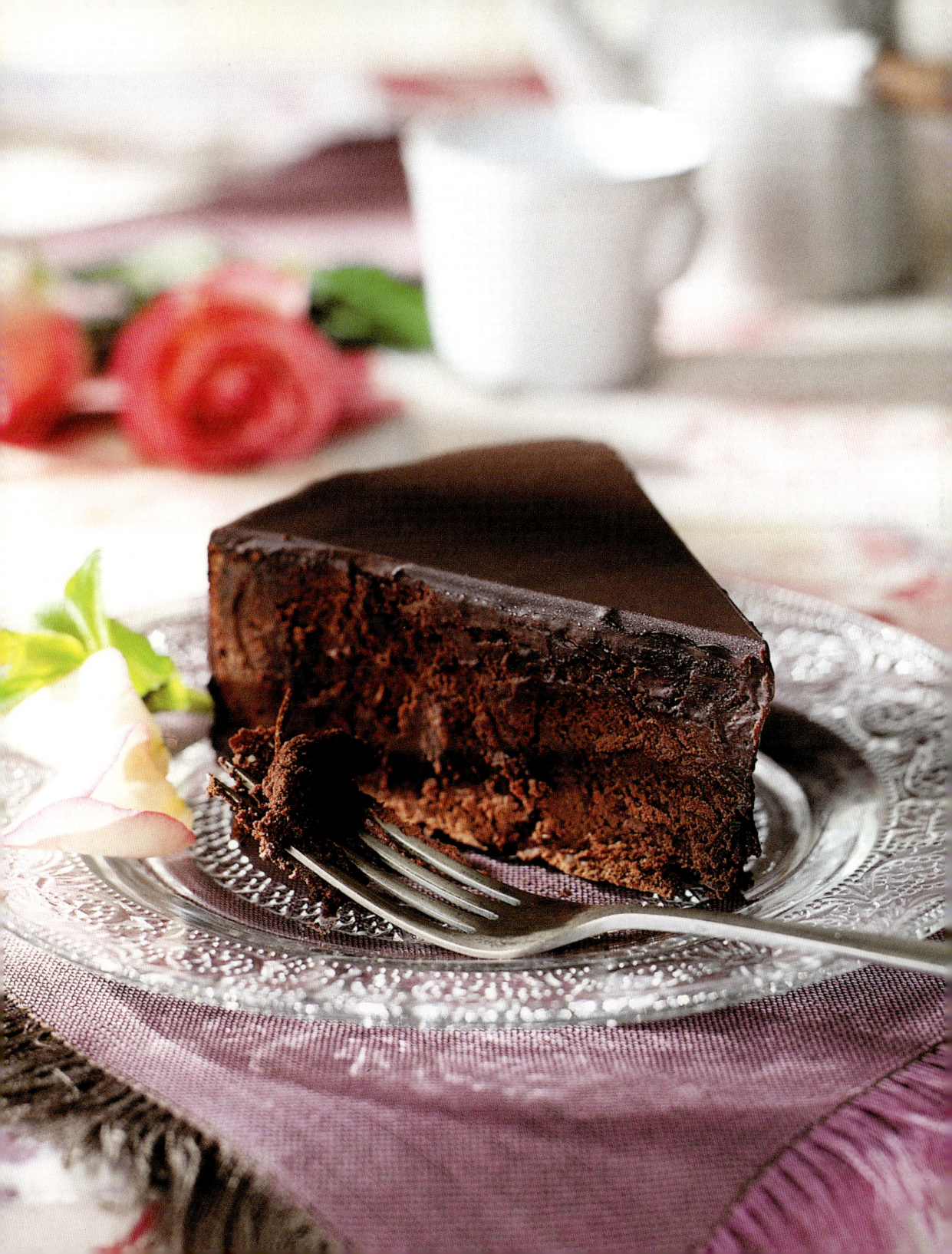

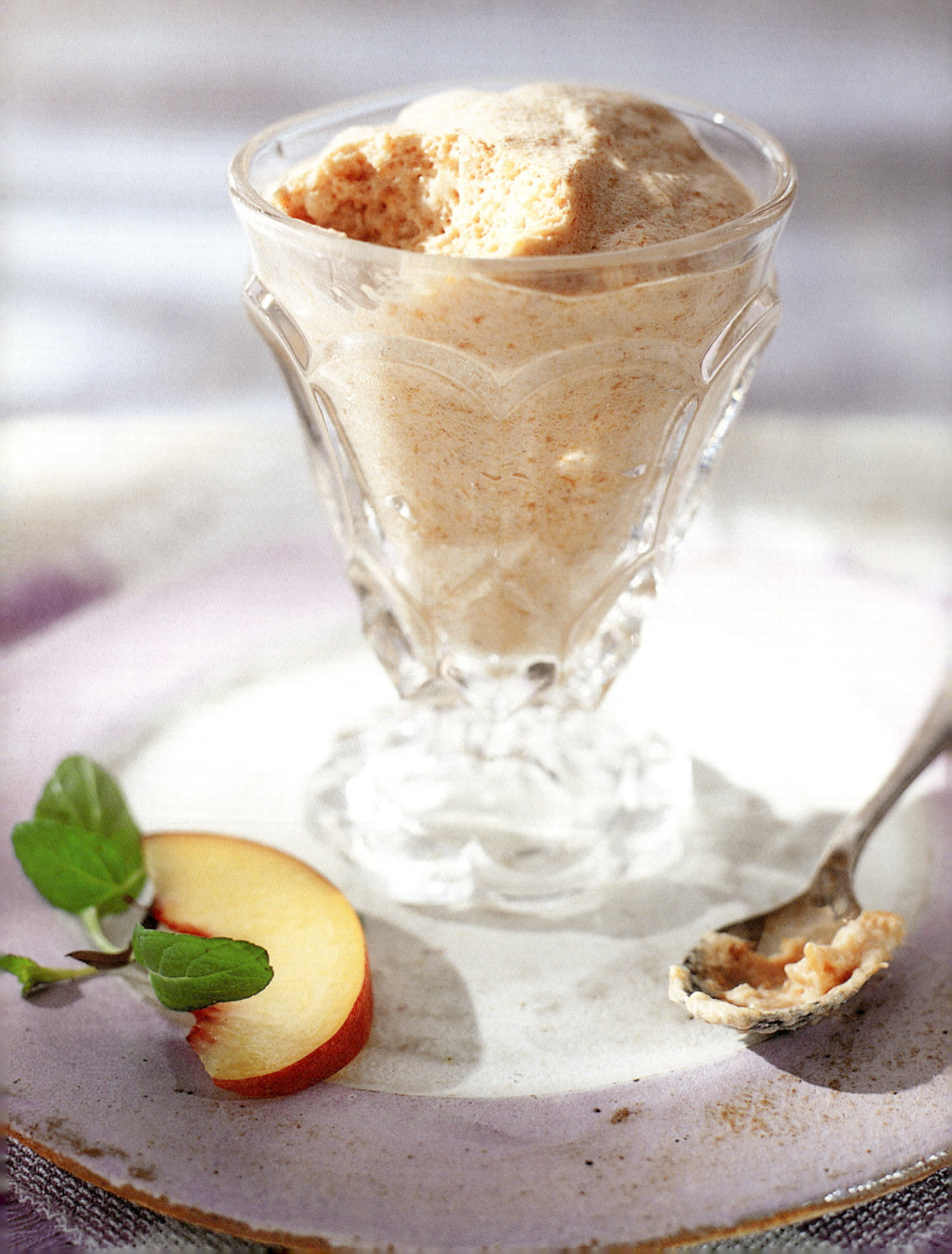

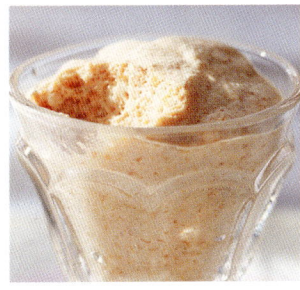

Pfirsichmousse

Verwenden Sie für diese leichte, luftige Mousse die reifsten, süßesten und aromatischsten Pfirsiche, die Sie bekommen können – aber keine Früchte mit Druckstellen. Nehmen Sie lieber eine Sorte mit gelbem Fruchtfleisch, dann nimmt die fertige Mousse die entsprechenden Farbnuancen an.

FÜR 4 PERSONEN

VORBEREITUNGSZEIT
20 Minuten plus 4 Stunden zum Kühlen

GARZEIT
5 Minuten

ZUTATEN
2 Blatt (4 g) Gelatine
500 g Pfirsiche, geviertelt, gehäutet, ohne Stein
50 g Fruktose
Saft einer halben Zitrone
2 Eier, getrennt
1 EL Crème légère
1 TL Vanilleessenz

GEEIGNET FÜR

PHASE I

und

PHASE II

1 Die Gelatine in kaltem Wasser einweichen.

2 20 g Fruktose und Zitronensaft zu den Pfirsichen geben, das Obst mit dem Mixer pürieren und durch ein Haarsieb in eine Schüssel streichen.

3 Die Eigelbe in einer Schüssel mit der restlichen Fruktose schaumig schlagen. Über einem Topf mit siedendem Wasser vorsichtig erhitzen, bis die Fruktose sich aufgelöst hat und die Masse an der Rückseite eines Löffels haften bleibt. Die Creme vom Herd nehmen und abkühlen lassen.

4 Die Gelatine ausdrücken, mit 2 Esslöffeln heißem Wasser in einen Topf geben, den Topf ins Wasserbad stellen und die Gelatine unter leichtem Rühren erwärmen, bis sie gelöst ist. Die flüssige Gelatine unter das Pfirsichpüree rühren, dann die erkaltete Eigelb–Fruktose-Mischung unterziehen.

5 Die Eiweiße steif schlagen und die Crème légère mit Vanilleessenz aromatisieren.

6 Mit einem Schneebesen zunächst die Crème légère, dann die Eiweiße unter das Pfirsichpüree heben, jeweils ein Drittel auf einmal – nicht rühren, damit keine Luft entweichen kann und die Mousse so locker und leicht wie möglich bleibt.

7 Die fertige Mousse mindestens 4 Stunden in den Kühlschrank stellen, anschließend z.B. in Dessertkelchen servieren.

FÜR 4 PERSONEN

VORBEREITUNGSZEIT
10 Minuten plus etwa 10
Stunden zum Kühlen

GARZEIT
15 Minuten

ZUTATEN
260 g Schokoladentropfen
aus Bitterschokolade
(70 % Kakao)
275 ml Crème légère
2 große Eier, verquirlt

VANILLECREME
600 ml Crème légère
1 Vanilleschote, der Länge
nach aufgeschnitten
9 Eigelb
50 g Fruktose

Schokostreusel zum
Garnieren

GEEIGNET FÜR

PHASE I

und

PHASE II

Schoko-Vanille-Creme

Diese in Schichten angerichtete Creme ist nicht nur ein Augen-,
sondern auch ein Gaumenschmaus.

1 Die Schokotropfen in einen Mixer geben und diesen verschließen.
Crème légère in einem kleinen Topf langsam zum Kochen bringen –
nicht anbrennen lassen.

2 Sobald die Mischung anfängt zu kochen, den Mixer anstellen. Die
heiße Flüssigkeit und anschließend die Eier vorsichtig durch die Ein-
füllöffnung im Deckel zugießen. Alles gut durchmixen, bis eine
cremige Masse entsteht. Vier Dessertschalen aus Glas bis zur Hälfte
mit der Schokoladenmousse füllen. Mit Frischhaltefolie zudecken und
ungefähr 8 Stunden in den Kühlschrank stellen, damit sie fest wird.

3 Für die Vanillecreme die Crème légère in einen mittelgroßen Topf
geben. Das Mark aus der Vanilleschote schaben und zufügen. Die
Crème légère vorsichtig zum Kochen bringen.

4 In der Zwischenzeit die Eigelbe mit der Fruktose schaumig schlagen.
Einen Teil der erhitzten Crème légère zufügen und schnell unterrühren. Die Eiermischung in den Topf mit der restlichen Sahne gießen.
Die Creme unter ständigem Rühren mit einem hölzernen Kochlöffel
so lange kochen, bis sie dickflüssig wird und am Kochlöffel haften
bleibt. In eine Schüssel gießen und mindestens 2 Stunden kalt stellen.

5 Die Vanillecreme über die erstarrte Schokoladenmousse gießen. Die
Gläser bis zum Rand füllen und bis zum Servieren kalt stellen.

6 Die Creme mit Schokostreuseln garniert servieren.

Schokoladenmousse mit Himbeeren

FÜR 4 PERSONEN

VORBEREITUNGSZEIT
20 Minuten plus mindestens
4 Stunden zum Kühlen

ZUTATEN
150 g Bitterschokolade (70 %
Kakao), in Stücken
4 große Eier, getrennt
250 g Himbeeren, zerdrückt

GEEIGNET FÜR

PHASE I

und

PHASE II

Schokolade und Himbeeren sind eine traumhafte Kombination. Ihre Aromen können sich in diesem einfachen Dessert exzellent entfalten. Wie bei allen Mousses kommt es darauf an, die Eiweiße unterzuheben und nicht unterzurühren, damit die Creme nicht zusammenfällt.

1 Die Schokolade in einer Schüssel über einem Topf mit kochendem Wasser schmelzen. Der Schüsselboden darf die Wasseroberfläche nicht berühren. Die geschmolzene Schokolade etwas abkühlen lassen.

2 Die Eigelbe verquirlen, in die Schokolade einrühren und die Himbeeren unterrühren.

3 Die Eiweiße steif schlagen und mit einem Schneebesen vorsichtig unter die Schoko-Himbeer-Mischung heben, jeweils ein Drittel auf einmal. Nicht rühren, damit die Mousse locker und leicht bleibt und nicht zusammenfällt.

4 Die Mousse in eine Servierschüssel oder vier Dessertschälchen gießen, mindestens 4 Stunden in den Kühlschrank stellen und dann servieren.

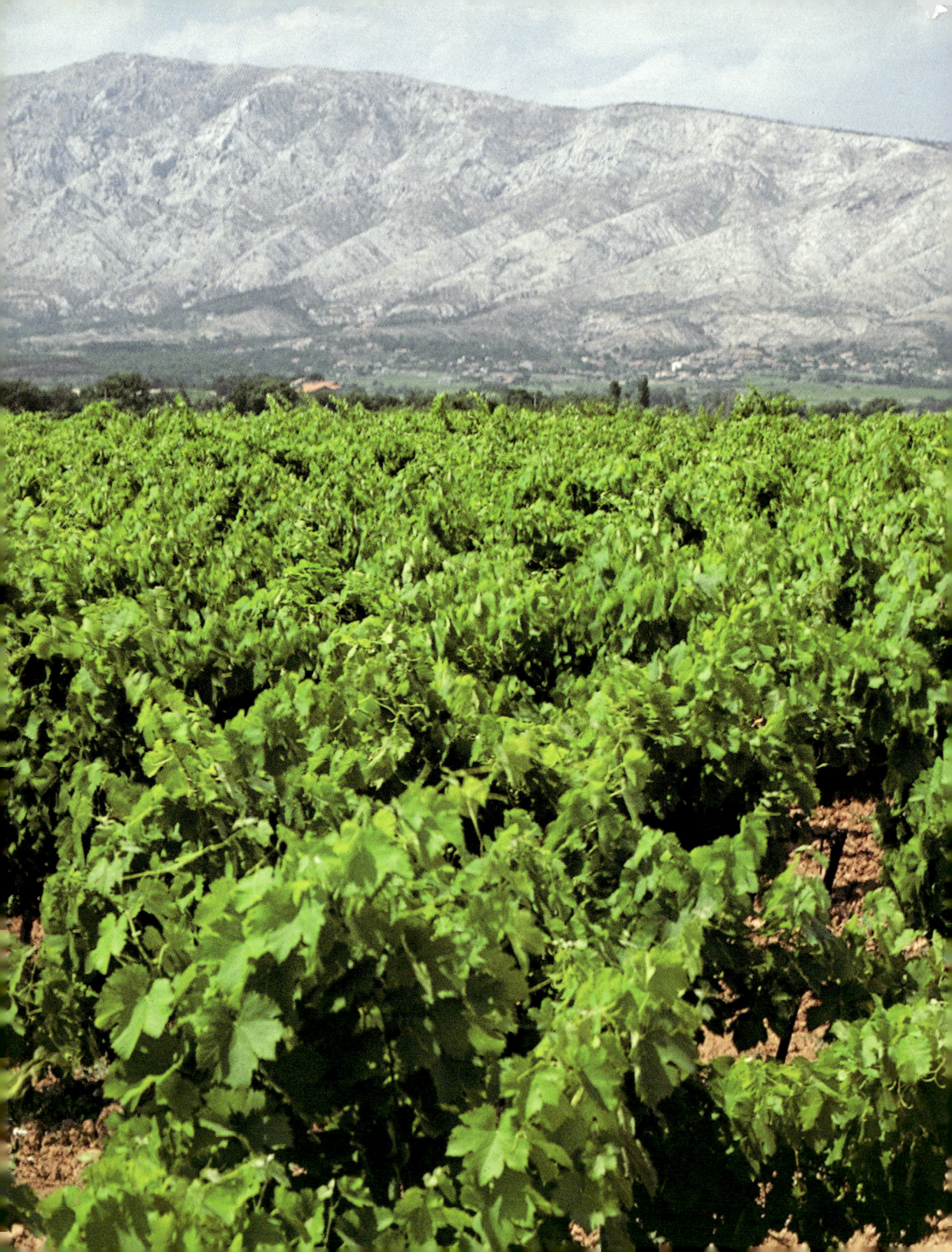

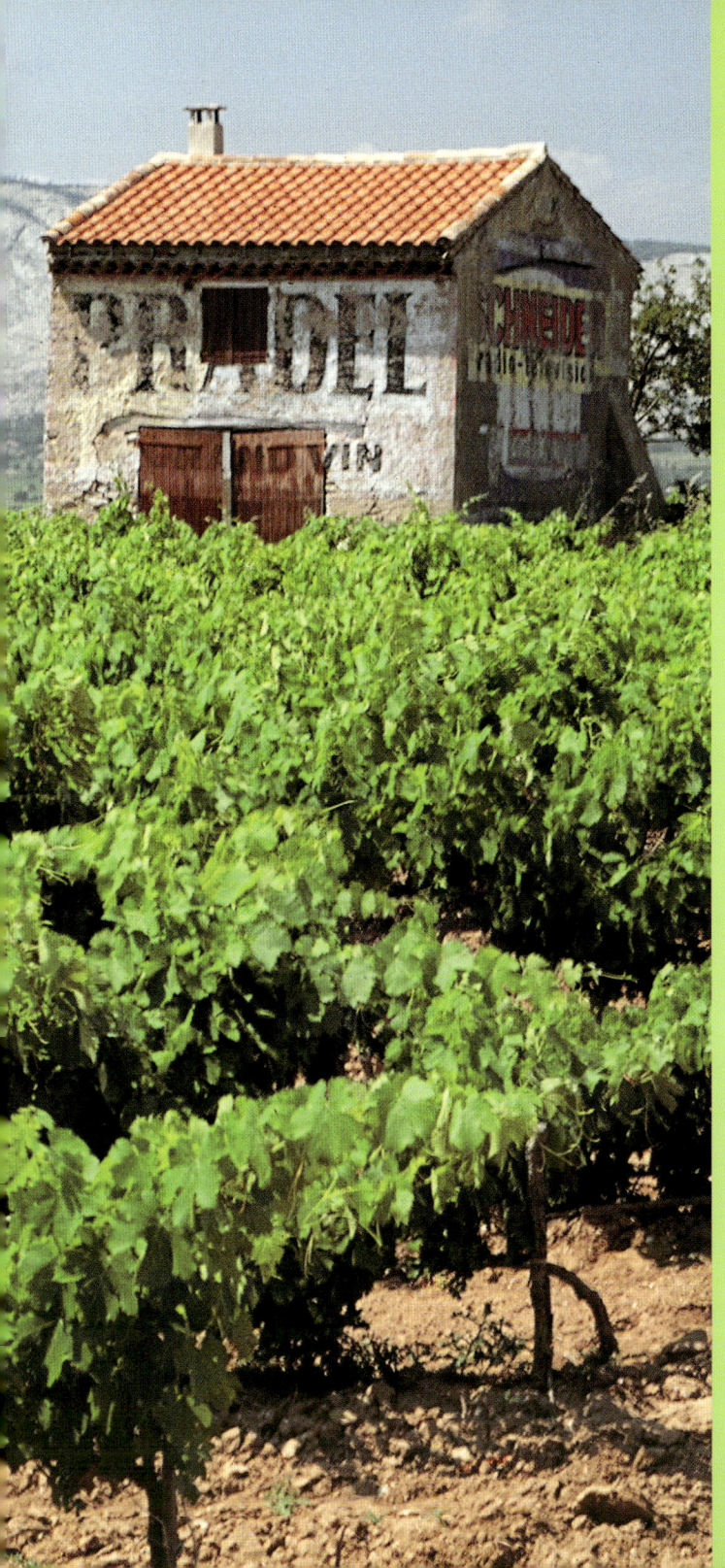

ANHANG

GI-Tabelle, absteigend

Die Nahrungsmittel sind nach ihrem GI sortiert. Sie können sofort ersehen, welche Nahrungsmittel Sie vermeiden sollten, da sie einen hohen GI haben. Einträge mit Sternchen kennzeichnen Nahrungsmittel mit geringer Kohlenhydratkonzentration (siehe S. 115). Sie sind in Phase II in moderaten Mengen erlaubt.

Maltose (in Bier enthalten)	110	Instantreis	70
Glukose (Traubenzucker)	100	Kartoffeln (geschält, gekocht)	70
Kartoffeln (als Bratkartoffeln oder Pommes frites)	95	Maismehl	70
Kartoffeln (geschält, gebacken)	95	Ravioli, Tortellini	70
Cornflakes	85	Rundkornreis (Risotto)	70
Honig	85	Schokoriegel, Milchschokolade	70
Karotten (gekocht)	85	Zucker (Saccharose)	70
Mehl, Type 405 (Weißbrot)	85	Couscous (5 Minuten gekocht)	65
Popcorn (ungezuckert)	85	Kartoffeln (mit Schale gebacken oder gekocht)	65
Puffreis	85	Mais (frisch, gedünstet)	65
Reiswaffeln	85	Marmelade, Konfitüre (gezuckert)	65
Salzbrezeln	85	Mischbrot	65
Tapioka	85	Orangensaft (aus Konzentrat)	65
Weiße Rüben*	85	Rosinen	65
Kartoffelpüree	80	Rote Bete	65
Kartoffelchips	80	Sorbet (mit Zucker)	65
Kekse (aus Weißmehl)	80	Sultaninen	65
Kürbis*	75	Müsli-Riegel	63
Wassermelone*	75	Bananen (reif)	60
Weizenmehl, Type 550 (Baguette)	75	Grieß (weiß, gekocht)	60
Colagetränke	70	Langkornreis (geschält)	60
Fertigzerealien, raffiniert	70	Melonen*	60

Buttergebäck	55	Dörrpflaumen	35
Weichweizennudeln, weiß (weich gekocht)	55	Eis (mit Alginaten)	35
Apfelsaft (frisch gepresst)	50	Erbsen (frisch oder getrocknet, gekocht)	35
Crêpes/Pfannkuchen (aus Buchweizen)	50	Feigen (frisch)	35
Kiwis	50	Kidneybohnen	35
Kleie	50	Meerrettich	35
Naturreis, Basmati	50	Naturjoghurt	35
Naturreis, Langkorn	50	Orangen	35
Süßkartoffeln	50	Pflaumen	35
Buchweizen	45	Quinoa	35
Bulgur (Vollkorn, gekocht)	45	Satsumas	35
Orangensaft (frisch gepresst)	45	Wildreis	35
Trauben (alle Sorten)	45	Amarant	30
Vollkornbrot mit Kleie	45	Äpfel (frisch)	30
Feigen (getrocknet)	40	Aprikosen (frisch)	30
Haferflocken	40	Birnen	30
Körnerbrot	40	Fruchtaufstrich (zuckerfrei)	30
Pumpernickel	40	Grapefruits	30
Roggenvollkornbrot	40	Grüne Bohnen (gekocht)	30
Schwarzbrot	40	Karotten (roh)	30
Sorbet (zuckerfrei)	40	Kichererbsen (gekocht)	30
Spaghetti (Hartweizen, *al dente* gekocht)	40	Knoblauch	30
Vollkornspaghetti (*al dente* gekocht)	40	Linsen (braun, rot, gelb)	30
Äpfel (getrocknet)	35	Milch (entrahmt oder teilentrahmt)	30
Aprikosen (getrocknet)	35	Mungbohnen (eingeweicht und 20 Minuten gekocht)	30

GI-Tabelle, absteigend

Nektarinen	30	Erdnüsse	15
Pfirsiche	30	Fenchel	15
Tomaten	30	Gurken	15
Trockenbohnen (außer Saubohnen, gekocht)	30	Haselnüsse	15
Bitterschokolade (70 % Kakao)	25	Kohl (alle Arten)	15
Brombeeren	25	Kräuter	15
Erdbeeren	25	Kürbiskerne	15
Flageolet-Bohnen	25	Lauch	15
Gerstengraupen	25	Mandeln	15
Himbeeren	25	Oliven	15
Kirschen	25	Paprika (grün, rot, gelb)	15
Linsen (grün, Puy-Linsen)	25	Paranüsse	15
Sojabohnen (gekocht)	25	Pekannüsse	15
Spalterbsen (gelb, 20 Minuten gekocht)	25	Pilze	15
Chinesische Fadennudeln (aus Sojamehl)	22	Rosenkohl	15
Auberginen	20	Sellerie, Knolle	15
Fruktose	20	Sellerie, Stange	15
Limetten	20	Sonnenblumenkerne	15
Magerquark	20	Spargel	15
Zitronen	20	Spinat	15
Artischocken	15	Walnüsse	15
Blattsalat (alle Sorten)	15	Zucchini	15
Blumenkohl	15	Zwiebeln	15
Brokkoli	15	Avocados	10

GI-Tabelle, alphabetisch

Die Nahrungsmittel in dieser Liste sind alphabetisch sortiert. Wenn Sie wissen möchten, welchen GI ein bestimmtes Nahrungsmittel hat, können Sie sie benutzen. Sternchen kennzeichnen Nahrungsmittel mit geringer Kohlenhydratkonzentration (siehe S. 115). Sie dürfen in Phase II in moderaten Mengen verzehrt werden.

Amarant	30	Crêpes/Pfannkuchen (aus Buchweizen)	50
Äpfel (frisch)	30	Dörrpflaumen	35
Äpfel (getrocknet)	35	Eis (mit Alginaten)	35
Apfelsaft (frisch gepresst)	50	Erbsen (frisch oder getrocknet, gekocht)	35
Aprikosen (frisch)	30	Erdbeeren	25
Aprikosen (getrocknet)	35	Erdnüsse	15
Artischocken	15	Fadennudeln (aus Sojabohnen)	22
Auberginen	20	Feigen (frisch)	35
Avocados	10	Feigen (getrocknet)	40
Bananen (reif)	60	Fenchel	15
Birnen	30	Fertigzerealien, raffiniert	70
Bitterschokolade (70 % Kakao)	25	Flageolet-Bohnen	25
Blattsalat (alle Sorten)	15	Fruchtaufstrich (zuckerfrei)	30
Blumenkohl	15	Fruktose	20
Brokkoli	15	Gerstengraupen	25
Brombeeren	25	Glukose (Traubenzucker)	100
Buchweizen	45	Grapefruits	30
Bulgur (Vollkorn, gekocht)	45	Grieß (weiß, gekocht)	60
Buttergebäck	55	Grüne Bohnen (gekocht)	30
Colagetränke	70	Gurken	15
Cornflakes	85	Haferflocken	40
Couscous (5 Minuten gekocht)	65	Haselnüsse	15

GI-Tabelle, alphabetisch

Himbeeren	25	Limetten	20
Honig	85	Linsen (braun, rot, gelb)	30
Instantreis	70	Linsen (grün, Puy-Linsen)	25
Karotten (roh)	30	Magerquark	20
Karotten (gekocht)	85	Mais (frisch, gedünstet)	65
Kartoffelchips	80	Maismehl	70
Kartoffeln (als Bratkartoffeln oder Pommes frites)	95	Maltose (in Bier enthalten)	110
Kartoffeln (geschält, gebacken)	95	Mandeln	15
Kartoffeln (geschält, gekocht)	70	Marmelade, Konfitüre (gezuckert)	65
Kartoffeln (mit Schale gebacken oder gekocht)	65	Meerrettich	35
Kartoffelpüree	80	Mehl, Type 405 (Weißbrot)	85
Kekse (aus Weißmehl)	80	Melonen*	60
Kichererbsen (gekocht)	30	Milch (entrahmt oder teilentrahmt)	30
Kidneybohnen	35	Mischbrot	65
Kirschen	25	Mungbohnen (eingeweicht und 20 Minuten gekocht)	30
Kiwis	50	Müsli-Riegel	63
Kleie	50	Naturjoghurt	35
Knoblauch	30	Naturreis, Basmati	50
Kohl (alle Arten)	15	Naturreis, Langkorn	50
Körnerbrot	40	Nektarinen	30
Kräuter	15	Oliven	15
Kürbis*	75	Orangen	35
Kürbiskerne	15	Orangensaft (aus Konzentrat)	65
Langkornreis (geschält)	60	Orangensaft (frisch gepresst)	45
Lauch	15	Paprika (grün, rot, gelb)	15

Paranüsse	15	Sorbet (mit Zucker)	65
Pekannüsse	15	Sorbet (zuckerfrei)	40
Pfirsiche	30	Spaghetti (Hartweizen, *al dente* gekocht)	40
Pflaumen	35	Spalterbsen (gelb, 20 Minuten gekocht)	25
Pilze	15	Spargel	15
Popcorn (ungezuckert)	85	Spinat	15
Puffreis	85	Sultaninen	65
Pumpernickel	40	Süßkartoffeln	50
Quinoa	35	Tapioka	85
Ravioli, Tortellini	70	Tomaten	30
Reiswaffeln	85	Trauben (alle Sorten)	45
Roggenvollkornbrot	40	Trockenbohnen (außer Saubohnen, gekocht)	30
Rosenkohl	15	Vollkornbrot mit Kleie	45
Rosinen	65	Vollkornspaghetti (*al dente* gekocht)	40
Rote Bete	65	Walnüsse	15
Rundkornreis (Risotto)	70	Wassermelone*	75
Salzbrezeln	85	Weichweizennudeln, weiß (weich gekocht)	55
Satsumas	35	Weiße Rüben*	85
Schokoriegel, Milchschokolade	70	Weizenmehl, Type 550 (Baguette)	75
Schwarzbrot	40	Wildreis	35
Sellerie, Knolle	15	Zitronen	20
Sellerie, Stange	15	Zucchini	15
Sojabohnen (gekocht)	25	Zucker (Saccharose)	70
Sonnenblumenkerne	15	Zwiebeln	15

Glossar

Antioxidanzien

Enzyme oder andere organische Substanzen, die sich mit freien Radikalen verbinden und so vor deren schädlichen Auswirkungen schützen.

Ausnahme

Geplante Abweichung von der Diät, die nur in Phase II erlaubt ist. In dieser Phase dürfen Sie zweimal pro Monat ausnahmsweise ein Dessert, einen Teller Pommes frites oder irgendeine andere Speise mit einem GI über 50 zu sich nehmen.

Bauchspeicheldrüse

Drüse, die Verdauungsenzyme produziert, u.a. Insulin, das den Körper bei der Energiegewinnung aus Glukose unterstützt.

Diabetes (Typ II)

Chronische Stoffwechselerkrankung, die zum Ausbruch kommt, wenn der Körper nicht mehr auf das von der Bauchspeicheldrüse ausgeschüttete Insulin anspricht. In vielen Fällen lässt sich der Blutzuckerspiegel nur mit Hilfe von Medikamenten unter Kontrolle halten.

Fette

Fette bestehen aus Glyzerinmolekülen und Fettsäuren und sind tierischen oder pflanzlichen Ursprungs. Sie liefern dem Körper längerfristig Energie.

Fruktose

Ein natürlicher Fruchtzucker mit einem niedrigen GI von 20. Fruktose behält beim Erhitzen ihre Süße und kann daher zum Kochen und Backen verwendet werden.

Gesättigte Fettsäuren

Fette mit überwiegend gesättigten Fettsäuren haben bei Raumtemperatur meist eine feste Konsistenz. Sie sind vor allem in tierischen Nahrungsquellen enthalten, z.B. in Fleisch oder Butter, und können zur Entstehung von Herz-Kreislauf-Erkrankungen beitragen.

Glukose

Fachbegriff für »Traubenzucker«. Nimmt man Kohlenhydrate zu sich, wandelt der Körper sie in Glukose um. Glukose aus Maisstärke wird Lebensmitteln häufig als Süßungsmittel zugesetzt.

Glykämie

Medizinischer Fachbegriff für »Blutzuckerspiegel«. Der Begriff bezeichnet die Konzentration der im Blut gelösten Glukose.

Glykämischer Index (GI)

Dieser Wert beschreibt die blutzuckersteigernde Wirkung von Kohlenhydraten im Vergleich zu reiner Glukose, deren GI auf 100 festgelegt wurde. Der GI kohlenhydrathaltiger Nahrungsmittel gibt darüber Auskunft, wie viel Zucker ein Nahrungsmittel enthält und wie viel davon vom Körper absorbiert wird.

Glykogen

Speicherform von Glukose. Nicht verbrauchte Glukose speichert der Körper kurzfristig als Glykogen in Muskeln und Leber. Sinkt der Blutzuckerspiegel unter den Normalwert, wandelt der Körper das Glykogen zur Energiegewinnung wieder in Glukose um.

GR

Abkürzung für »glykämisches Resultat«. Der Begriff bezeichnet den durchschnittlichen GI aller Kohlenhydrate, die bei einer Mahlzeit gegessen werden.

Hyperglykämie

Medizinischer Fachbegriff, der einen erhöhten Blutzuckerspiegel bezeichnet. Ursache dafür kann der Verzehr von hochglykämischen Nahrungsmitteln sein. Als Reaktion darauf schüttet die Bauchspeicheldrüse viel Insulin aus, um den Zuckerspiegel wieder auf ein gesundes Maß zu senken.

Hyperinsulinismus

Chronische Stoffwechselstörung, bei der die Bauchspeicheldrüse extrem empfindlich auf Glukose reagiert und mehr - manchmal viel mehr - Insulin ausschüttet, als notwendig wäre.

Hypoglykämie

Medizinischer Fachbegriff für das Absinken des Blutzuckerspiegels unter den Normwert. Ursache dafür kann eine zu hohe Insulinproduktion sein. Zu den Symptomen gehören Erschöpfung, Konzentrationsschwäche, Heißhungerattacken und Reizbarkeit.

Insulin

Ein Hormon, das die Bauchspeicheldrüse produziert. Es macht die Zellwände durchlässig für Glukose.

Kohlenhydrate

Diese Nährstoffe, zu denen Zucker und Stärke gehören, bilden unsere Hauptenergiequelle. Der Körper wandelt sie in Glukose um und nutzt sie in dieser Form zur Energiegewinnung.

Kohlenhydratkonzentration

Dieser Wert gibt an, wie viel Gramm Kohlenhydrate eine 100-Gramm-Portion eines Lebensmittels enthält.

Pastifizierung

Mechanischer Prozess, bei dem Nudelteig unter sehr hohem Druck durch kleine Löcher gepresst (extrudiert) wird, z.B. bei Spaghetti. Jede Nudel wird so mit einer Art Schutzfilm überzogen, der die Gelierung von Stärke während des Kochvorgangs einschränkt. Der GI der jeweiligen Teigwaren sinkt dadurch um etwa 5 Punkte.

Proteine

Synonym für »Eiweiße«. Organische Substanzen, die im Wesentlichen aus Aminosäuren bestehen und zu den Grundbausteinen des menschlichen Körpers gehören. Sie sind in vielen tierischen und pflanzlichen Nahrungsmitteln enthalten, insbesondere in Fleisch, Fisch, Geflügel, Eiern und Sojaprodukten.

Retrogradation

Rückbildung der Flüssigkeitsbindungsfähigkeit von Stärke: Lässt man gekochte stärkehaltige Nahrungsmittel, z.B. Nudeln, abkühlen, wird die Stärke teilweise wieder wasserunlöslich und der GI sinkt.

Ungesättigte Fettsäuren

Fette mit überwiegend ungesättigten Fettsäuren sind bei Raumtemperatur flüssig und tragen nicht zu einer Erhöhung des Cholesterinspiegels bei. Bestimmte mehrfach ungesättigte Fettsäuren können den Gesamtcholesterinwert sogar senken und gelten daher als »herzgesund«. Ungesättigte Fette sind vor allem in Pflanzenölen und Kaltwasserfisch (z.B. Lachs und Thunfisch) enthalten.

Nützliche Adressen

Allgemeine Informationen

www.montignac.com

Diese Website enthält Informationen über die wissenschaftlichen Grundlagen der Montignac-Methode und Hinweise zu den lieferbaren Produkten. Für den Erfahrungs- und Informations-austausch stehen unterschiedlichste Foren zur Verfügung.

Montignac-Produkte sind im deutschsprachigen Raum nur in wenigen Reformhäusern erhältlich. Sie können jedoch über folgende Adressen direkt bestellt werden:

Deutschland
Pharmafon Naturprodukte GmbH
Littenweilerstr. 13
79117 Freiburg
Tel.: 07 61/6 12 97 75
Fax: 07 61/6 12 97 76
info@pharmafon.de

Diabetes
Deutscher Diabetiker-Bund e.V.
Goethestr. 27
34119 Kassel
Tel.: 05 61/70 34 77-0
Fax: 05 61/70 34 77-1
info@diabetikerbund.de
www.diabetikerbund.de

Österreich
Österreichische Diabetes
Gesellschaft
Währingerstrasse 76/13
A-1090 Wien
Tel.: 06 50/7 70 33 78
Fax: 0 12 64/52 92
office@oedg.at
www.oedg.org

Schweiz
Sun Food
CH-9430 St. Margrethen
Tel.: 0 71/7 47 43 37
Fax: 0 71/7 47 43 34
info@sun-food.ch
www.sun-food.ch

Schweizerische Diabetes-Gesellschaft
Generalsekretariat
Rütistraße 3 A
CH-5400 Baden
Tel.: 0 56/2 00 17 90
Fax: 0 56/2 00 17 95
sekretariat@diabetesgesellschaft.ch
www.diabetesgesellschaft.ch

Register

Dank

DANK DES AUTORS

Ein besonderer Dank gebührt meiner lieben Ehefrau Suzy, die auf Partys verzichtete und ihre Wochenenden opferte, um mir beim Schreiben dieses Buches mit Rat und Tat zur Seite zu stehen. Außerdem danke ich meiner Assistentin Mónica Lalinde, deren Computerkenntnisse mir eine große Hilfe waren; Ernest Hilton, dem Inhaber von *Montignac Boutique &* *Café* in London, der sich zu einem Diät-Experten entwickelt hat und die Rezepte zu diesem Buch beisteuerte; Shannon Beatty, meiner Lektorin, und Jenny Jones von Dorling Kindersley, die meinem Manuskript viel Zeit widmeten; Jo Grey für die schöne Gestaltung des Buches und Mary-Clare Jerram für ihre fortwährende Unterstützung.

DANK DES VERLAGS

Dorling Kindersley dankt Kate Whitaker für die Fotos, Luis Peral für die Entwicklung des Layouts, der Food-Stylistin Valerie Berry für das kamerataugliche Arrangement der Gerichte, Penny Markham für das Styling, Siobhan O'Connor für die Redaktion der Rezepte, Ernest Hilton für die Rezeptvorschläge, Chris Drew für die Gestaltung des Umschlags, Diana Vowles und Lucy Heaver für die Lektoratsassistenz, Christine Heilman für die Redaktion der US-amerikanischen Ausgabe und Valerie Chandler für die Erstellung des Registers.

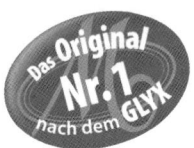

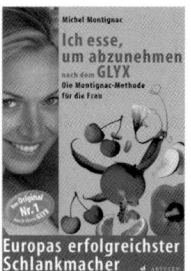
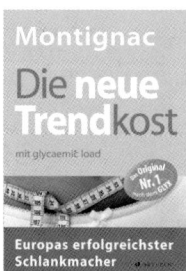
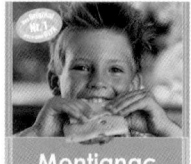
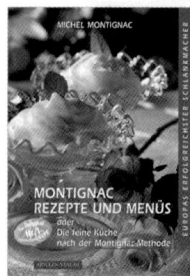
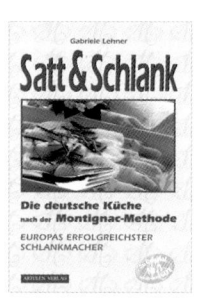
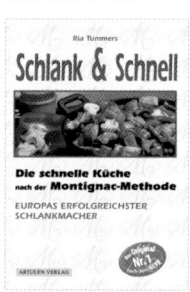
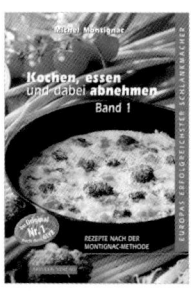
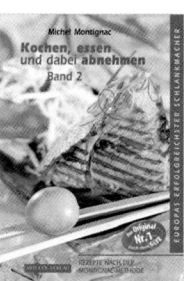